PATRIK BABOUMIAN
FUNKTIONELLES KRAFTTRAINING
für Helden

PATRIK BABOUMIAN

FUNKTIONELLES KRAFTTRAINING

für Helden

DER NATÜRLICHSTE UND EFFEKTIVSTE WEG ZU MEHR KRAFT UND MUSKELMASSE

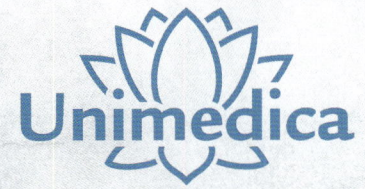

IMPRESSUM

Patrik Baboumian
Funktionelles Krafttraining für Helden
Der natürlichste und effektivste Weg zu mehr Kraft und Muskelmasse

1. deutsche Ausgabe 2015
ISBN 978-3-944125-58-9
© 2015, Narayana Verlag GmbH
Satz und Layout: Nicole Laka, www.nima-typografik.de
Coverabbildungen: © Deftigman Obscure

Herausgeber:
Unimedica im Narayana Verlag GmbH
Blumenplatz 2, 79400 Kandern
Tel.: +49 7626 974970-0
E-Mail: info@unimedica.de
www.unimedica.de

Alle Rechte vorbehalten. Ohne schriftliche Genehmigung des Verlags darf kein Teil dieses Buches in irgendeiner Form – mechanisch, elektronisch, fotografisch – reproduziert, vervielfältigt, übersetzt oder gespeichert werden, mit Ausnahme kurzer Passagen für Buchbesprechungen.

Sofern eingetragene Warenzeichen, Handelsnamen und Gebrauchsnamen verwendet werden, gelten die entsprechenden Schutzbestimmungen (auch wenn diese nicht als solche gekennzeichnet sind).

Die Empfehlungen dieses Buches wurden von Autor und Verlag nach bestem Wissen erarbeitet und überprüft. Dennoch kann eine Garantie nicht übernommen werden. Weder der Autor noch der Verlag können für eventuelle Nachteile oder Schäden, die aus den im Buch gegebenen Hinweisen resultieren, eine Haftung übernehmen.

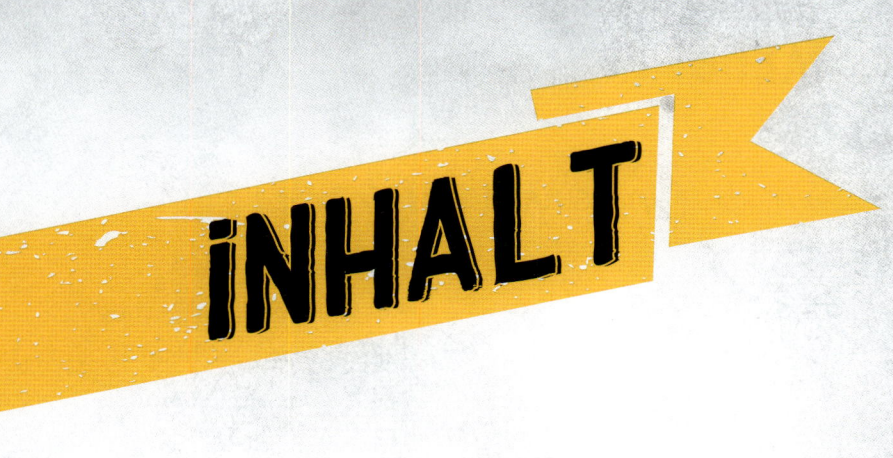

INHALT

Herzlich Willkommen 8

Warum ist körperliche Kraft heute wichtiger denn je? 10

GRUNDBEGRIFFE UND THEORIE 12

Übung oder Training? 13
Die Superkompensation 14
Umfassende Regeneration 15
Atmung 16
Dehnungsstrategie 17
Altersspezifische Besonderheiten – zu jung fürs Krafttraining? 18
Knackpunkt Ernährung 18
Ist- und Sollzustand 19
Trainingsvolumen 20
Trainingsintensität 21
Natürliches vs. künstliches Training 23
Unter Strom – über Sinn und Unsinn der EMS 26
Achtung, Verletzungsgefahr! 26
Mentale Power 27
Equipment 30
Verbotene Hilfsmittel 33
Individuelle Konstitution 36
Westside Barbell-Methode 36

PFLANZLICHE ERNÄHRUNG IM KRAFTSPORT 38

Fragen und Antworten zur veganen Ernährung 39

Rezepte 56

Linsenbratlinge 58
Kichererbsen-Curry 60
Schoko-Himbeer-Proteinriegel 62
Schoko-Smoothie 64
Apfel-Zimt-Smoothie 66
Vegan Power Frühstück (geschichtet) 68
Power Plant 70
Blood Maker 72
Baboumian-Shake 74
Berry-Smoothie 76

ÜBUNGSKATALOG..........78

Eigengewichtsübungen für drinnen und draußen..........80

Burpee (Liegestütz mit Kniebeuge und Strecksprung)..........82	Hocke an der Wand..........92
Laufen auf allen Vieren (Bear Crawl)..........84	Ausfallschritt mit Sprung..........94
Bergsteiger..........86	Klimmzüge im Obergriff..........96
Liegestütz-Variationen..........88	Beinheben an der Stange..........98
Ausfallschritt..........90	Unterarmstütz..........100

Strongman-Übungen (mit Spezialequipment)..........102

Loglift..........104	Conan's Wheel..........116
Yoke Walk..........108	Arm over Arm..........118
Wheel Flip..........110	Truck Pull/Push..........120
Farmer's Walk..........112	Keg Lift..........122
Loading..........114	Baboumian Yoke Lift..........124

Basisübungen fürs Studio..........126

Kreuzheben..........128	Schulterdrücken an den Kurzhanteln..........140
Kniebeuge..........130	Aufrechtes Rudern..........142
Schulterdrücken..........134	Umsetzen..........144
Vornübergebeugtes Rudern..........136	Bankdrücken an den Kurzhanteln..........146
Frontdrücken im Sitzen..........138	Überzüge..........148

Golem-Training 150

Frontheben mit Backsteinen. 152
Frontdrücken an den Golem Bags 154
Shopping Tour 156
Frontheben an den Golem Bags 158
Seitheben an den Golem Bags 160
Schrägbankdrücken an den Golem Bags. 162
Aufrechtes Rudern am Golem Bag. 164
Trizepsstrecken im Stand am Golem Bag 166
Curl am Golem Bag. 168
Curl an den Golem Bags 170
Vornübergebeugtes Rudern am Golem Bag 172
Rumpfbeugen am Golem Bag. 174
Ausfallschritte an den Golem Bags 176
Überkopfkniebeuge an den Golem Bags 178
Crunch mit Golem Bags. 180
Aufrichten über die Seite am Golem Bag 182
Kniebeuge mit Frontauflage am Golem Bag. . . . 184
Umgekehrte Flys an den Golem Bags
    (statische Variante) 186
Duck Walk am Golem Bag 188
Schräger Crunch am Golem Bag. 190

BEISPIELTRAININGSPLÄNE 192

Ganzkörperprogramm (Anfänger) 194
Zweiersplit (Anfänger) 196
Outdoor-Programm (Anfänger). 198
Outdoor-Zweiersplit (Anfänger) 200
Strong-Kids-Programm (Jugendliche
    ab 14 Jahren) 202
Dreiersplit für den Urlaub. 204
Kraft-Basisprogramm (Fortgeschrittene) 206
Strongman-Vorbereitung (Fortgeschrittene) . . . 208
Explosivität (Fortgeschrittene) 210
Golem Success Express
    (HIIT-Ganzkörperprogramm). 212

ANHANG

Index. 214
Übungen von A-Z, Trainingspläne &
    Training nach Muskelgruppe. 216
Der Autor 218
Bezugsquellen für Must Have's. 219
Abbildunsverzeichnis 219

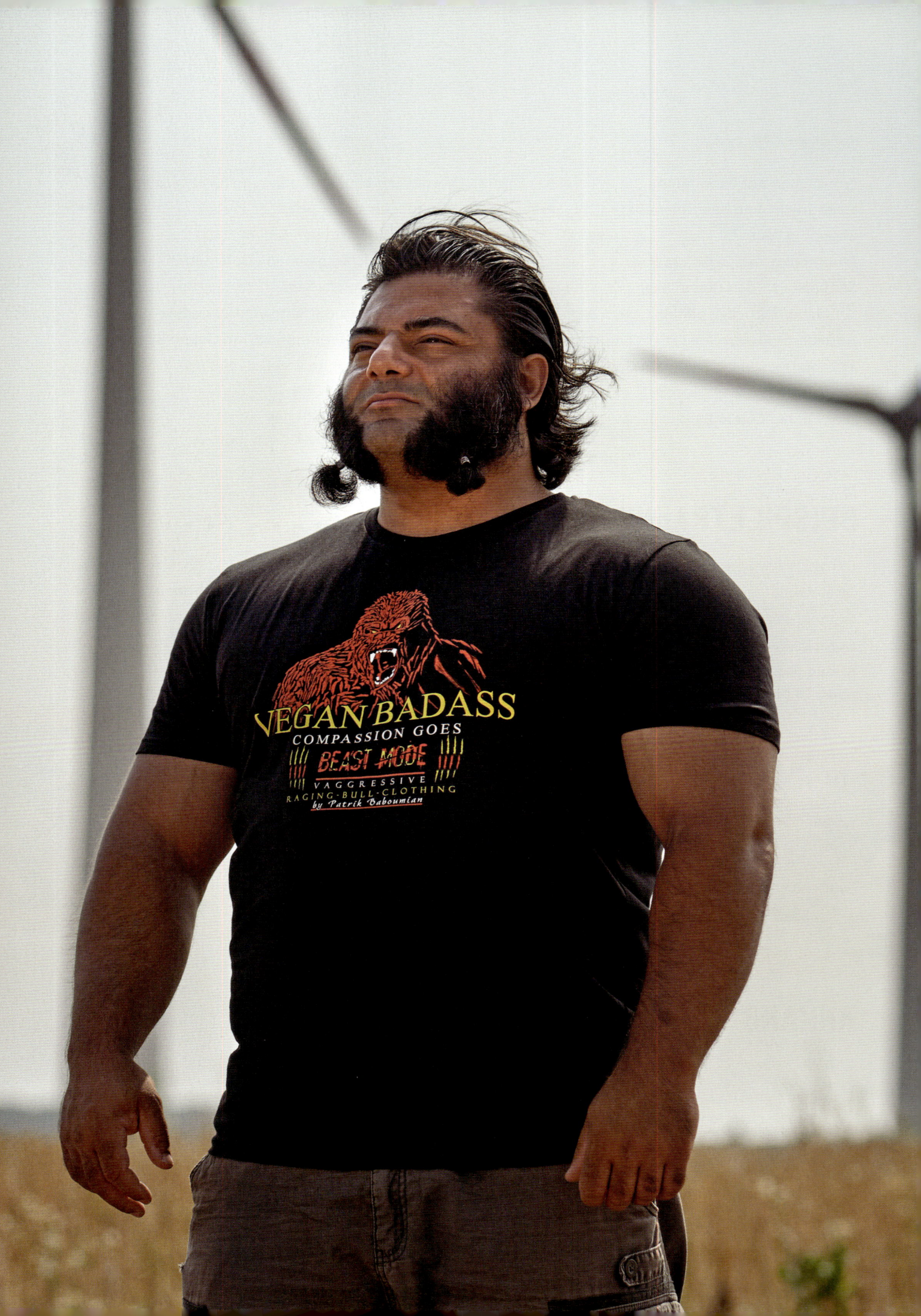

Herzlich Willkommen

Auch in diesem zweiten Buch gebe ich dir wieder tiefe Einblicke in meinen Erfahrungsschatz aus 22 Jahren aktivem Wettkampfsport in unterschiedlichen Disziplinen. In »VEGAN ganz anders« habe ich zusammen mit meiner Frau Katy die wichtigsten Themen der Ernährung behandelt. Im vorliegenden Werk geht es jetzt darum, einen Überblick über die wichtigsten Themen der Trainingswissenschaft zu vermitteln. Dabei will ich die Fakten wie gewohnt wieder in einfachen und verständlichen Sätzen präsentieren. So kann jeder Leser auch ohne Fachkenntnisse die behandelten Konzepte, Ideen und Ansätze verstehen und das neue Wissen erfolgreich fürs eigene Training nutzen.

Es ist mir ein Anliegen, das Krafttraining allen Sportlern zugänglich zu machen. Weil ich der Überzeugung bin, dass jeder vom Krafttraining profitieren kann. Vielleicht schmeißt du zuhause allein den Haushalt und willst das Training als Ausgleich zur einseitigen Belastung des Alltags nutzen. Oder du arbeitest auf dem Bau und möchtest mit gezieltem Training das beruflich bedingte Muskelungleichgewicht korrigieren. Möglicherweise sitzt du ja den ganzen Tag im Büro und willst einen Ausgleich zur sitzenden Tätigkeit schaffen und dabei etwas gegen die Rückenschmerzen tun. Oder nutzt du als Sportler das Krafttraining als Teil deiner Wettkampfvorbereitung? Wie dem auch sei: Durchs Krafttraining kannst du nur gewinnen – vorausgesetzt, die Einheiten sind wohl durchdacht. Und gerade in dieser Hinsicht ist in Zeiten der »Online-Personal Trainer« bei Weitem nicht alles Gold, was glänzt. Es gibt zu viele relativ ahnungslose 19-25-jährige »Internethelden, die den 13-16-jährigen Kids auf YouTube etwas beibringen wollen. Was viele der jungen Zuschauer tatsächlich als kompetente Wissensvermittlung wahrnehmen. Da überrascht es nicht, dass viele Trainingsanfänger vollkommen ratlos sind und sich fragen, welche der 20.000 propagierten Wundermethoden denn nun das richtige Programm für sie selbst ist.

Das Problem der miserablen Qualität beim Wissenstransfer ist in der Fitnessbranche aber nichts Neues. Das Problem ist außerdem schon älter als die Generation YouTube. Seit vielen Jahrzehnten werden von den einschlägigen Printmedien gezielt Halbwahrheiten vermittelt. Durch die unüberschaubare Zahl an teilweise vollkommen hanebüchenen Trainingsmethoden entsteht der Eindruck, es gäbe Tausende Wege zu dem eigentlich immer gleichen Ziel des Muskel- und Kraftaufbaus. Mit dem Effekt, dass die Verwirrung beim Leser nur noch mehr zunimmt. Unzählige Male schon musste ich den Leuten helfen, bei all dem Chaos wieder besser durchzublicken. Dabei hilft es, sich Folgendes klarzumachen: Pseudowissenschaftliche Theorien und hoch komplizierte Trainingszyklen sind vielleicht gut, um geistig frisch zu bleiben. Die Muskulatur kann damit aber nichts anfangen. Einfacher gesagt: Ein Muskel kann nicht rechnen. Ein Muskel kennt nur vier Grundprinzipien: Überlastung, Regeneration, Nahrung und Wachstum. Wenn etwas schief läuft, können dazu noch Verletzungen und der Muskelabbau kommen. Auf den folgenden Seiten erfährst du, wie du diese beiden ungünstigen Muskelreaktionen vermeidest und die Muskeln richtig stimulierst. Viel Spaß dabei!

Warum ist KÖRPERLICHE KRAFT heute wichtiger denn je?

Wir leben in einer Welt, in der immer mehr Teile des Lebens automatisiert werden. Was als Versuch begann, Prozesse in der Industrie effizienter zu gestalten, hat schon seit Jahrzehnten in unserem Alltag Einzug gehalten. Ob es nun moderne Transportmethoden sind, die uns mühelos auch die längsten Strecken überwinden lassen, ohne auch nur einen Tropfen Schweiß zu vergießen, oder Smartphones und andere digitale Technologie, die uns sogar die kognitive Arbeit abnimmt. Dadurch, dass uns die Technik die Arbeit abnimmt, verkümmern auf Dauer unsere körperlichen und geistigen Fähigkeiten. Körperliche Symptome dieser Problematik sind die sogenannten Zivilisationskrankheiten. Sie kommen vornehmlich in Wohlstandsländern vor und stehen allesamt im Zusammenhang mit dem Lebensstil, mangelnder Bewegung und zu viel (falscher) Nahrung. Sportliche Betätigung ist unverzichtbar, wenn du diesem gesellschaftlichen Problem nicht auch zum Opfer fallen möchtest. Und gerade der Faktor Körperkraft wurde viele Jahrzehnte gerade hier in Deutschland vernachlässigt. Im Gegensatz zu Ländern wie den USA, Russland oder dem Iran, wo ich geboren bin. Dort gilt Kraft als positiv besetztes Merkmal. Im Gegensatz dazu erscheinen in Deutschland gerade Menschen aus Schichten mit höherem Bildungsgrad schon fast als muskelfeindlich. Dazu passt es ganz gut, dass Deutschland kaum Schwerathleten von Weltklasseniveau hervorbringt, während die oben genannten Länder in dieser Kategorie schon seit Jahrzehnten gut vertreten sind.

Es geht jetzt nicht darum, 80 Mio. Menschen zu Elite-Kraftsportlern auszubilden. Trotzdem halte ich es für angebracht, dem Thema Krafttraining einen höheren gesellschaftlichen und kulturellen Stellenwert zu geben. Das ist vor allem im Interesse der steigenden Zahl an Menschen, die ihren Berufsalltag im Sitzen verbringen. Für sie ist das Krafttraining in Kombination mit einem allgemeinen Fitnesstraining meist eine wesentlich bessere und zeitsparendere Methode, sich ausreichend zu bewegen, als der Vereins- oder Laufsport. So verursacht das Lauftraining, genauso wie das Fußballspielen und sonstige Vereinssportarten, auch mit einer korrekten Technik auf Dauer oft Probleme, die beim Krafttraining bei sauberer Ausführung und vernünftiger Trainingssteuerung nicht zu erwarten sind.

Ich möchte jedem interessierten Anfänger einen schnellen Einstieg ermöglichen und andererseits auch fortgeschrittenen Athleten interessante neue Inhalte bieten. Deshalb habe ich mich dazu entschlossen, in diesem Buch eine Sammlung der 50 effektivsten Übungen aus vier Kategorien für alle Leistungsstufen vorzustellen. So hat jeder Leser etwas in der Hand, was er direkt in die Praxis umsetzen kann. Denn darum geht es ja letztlich. Mit diesem Buch verfolge ich nämlich keinen anderen Zweck, als dir auf die Sprünge zu helfen. Du sollst damit deine Ziele schneller, sicherer und effektiver erreichen können. Dazu stelle ich neben zehn ausgesuchten Übungen auch online abrufbare Videoinhalte vor. Auch eine Blu-ray mit Videos zu sämtlichen Übungen und weiteren Inhalten wird zeitnah nach Veröffentlichung des Buches verfügbar sein.

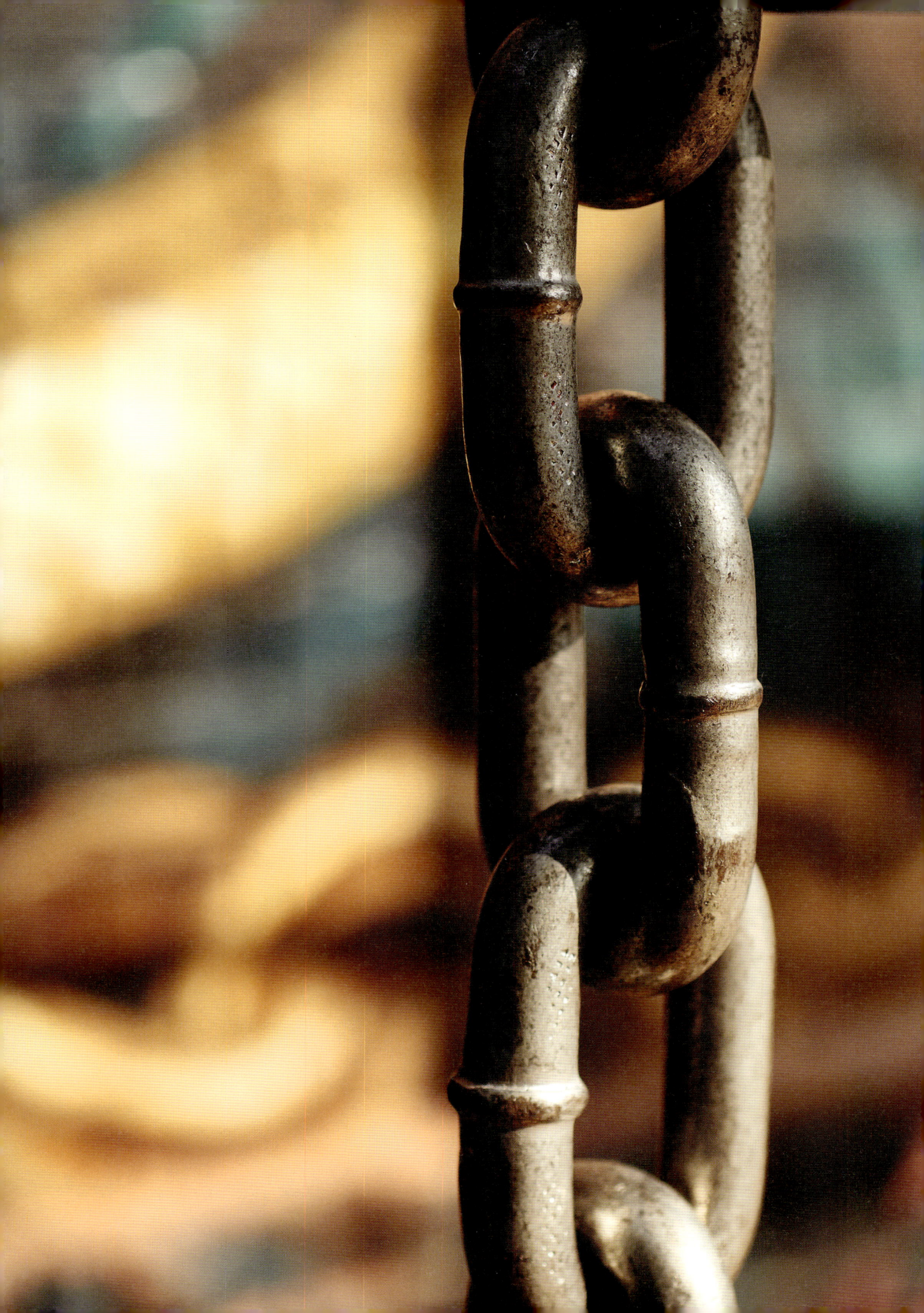

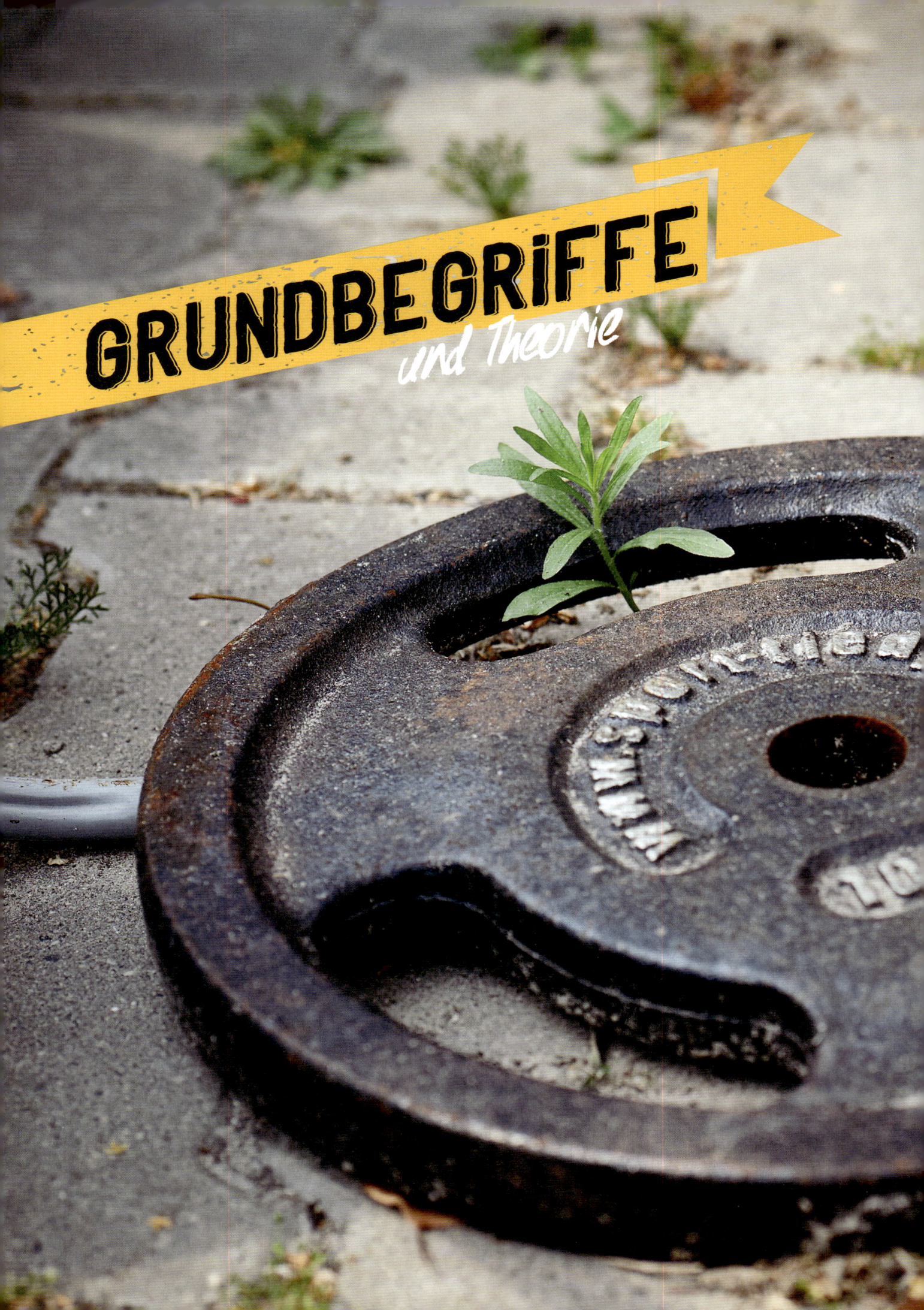

GRUNDBEGRIFFE
und Theorie

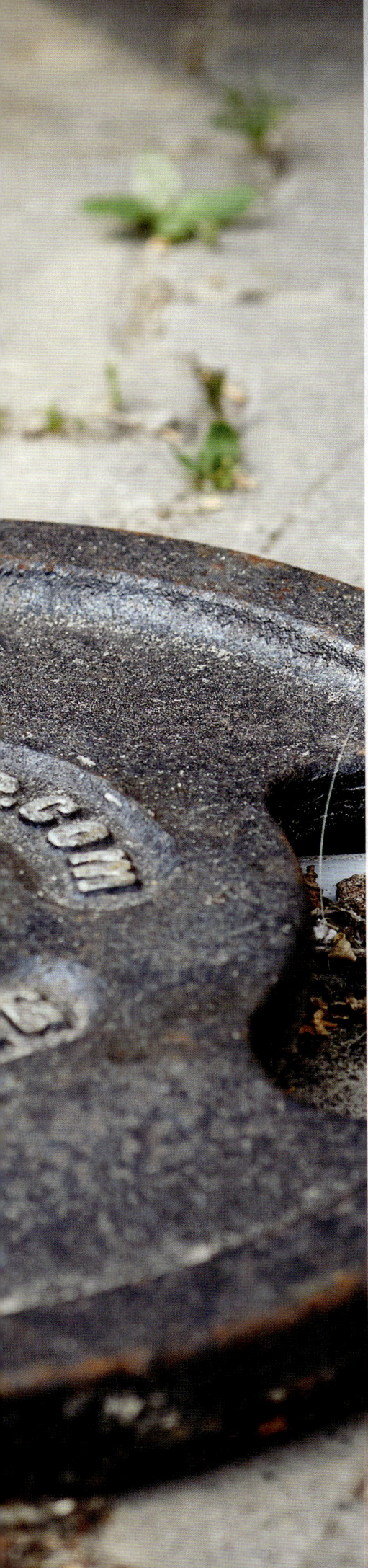

ÜBUNG ODER TRAINING?

Bevor es ans Eingemachte geht, gilt es einige Grundbegriffe zu klären, um Missverständnissen vorzubeugen. Der grundlegendste Begriff, um den sich die kommenden knapp 200 Seiten drehen, ist das Konzept des »Trainings«. Ich behaupte, dass ein überwältigender Anteil der Besucher im Fitness-Studio nicht richtig trainiert. Das Problem ist, dass viele Menschen den Unterschied zwischen Üben und Trainieren nicht kennen. Genau genommen ist zwar jede Art von Übung auch zugleich ein Training. Aber der Begriff »Krafttraining« umfasst eigentlich mehr. Das Training im Sinne des Kraftsportes ist das Überschreiten einer körperlichen Belastungsgrenze, die das trainierte System zur Anpassung und somit zur Leistungssteigerung anregt. Diese Definition beinhaltet zwei wichtige Komponenten: zum einen die Belastungsgrenze, zum anderen die Anpassung als Reaktion des Körpers. Gehörst du auch zu den Tausenden Kunden im Fitnessstudio, die jeden Monat viel Geld für die Mitgliedschaft zahlen, aber an den Geräten immer nur üben? Dann fang noch heute an, richtig zu trainieren, um durch eine sinnvolle Stimulation der Muskulatur eine Superkompensation zu erzielen.

Die Superkompensation

Das Prinzip der Superkompensation ist ein Basiskonzept. Du musst es zumindest halbwegs verstanden haben, um dein Training vernünftig planen zu können. Dabei ist es ganz gleich, in welcher Sportart du dich verbessern willst. Meistens beschweren sich die Kunden im Fitnesscenter darüber, dass sie keine Fortschritte machen. Das Problem dabei ist meistens, dass sie das Prinzip der Superkompensation nicht verstanden haben.

Die Superkompensation ist gewissermaßen ein Erklärungsmodell. Es versucht, die Reaktionen des Körpers auf Trainingsreize mathematisch und grafisch darzustellen. Dabei geht das Modell von der folgenden Annahme aus: Der Körper ist bestrebt, durch Selbstregulation den Zustand der Homöostase aufrechtzuerhalten. Dabei kommen verschiedene Regelkreise zum Zug. Ein Beispiel für einen solchen Regelkreis ist die Regulation der Nahrungsaufnahme. Im gesunden Zustand ist der Appetit so eingestellt, dass du immer nur so viel Nahrung aufnimmst, wie es für ein physiologisch sinnvolles Normalgewicht notwendig ist. Bei Überlastung eines Systems wird die Homöostase gestört. Der Körper reagiert darauf, indem er in der Erholungsphase die Leistungsfähigkeit des Systems nicht nur auf das Normalmaß reguliert, sondern zur optimalen Anpassung auf ein höheres Niveau hebt. So lässt sich auch der Jojo-Effekt nach einer Diät erklären: Sobald jemand zu seinen ursprünglichen Essgewohnheiten zurückkehrt, steigt das Gewicht wieder, diesmal aber über das vorherige Niveau hinaus. Die Diät ist in diesem Sinne als Training oder Superkompensation des Stoffwechsels zu verstehen. Der wird während der Diät effizienter, weshalb er nach der Diät ein höheres Körpergewicht aufrechterhalten kann – und das mit der gleichen Kalorienmenge wie vor der Nahrungsumstellung. Natürlich ist die Anpassungsreaktion beim Jojo-Effekt unerwünscht. Aber das zugrundeliegende Prinzip lässt sich auf viele körperliche Leistungsbereiche übertragen und so zur Trainingssteuerung nutzen. Um das Prinzip der Superkompensation effektiv umsetzen zu können, müssen wir uns anschauen, wie die körperliche Reaktion im Detail vonstattengeht. Schauen wir uns zur Veranschaulichung doch einmal die sogenannte Superkompensationskurve an:

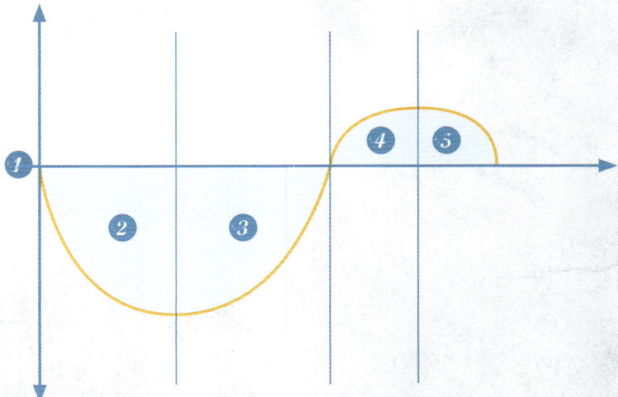

Nach dem Superkompensationsmodell lässt sich also die Reaktion des Körpers aufs Training in folgende Phasen unterteilen:

1. Ausgangszustand = Homöostase
2. Störung der Homöostase durch den Trainingsreiz = Temporär sinkende Leistungsfähigkeit
3. Erholungsphase = Anstieg der Leistungsfähigkeit zurück aufs Ausgangsniveau
4. Superkompensation = Anstieg der Leistungsfähigkeit übers Ausgangsniveau hinaus
5. Rückkehr zur Homöostase = Allmähliches Absinken der Leistungsfähigkeit aufs Ausgangsniveau, wenn kein erneutes Training stattfindet

Daraus ergibt sich, dass du in der Trainingsplanung an zwei Punkten Fehler machen kannst – und zwar dann, wenn du den neuen Trainingsreiz entweder zu früh oder zu spät setzt. Wenn du mit dem Anschlusstraining dem Körper vorweggreifst, verpufft der Effekt der Superkompensation. In dem Fall wirst du stagnieren. Wenn das nächste Training sogar schon vor Abschluss der Erholungsphase folgt, wirst du sogar Rückschritte machen. Genauso ungünstig ist es, wenn du erst mehrere Tage nach der Superkompensation wieder trainierst. Auch dann kann es zur Stagnation kommen.

Der Schlüssel zur effektiven Trainingsplanung ist der richtige Trainingsrhythmus. Allerdings wäre es auch falsch, zu glauben, das 5-Phasen-Modell ließe sich in einen festen Zeitplan übersetzen. Ein allgemeingültiges Patentrezept gibt es nicht. Zunächst einmal läuft die Regeneration bei jedem Menschen unterschiedlich schnell ab. Das heißt, dass nach einem harten Training manche Leute schneller wieder einsatzbereit sind als andere. Außerdem stimuliert ein Training immer mehrere Systeme gleichzeitig. Das bedeutet, dass mehrere Leistungskurven zu berücksichtigen sind. Wenn ich etwa eine harte Einheit mit Kniebeugen ausführe, beschädige und überlaste ich dabei mehrere Systeme: 1. Mikrotraumata beschädigen die Muskelstruktur. Die strukturellen Schäden an den schnellen Muskelfasern (Typ 1a) und den langsamen (1b) sind dabei gesondert zu betrachten, da die Erholungskurven hier ebenfalls unterschiedlich verlaufen. 2. Laktat ist eine Herausforderung für den Muskelstoffwechsel, wenn im anaeroben Bereich mit hohen Wiederholungszahlen trainiert wird. 3. Die Reizung der Nerven belastet das zentrale Nervensystem. 4. Die Bildung von Testosteron und Wachstumshormon sowie der Ausstoß von Stresshormonen wie Kortison und Adrenalin beanspruchen das Hormonsystem. Auch dieses System folgt seinem eigenen, sehr komplexen Rhythmus. Diese Liste ließe sich jetzt noch erweitern – je nachdem, wie tief wir in die zelluläre und biochemische Ebene einsteigen. Ich denke, dass aber auch so klar geworden ist: Aufgrund der Vielzahl der ineinandergreifenden Systeme gibt es keine pauschale Antwort auf die Frage nach der Trainingsfrequenz. Folgende Empfehlung für alle, die nicht tiefer in sämtliche Themen der Trainingstheorie einsteigen wollen: Hol dir den Rat eines kompetenten Trainers und lass dir ein auf deine Bedürfnisse abgestimmtes Programm erstellen, das du im Anschluss regelmäßig überwachen und anpassen lässt. Dabei gilt: Solange du Fortschritte machst, ist alles in Ordnung. Wichtig ist dabei, dass alle Fortschritte in den unterschiedlichen Leistungsbereichen kontrolliert werden. Die Kraftausdauer gibt Aufschluss darüber, ob der Muskelstoffwechsel leistungsfähiger wird. Du kannst daran auch Fortschritte bei den langsamen Muskelfasern ablesen. Die Maximalkraft zeigt indes den Entwicklungsstand der schnellen Muskelfasern an. Die Laktatwerte geben ebenfalls Aufschluss über den Muskelstoffwechsel, sollten aber immer im Zusammenhang mit den Leistungswerten betrachtet werden. Es können sogar physiologische Werte erhoben werden, um den Belastungszustand des Nervensystems darzustellen. Die Kortisolwerte und andere hormonelle Marker schließlich geben Aufschluss über den Zustand der zugehörigen Untersysteme. Du musst nicht alle diese Werte mitverfolgen. Es reicht, die für die eigene Zielsetzung entscheidenden Parameter zu erheben. So ist sichergestellt, dass du in den wichtigen Bereichen Fortschritte erzielst. Solange das der Fall ist, bist du auf dem richtigen Weg.

Daneben gibt es noch das grundsätzliche Problem, dass sich Teile des passiven Bewegungsapparates wie Sehnen und Bänder generell langsamer erholen als Teile des aktiven Bewegungsapparates. Mit anderen Worten: Bei optimaler Trainingskontrolle in Bezug auf die Leistungssteigerung der Muskulatur steuerst du auf eine Verletzung, oder zumindest Probleme, im Bereich des passiven Bewegungsapparates zu, wenn du Signale wie Schmerzen in den Gelenken ignorierst. Diese Gefahr steigt mit zunehmendem Trainingsfortschritt. Deshalb ist es wichtig, immer gut auf den eigenen Körper zu hören und im Zweifelsfall lieber einen Gang runterzuschalten. Es ist besser, langsamere Fortschritte zu machen, als eine Verletzung zu riskieren. Zahllose Beispiele aus dem Hobby- und Profisport zeigen: Nichts behindert deine Entwicklung mehr als eine Verletzung.

UMFASSENDE REGENERATION

Im letzten Abschnitt habe ich die verschiedenen Systeme vorgestellt, die für die Trainingssteuerung relevant sind. Allein die variable Erholungsgeschwindigkeit lässt erahnen, dass mit einem eindimensionalen Ansatz keine vernünftige Regeneration möglich ist. Einfacher ausgedrückt: Du musst bei der Erholung verschiedene Bereiche im Auge behalten.

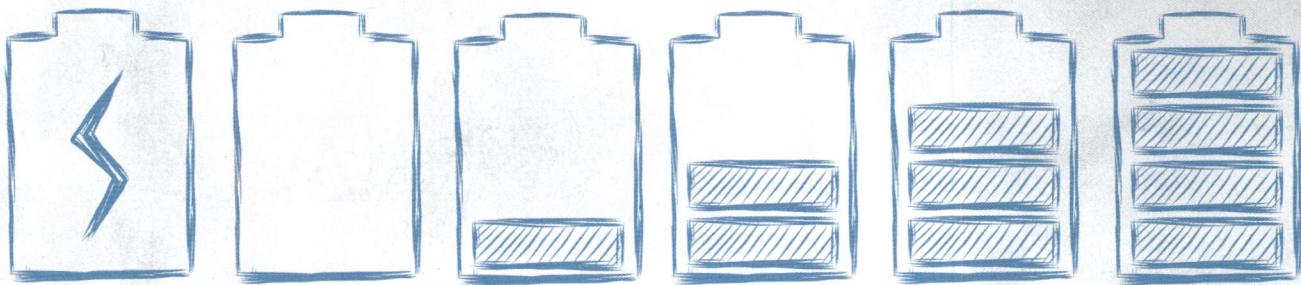

GELENKE

Die Regeneration geschieht hauptsächlich durch Entlastung des passiven Bewegungsapparates, aber auch durch aktive Erholung im Rahmen von Ausgleichssport. So kannst du etwa die Wirbelsäule durch sportliche Betätigung im Wasser entlasten.

MUSKELN

Du musst die beanspruchte Muskulatur auf aktivem oder passivem Weg entlasten.

NERVENSYSTEM

Die Zeit zwischen den Trainingseinheiten sollte lang genug sein, damit sich das Nervensystem erholen kann. Zur aktiven Regeneration tragen Entspannungstechniken wie die Meditation oder die progressive Muskelrelaxation bei. Eine passive Maßnahme wäre die Verbesserung der Schlafqualität.

HORMONSYSTEM

Die Zeit zwischen den Trainingseinheiten sollte lang genug sein, damit sich auch das Hormonsystem erholen kann. Wie beim Nervensystem kannst du auch hier zur aktiven Regeneration Entspannungstechniken wie die Meditation oder die progressive Muskelrelaxation nutzen. Als passive Maßnahme ist ebenfalls eine Verbesserung der Schlafqualität zielführend. Des Weiteren lässt sich das Hormonsystem durch bestimmte Ernährungsgewohnheiten positiv beeinflussen.

ENERGIENIVEAU

Die Regeneration des Energieniveaus stellst du hauptsächlich durch eine sportgerechte Ernährung sicher.

HERZ-KREISLAUF-SYSTEM

Beim gesunden Menschen erholt sich das Herz-Kreislauf-System sehr schnell. Wenn Krankheiten vorliegen, kann eine Vernachlässigung der kardiovaskulären Erholung katastrophale Folgen haben, bis hin zu lebensbedrohlichen Situationen durch eine Herzmuskelentzündung.

Aus den ganzen Möglichkeiten der aktiven und passiven Regeneration ergibt sich eine riesige Vielfalt an Erholungsstrategien. An dieser Stelle möchte ich mich damit begnügen, die Bedeutung der Erholung für die Leistungssteigerung zu unterstreichen. Außerdem plädiere ich klar für ein umfassendes Erholungskonzept, das alle Systeme miteinbezieht, die für die angestrebte Leistung relevant sind.

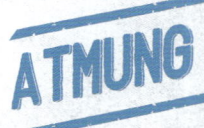

ATMUNG

Kommen wir nun zu den praktischen und auch einfacheren Aspekten des Krafttrainings. In diesem Kapitel gehe ich speziell auf die richtige Atmung innerhalb einer Übung ein. Die hier erklärte Technik ist auf alle dynamischen Übungen übertragbar. Wir müssen zunächst zwischen den zwei Übungsphasen unterscheiden. In der konzentrischen

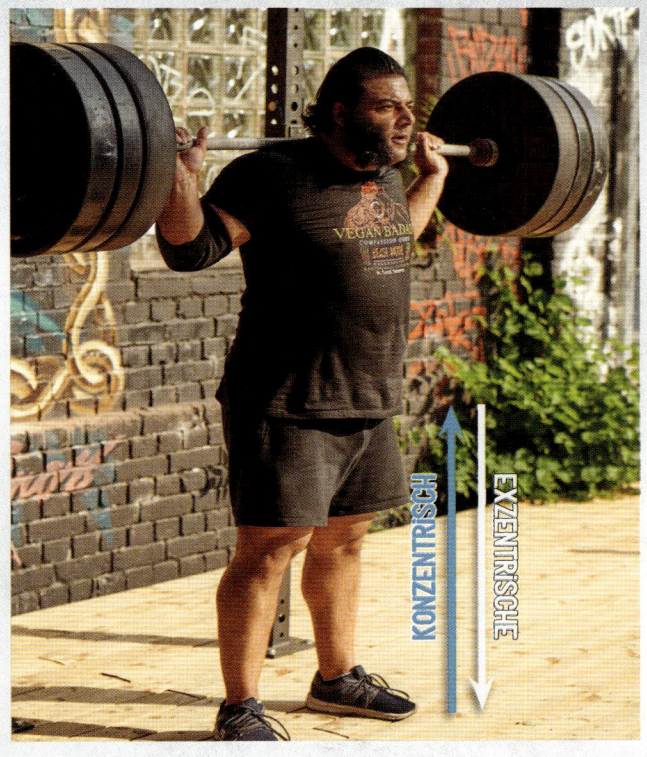 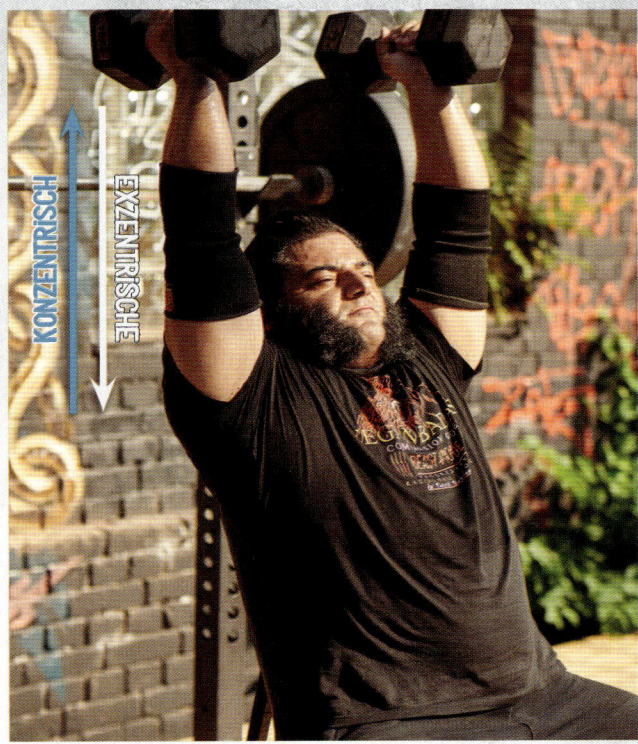

Phase bewegst du das Gewicht aktiv durch die Verkürzung des Zielmuskels. Bei der exzentrischen Phase hingegen entspannt sich der Zielmuskel, während er dem Widerstand nachgibt, um in die Ausgangsposition zurückzukehren. Bei der Kniebeuge etwa besteht die exzentrische Phase aus dem Anwinkeln der Beine und dem Absenken des Körpers nach unten (eventuell mit Gewicht). Wenn du die Beine streckst, um dich wieder aufzurichten, entspricht das der konzentrischen Phase.

Als Faustregel kannst du dir merken, dass du immer in der konzentrischen Phase aus- und in der exzentrischen Phase einatmen solltest. Der Sinn dieser Atemstrategie besteht primär darin, eine Pressatmung zu verhindern. Instinktiv würdest du sonst in der konzentrischen Phase die Luft anhalten, um so zur Unterstützung des Körpers Druck aufzubauen. Das ist zwar grundsätzlich auch effektiv, ist aber auf Dauer ungesund und sogar riskant. Die Pressatmung beeinflusst nämlich den Blutdruck und den Blutfluss. So kann es im schlimmsten Fall zu inneren Blutungen oder sogar zum Schlaganfall kommen. Um dieses Risiko zu minimieren, atmest du immer in der Belastungsphase aus, in der du ansonsten instinktiv »pressen« würdest.

Manche Athleten bevorzugen dabei die Strategie, gegen einen Widerstand auszuatmen. Das ist eine Art Kompromiss zwischen Pressatmung und sicherer Atmung. Dabei wird der Mund nur leicht geöffnet, sodass ein gewisser Widerstand entsteht und ein leichtes Pressen möglich wird. Dabei kommt es beim Ausatmen zu Geräuschen, die an eine Luftpumpe erinnern.

DEHNUNGSSTRATEGIE

Viele Kraftsportler vernachlässigen die Beweglichkeit des passiven und aktiven Bewegungsapparates. Sie dehnen sich nur dann, wenn sie durch Schmerzen oder sonstige Funktionsstörungen dazu gezwungen sind. Ich selbst habe das jahrelang so gemacht und damit viel Potenzial verschenkt. Unter Kraftsportlern kursiert sogar die irrige Annahme, dass ein unbeweglicher und verkürzter Muskel besonders stark wäre. Der fehlgeleiteten Theorie zufolge lässt sich die

Muskelspannung (der Tonus) bei schlecht gedehnten Muskeln besser erhalten, wodurch angeblich bessere Leistungen möglich sind. Diese Vorstellung wird aber der Komplexität des menschlichen Bewegungsapparates kaum gerecht und mündet in der Praxis meist in Verletzungen. Zielgerichtetes Dehnen hilft nicht nur, Verletzungen vorzubeugen. Du kannst damit auch ein muskuläres Ungleichgewicht behandeln, indem du die überentwickelte Seite durch tägliches Dehnen entspannst. Allerdings kann zu einseitiges Dehnen auch selbst zum Ungleichgewicht führen. Deshalb solltest du auch beim Stretching nicht auf den Rat eines kompetenten Trainers verzichten. Zumindest solltest du aber sehr genau auf deinen Körper hören, um die Wirkung der Dehnübungen selbst zu evaluieren und das Programm entsprechend zu steuern.

Ein entspannter Muskel ist widerstandsfähiger gegenüber Verletzungen. Er wird letztlich auch schneller wachsen als ein verkürzter Muskel mit einem dauerhaft erhöhten Tonus.

ALTERSSPEZIFISCHE BESONDERHEITEN – ZU JUNG FÜRS KRAFTTRAINING?

An und für sich ist ein Training sämtlicher sportmotorischer Fähigkeiten schon im zarten Alter von fünf Jahren möglich. Das gilt auch für leichtes Krafttraining, das natürlich an den im Wachstum befindlichen Körper angepasst sein muss. Heranwachsenden sollten grundsätzlich nur diejenigen Übungen im Stehen ausführen, die mit Eigengewicht funktionieren. Körpergewichtsübungen bei geringer Intensität sind gut geeignet, um Kinder schon im jungen Alter ans Krafttraining heranzuführen. Das Training sollte aber stets unter Aufsicht ausgebildeter und kompetenter Trainer und Sportlehrer stattfinden. Bei Übungen im Liegen oder Sitzen dürfen auch andere Gewichte verwendet werden, solange diese nicht über den Kopf gestemmt werden.

Mit Einsetzen der Pubertät ist dann auch ein Training bei mittlerer Intensität möglich. Überkopfübungen sollten aber nach wie vor vermieden werden. Auch die Übungen im Stand sollten weiterhin nur mit Eigengewicht ausgeführt werden, um das Wachstum nicht zu stören. Außerdem sollte das Krafttraining bei Kindern und Jugendlichen immer in ein ganzheitliches funktionales Training eingebunden sein. Allgemein gilt: Eigengewichtstraining ist Trumpf. Dementsprechend sind alle Übungen aus der ersten Kategorie der Übungssammlung in diesem Buch für Heranwachsende geeignet, solange sie unter Aufsicht eines ausgebildeten Trainers ausgeführt werden.

KNACKPUNKT ERNÄHRUNG

Was gerade Neueinsteiger ins Krafttraining maßlos unterschätzen, ist der maßgebliche Einfluss der Ernährung auf die Leistungen und Fortschritte. Ein Muskelaufbau bei mangelhafter Ernährung ist wie ein Hausbau mit minderwertigem Material. Im Ausdauersport fallen Fehler bei der Zusammensetzung der Makronährstoffe (Fett, Kohlenhydrate und Eiweiß) nicht sofort ins Gewicht, solange du von allem genug zu dir nimmst. Ein Kraftsportler hingegen merkt sehr schnell, ob er ausreichend Eiweiß getankt hat oder nicht. Während nämlich Fette und Kohlenhydrate in erster Linie der Energieversorgung dienen, werden Proteine (Eiweiß) und deren Bausteine (die Aminosäuren) als »Baumaterial« benötigt. Ohne diese »Bausubstanz« bringt das beste Training der Welt nichts. Daher werde ich am Ende des Buches nochmals auf das Thema Ernährung eingehen. Zum einen möchte ich einen kleinen Überblick über das Thema bieten. Darüber hinaus werde ich zehn Power-Rezepte vorstellen, die genau die richtigen Nährstoffe für ein effektives Training enthalten.

IST- UND SOLLZUSTAND

Um dein Trainingsprogramm vernünftig planen zu können, brauchst du grundsätzlich zwei Eckdaten. Die erste betrifft das Trainingsziel (das Soll). Die zweite Information bezieht sich auf den aktuellen Trainingsstand (das Ist). Das Training ist in diesem Modell die Gerade, welche die beiden Punkte verbindet. Der Weg vom Ist zum Soll. Hier wird auch bereits klar, warum es wenig Sinn macht, das Trainingsprogramm anderer zu kopieren. Auch dann nicht, wenn du glaubst, die gleiche Zielsetzung zu verfolgen wie dein Vorbild. Du startest garantiert nicht von genau dem gleichen Punkt aus. Wenn du dem Weg eines anderen folgst, wirst du mit großer Wahrscheinlichkeit nicht am gleichen Ziel ankommen, sondern dich verzetteln. Du findest in diesem Buch mehrere Beispielprogramme. Sie sollen dir lediglich eine Vorstellung davon geben, wie ein Programm für Anfänger, Fortgeschrittene und Leistungssportler aussehen kann. Um langfristig optimal zu trainieren, solltest du diese Programme nur als Startpunkt sehen. Als Anregung, um dir dein eigenes Programm auf den Leib zu schneidern.

Dass ich dir in diesem Buch nicht DAS perfekte Programm für deine Ziele präsentieren kann, liegt an der Vielzahl an relevanten Parametern, die dein Programm alle berücksichtigen muss. Damit du ein Gefühl dafür bekommst, wie fein du dein persönliches Programm auf die eigenen Bedürfnisse abstimmen kannst, werde ich im Folgenden auf einige dieser Parameter eingehen.

TRAININGSSTAND

Der Unterschied zwischen einem Anfänger und einem fortgeschrittenen Athleten ist normalerweise nicht nur an den Gewichten auf der Stange zu erkennen. Auch die Strukturierung des Trainings muss den Entwicklungsstand berücksichtigen, um ein sinnvolles Training zu ermöglichen. Ein Anfänger wird zu Beginn von einem Ganzkörperprogramm mit einer hohen Anzahl an Sätzen und Wiederholungen (WDH) profitieren. So kann er schnell die noch neuen Bewegungsabläufe einstudieren. Ein fortgeschrittener Sportler wäre indes mit dem gleichen Programm überfordert, wenn er seine gewohnten Gewichte auflegt.

Paradoxerweise brauchst du nämlich mit fortschreitender Praxis nicht etwa mehr Training, wie viele annehmen. Was das Volumen angeht, musst du eher ein bisschen zurückstecken. Das hängt damit zusammen, dass sich fortgeschrittene Sportler besser innerhalb kurzer Zeit an ihre körperlichen Grenzen pushen können. Den optimalen Trainingsreiz können sie dadurch bereits viel früher setzen als ein Anfänger. Möglich wird das durch ein intensiveres Training. Durch die trotz kürzerer Trainingsdauer höhere Intensität wird die Muskulatur stärker beschädigt als beim Neueinsteiger. Entsprechend länger dauert auch die Regeneration. Diese Logik gilt allerdings für den Muskelaufbau mit Hauptaugenmerk auf die Erhöhung der Maximalkraft. Bei Ausdauerathleten und Sportlern, die das Krafttraining nur als Baustein eines umfassenderen Programms nutzen, sieht die Sache wieder anders aus. Diese Gruppe dringt beim Krafttraining meist gar nicht in die Bereiche vor, die für einen reinen Kraftsportler üblich sind.

FAKTOR REGENERATION

Äußere Umstände

Ich habe bereits zu Beginn dieses Buchs erwähnt, was für eine wichtige Rolle die Erholung als Baustein eines guten Trainingsprogramms spielt. Je nach Arbeitsalltag kann sich deine Regenerationsfähigkeit deutlich von der eines anderen Sportlers unterscheiden. Wer den ganzen Tag im Büro sitzt, kann unter Umständen durchaus täglich trainieren und dabei noch ein hohes Trainingspensum bewältigen, ohne in den Bereich des Übertrainings zu geraten. Wenn du beim Straßenbau bist, wirst du hingegen mit dem gleichen Trainingspensum wahrscheinlich Probleme bekommen. Schließlich brauchst du zusätzlich zum Training deine Kraft auch für die körperliche Arbeit. Gleiches gilt für kinderlose Singles im Vergleich zu Eltern oder Menschen, die einen Angehörigen pflegen müssen. Ich könnte hier noch unzählige andere äußere Umstände aufzählen, die deine Erholungsfähigkeit beeinflussen. Aber ich denke, das Prinzip ist klar geworden.

Physiologische Faktoren

Alter, Körpergewicht, genetische Ausstattung, Ernährung und viele weitere physiologische Faktoren haben ebenfalls einen Einfluss auf die Erholung. Diese Gegebenheiten müssen bei der Trainingsplanung ebenfalls beachtet werden. So können zwei Menschen mit einem sehr ähnlichen Berufsalltag in vergleichbaren Lebenslagen dennoch sehr unterschiedliche Bedürfnisse haben, was die Erholung angeht.

Faktor Zeit

Es macht einen großen Unterschied, ob du fünf Mal pro Woche trainieren kannst oder nur zwei Mal. Dabei muss ein Programm mit nur drei Einheiten nicht weniger effektiv sein, wenn du den Faktor Zeit bei der Trainingsgestaltung auf dem Schirm behältst. So macht ein Split-Programm für absolute Anfänger bei geringen zeitlichen Ressourcen weniger Sinn. Dabei wird der Körper in verschiedene Teile gruppiert, auf die in jeder Einheit separat eingegangen wird. Fortgeschrittene Athleten mit ausreichend Freiraum im Terminkalender können damit hingegen wirklich das Maximum aus ihrem Training herausholen.

Stoffwechsel

Jeder kennt die Glückspilze, die das ganze Jahr über schlank und in Form sind, ohne groß Sport zu treiben oder auf ihre Ernährung zu achten. Diese Leute können unglaubliche Kalorienmengen verdrücken, ohne jemals wirklich an Gewicht zuzulegen. Andere hingegen müssen sich genau überlegen, was sie sich auf den Teller schichten. Jede zu viel konsumierte Kalorie wandert direkt in die Fettpolster. Der Grund dafür sind Unterschiede im Stoffwechsel. Wer einen schnelleren Umsatz hat, benötigt mehr Kalorien, um die Systeme am Laufen zu halten. Der Stoffwechsel spielt deshalb natürlich auch eine Rolle bei der Trainingsplanung. Nehmen wir einmal zwei Athleten, die unter identischen Voraussetzungen das Ziel verfolgen, an Muskelmasse zuzulegen. Dann kann es sich der Sportler mit dem schnelleren Stoffwechsel leisten, tendenziell weniger zu trainieren als der Sportler mit dem langsameren Stoffwechsel.

TRAININGSVOLUMEN

Das Trainingsvolumen bezieht sich auf die reine Quantität des Trainings. Grundsätzlich ist der Begriff von der Trainingsintensität abzugrenzen. Die Trainingsintensität bezieht sich weniger auf die Trainingsmenge, als vielmehr auf den Kraftaufwand. Im Folgenden will ich näher auf die einzelnen Komponenten des Trainingsvolumens eingehen.

WIEDERHOLUNGEN (WDH)

Die Wiederholung ist die kleinste Übungseinheit. Sie beschreibt einen kompletten Bewegungsumfang einer Übung. Bei einer Kniebeuge bezeichnet eine WDH also die Bewegung von der Ausgangsposition im Stehen übers Absinken in die Hocke bis hin zur Rückkehr in die Ausgangsposition.

SÄTZE

Ein Satz umfasst mehrere WDH, die ohne Unterbrechung aneinandergereiht sind. Wie lang ein Satz ist, bestimmt die Anzahl der enthaltenen WDH. Wenn ein Satz WDH verschiedener Übungen beinhaltet, sprechen wir von einem Supersatz. Ein Beispiel für einen Supersatz wären 20 WDH der Kniebeuge, direkt gefolgt von 20 WDH des Liegestützes.

EINHEIT

Die nächsthöhere Gruppierung über dem Satz. Eine Einheit beinhaltet ein komplettes Training mit sämtlichen Sätzen und WDH aller enthaltenen Übungen. Eine Trainingseinheit kann auf eine oder mehrere Muskelgruppen oder sogar den ganzen Körper abzielen.

TRAININGSFREQUENZ

Die Trainingsfrequenz bezeichnet die Häufigkeit, in der sich die Trainingseinheiten wiederholen. Wenn du also täglich trainierst, dann ist das eine relativ hohe Trainingsfrequenz. Nur ein Training pro Woche wäre hingegen eine relativ geringe Trainingsfrequenz. Allerdings ist bei der Beurteilung der Trainingsfrequenz auch wichtig, ob nach dem Split-Prinzip vorgegangen wird oder in jeder Einheit sämtliche Zielmuskeln abgearbeitet werden.

SPLIT-TRAINING

Die Aufteilung des Körpers auf mehrere Trainingseinheiten. Das Gegenstück dazu wäre das Ganzkörpertraining, wo in einer Einheit der gesamte Körper beansprucht wird. Üblich sind Unterteilungen in drei oder vier Splits. Es ist aber auch denkbar, den Körper in sieben Muskelgruppen aufzuteilen und sich so innerhalb einer Woche an jedem Tag auf eine Gruppe zu konzentrieren. Welches Split-Schema das beste ist, hängt stark von individuellen Faktoren ab.

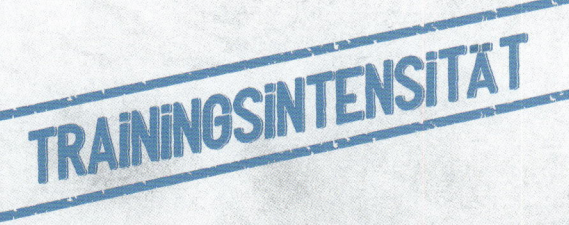

TRAININGSINTENSITÄT

Zu Beginn ist die Trainingsintensität sekundär, und zwar aus den folgenden Gründen: 1. Zunächst einmal müssen sich die Bewegungsabläufe der neuen Übungen einprägen. Das geht am besten bei niedriger Intensität und hohem Volumen. 2. Der Körper reagiert anfangs schon bei geringer Intensität mit Zuwächsen. 3. Eine zu hohe Intensität erhöht bei ungeübten Sportlern beträchtlich das Verletzungsrisiko. Es gibt also genug Gründe dafür, als Anfänger viele WDH zu absolvieren, dafür aber nur leichte Gewichte zu verwenden und nicht zu verbissen zu sein. Nach etwa drei bis sechs Monaten gewöhnt sich der Körper zunehmend ans Training, während die Bewegungen besser sitzen. Dann kannst du die Intensität hochfahren. Irgendwann wirst du feststellen, dass dein Körper aufs Training nicht mehr in demselben Umfang reagiert wie am Anfang. Die Kraftzuwächse werden irgendwann stagnieren. Ab diesem Punkt rückt die Trainingsintensität immer mehr in den Vordergrund.

TECHNIKEN ZUR INTENSIVIERUNG

Zunächst einmal lässt sich die Intensität eines Trainingssatzes erhöhen, indem man sich schlichtweg mehr Mühe gibt. Der ultimative Grad an Intensität ist das sogenannte Muskelversagen. Damit werden Sätze bezeichnet, die du so lange fortsetzt, bis dir auch bei maximaler Anstrengung keine weitere WDH mehr möglich ist. Das Muskelversagen ist auch von der individuellen Schmerztoleranz abhängig. Der eine schwitzt nach einem Satz Kniebeugen bis zum Muskelversagen kaum, der andere bricht zusammen und fördert seinen ganzen Mageninhalt zutage. Das Optimum liegt zwischen diesen beiden Extremen. Es liegt an dir, danach zu suchen!

Dir reicht das Muskelversagen nicht mehr, und du brauchst einen noch höheren Trainingsreiz, um den Körper zu weiterem Wachstum zu bewegen? Dann kannst du mit den folgenden Trainingstechniken dafür sorgen, dass noch mehr Tränen und Schweiß fließen. Bitte bedenke, dass diese Techniken eine sehr hohe Trainingsintensität ermöglichen. Bei sorglosem Einsatz drohen Überlastungserscheinungen oder gar Verletzungen. Denk dran: Vorsorge ist besser als Nachsorge!

Teilwiederholungen

Wenn du keine komplette Wiederholung mehr schaffst, kannst du noch mit Teilwiederholungen

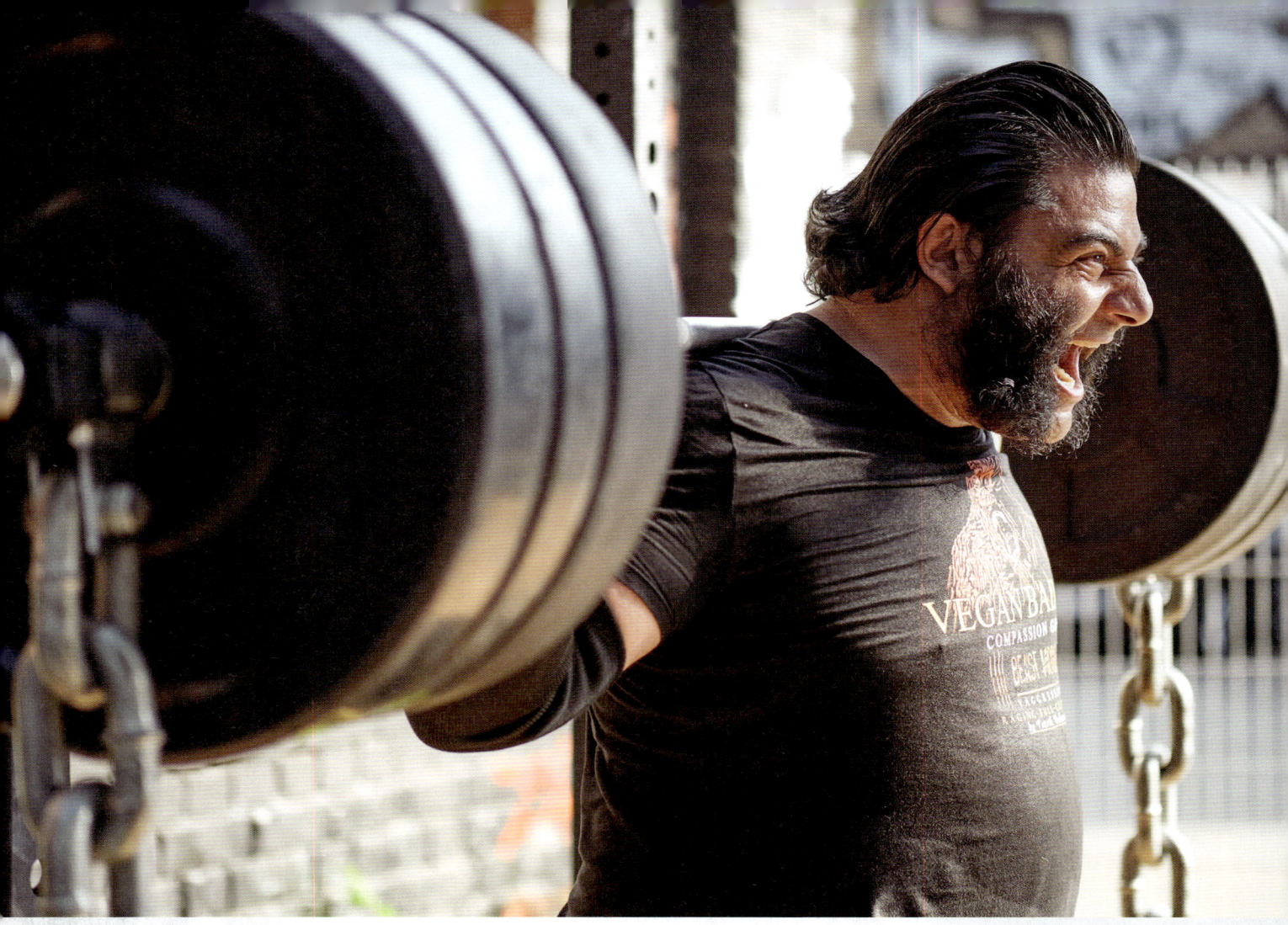

weitermachen, bis auch das nicht mehr geht. Teilwiederholungen kannst du auch quasi als eigene Übung verwenden, etwa indem du nur die obere Hälfte einer Druckübung ausführst. So kannst du Gewichte verwenden, die du unter normalen Bedingungen nicht packen würdest. Teilwiederholungen finden beispielsweise häufig bei der Kniebeuge Anwendung. Wichtig ist, dass du nicht aufgrund von technischem Unvermögen oder Unbeweglichkeit darauf zurückgreifst. Und noch eins: Die Aussage, Teilwiederholungen würden den Muskel verkürzen, ist grober Unfug. Um die Beweglichkeit aufrechtzuerhalten und zu verbessern, musst du entsprechende Dehnübungen ausführen.

Erzwungene Wiederholungen

Sobald du bei korrekter Ausführung keine Wiederholung mehr schaffst, versuchst du hierbei, dir durch Schwung oder andere Techniken noch einige WDH abzuringen. Eine Alternative wäre auch, sich von einem Trainingspartner oder Trainer helfen zu lassen.

Negative Wiederholungen

Hierbei lässt du dir das Gewicht von einem oder mehren Trainingspartnern in die obere Position heben, um nur noch die exzentrische Phase selbst ausführen zu müssen. Beim Bankdrücken hieße das, dass du mit dem Gewicht bis zum tiefsten Punkt gehst, um dir anschließend beim Hochstemmen durch einen Trainingspartner helfen zu lassen. Die negative Phase (das Absenken) übernimmst du dann wieder selbst.

Drop-Sätze

Drop-Sätze sind eine besonders fiese Variante des hochintensiven Trainings. Du kombinierst dabei durch einen Trick große Gewichte mit hohen Wiederholungszahlen. Wähle anfangs ein hohes Gewicht, mit dem du nur wenige Wiederholungen schaffst. Trainiere damit bis zum Muskelversagen. Reduziere anschließend das Gewicht um etwa 20-30 Prozent und absolviere sofort weitere Wiederholungen, bis abermals die Muskulatur versagt.

Anschließend ein weiteres Mal das Gewicht reduzieren und das Training fortsetzen. Du kannst das Gewicht so oft reduzieren, wie du willst.

Statischer Endspurt

Wenn du keine weitere Wiederholung mehr schaffst, versuchst du bei dieser Methode, das Gewicht noch eine Zeitlang in Position zu halten – bis auch das unmöglich wird.

Du kennst jetzt einige der wichtigsten Folterwerkzeuge aus der Trickkiste sadistischer Krafttrainer. Diese Praktiken zwingen selbst den abgeklärtesten Profi in die Knie. Setze diese Techniken mit Bedacht ein. Dann werden sie dir auch Jahrzehnte nach deinem ersten Krafttraining noch regelmäßige Fortschritte bescheren.

NATÜRLICHES VS. KÜNSTLICHES TRAINING

Wenn ich hier von natürlichem Training spreche, beziehe ich mich natürlich nicht auf verbotene Dopingmittel. Natürlich bedeutet vielmehr, dass das Training der Anatomie und Physiologie des Menschen Rechnung trägt. Der Körper reagiert besonders positiv auf ein solches natürliches Training. In der Praxis zeigt sich, dass sich damit die Trainingsfortschritte maximieren und die Verletzungsrisiken minimieren lassen. Dafür reicht es eigentlich schon, eine wichtige Regel zu befolgen: Nutze den Körper für nichts, was nicht seiner Natur entspricht.

Dazu ein kleiner Exkurs in meine Praxis als Coach. Wann immer mir jemand erzählt, er hätte trainingsbedingt Probleme im Schulterbereich, ist meine erste Frage: »Machst du Nackendrücken?« In 99 Prozent der Fälle lautet die Antwort »Ja!« Und ich gebe dafür immer denselben einfachen Ratschlag zur Problemlösung: »Dann hör auf mit dem Nackendrücken!« Bisher hat dieser simple Tipp in sämtlichen Fällen zur Verbesserung der Problematik geführt. Meist verschwinden die Beschwerden sogar ganz. Wie kommt es nun zu dieser Epidemie an Schultererkrankungen, und was ist das Problem beim Nackendrücken?

Zunächst einmal ist das Nackendrücken ein perfektes Beispiel für eine Übung, die vollkommen gegen die Natur der menschlichen Anatomie verstößt. Um zu verstehen, warum das so ist, musst du dir nur einmal vor Augen führen, wie du instinktiv ein schweres Objekt wie einen Stein über dem Kopf nach oben heben würdest. Unwahrscheinlich, dass du dir den Stein erstmal in den Nacken legen und von dieser äußerst unbequemen Position aus nach oben stemmen würdest. Die meisten würden sicher das Objekt zunächst irgendwie nach oben auf Brusthöhe bugsieren und von dort aus vor der Brust in die Höhe stemmen. Der Mensch hat einen grundlegenden anatomischen Bauplan, der den Bewegungsablauf vorgibt. Aufgrund der menschlichen Anatomie sind bestimmte Bewegungsmuster wie das Nackendrücken schlichtweg sinnlos. Der Grund, warum die meisten Leute das Gewicht erst einmal hoch zur Brust stemmen würden, lautet ganz einfach: Es ist am effektivsten. Wenn du Nackendrücken trainierst, ist das etwa so, als wolltest du mit dem Schraubenzieher einen Nagel in die Wand hauen. Es ist zwar möglich, aber nicht besonders sinnvoll.

BEISPIELE FÜR ANATOMISCHE FLOPS IM FITNESSCENTER

Bei der Kniebeuge à la »Ass to the grass« gehst du in eine nahezu unmögliche Tieflage. Die kannst du eigentlich nur erreichen, wenn du die Unterkörpermuskulatur so weit entspannst, dass du regelrecht einsackst. Stell dir einmal vor, du würdest im Alltag einen Gegenstand aus den Beinen heraus heben oder schieben wollen. Ich glaube nicht, dass du dazu möglichst unmenschlich tief in die Knie gehen würdest, um aus dieser extrem muskelunfreundlichen Position heraus zu arbeiten. Die größtmögliche Power entfaltest du, wenn du so tief in die Knie gehst, dass die Muskeln die maximale Spannkraft haben. Das ist die Position, in der die Knie um etwas weniger als 90 Grad gebeugt sind und die Oberschenkel nicht mehr ganz parallel zum Boden laufen. Einen Muskel aber im Krafttraining zu überdehnen, führt auf kurz oder lang lediglich zu Verletzungen.

Einen weiteren Schritt hin zum natürlichen Bewegungsmuster kannst du beim Krafttraining der Beine übrigens machen, indem du sie dazu gebrauchst, wozu sie eigentlich da sind. Die Beine sind ja eigentlich nicht dafür konzipiert, Kniebeugen auszuführen. Sie dienen primär der Fortbewegung und geben dir die nötige Kraft, Objekte zu verschieben. Versuch doch einmal, das Beintraining im Gym durch ein Freiluftprogramm mit Truck Pull/Push und Yoke Walk zu ersetzen (siehe Übungskatalog). Du wirst überrascht sein, wie positiv deine Beine auf das natürliche Training reagieren!

Nachdem du zwei spezifische Übungen als Negativbeispiele für ein künstliches Training kennengelernt hast, will ich näher aufs Bodybuilding als komplettes Trainingsprinzip eingehen. Der Sport krankt grundsätzlich an der Tatsache, dass die Muskulatur dabei im Wettkampf nur optisch beleuchtet wird. Die Muskeln werden nur nach visuellen und nicht nach funktionellen Gesichtspunkten beurteilt. Das führt dazu, dass sich Bodybuilder zu einer Vielzahl physiologisch vollkommen unsinniger und teilweise sogar destruktiver Techniken verleiten lassen, die den kosmetischen Effekt ihres Trainings maximieren. Ein Beispiel dafür ist das sogenannte PITT-Force-Training. Beim PITT-Force werden gewissermaßen nur Pseudo-Einzelwiederholungen ausgeführt. Auf jede Wiederholung folgt eine Pause. Der Grundgedanke dabei: Der Muskel soll mechanisch maximal gefordert werden, ohne den Stoffwechsel zu

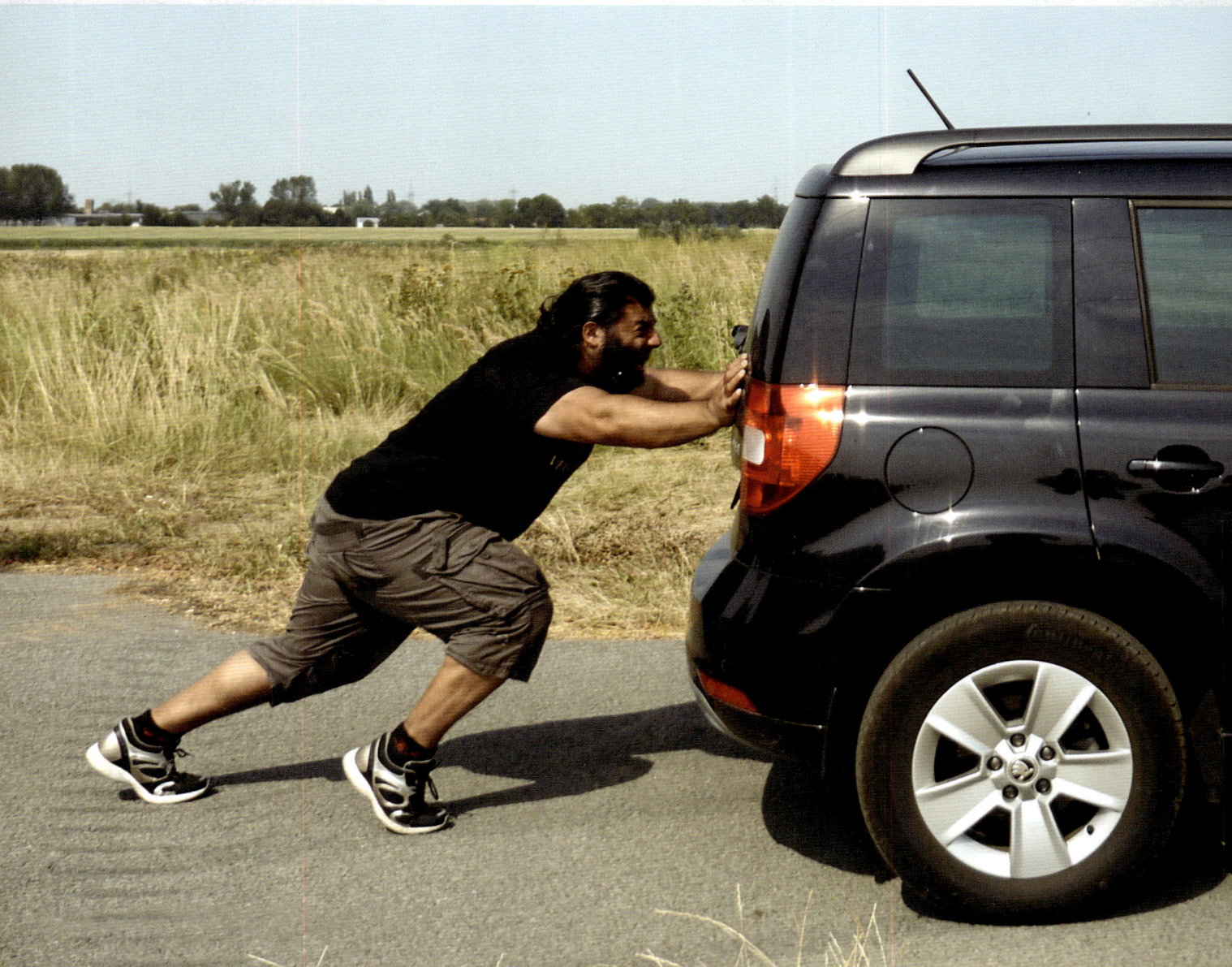

belasten. Es wird damit ein Muskel aufgebaut, der extrem stark kontrahieren kann und einen entsprechend großen Querschnitt aufweist, aber dessen Stoffwechsel sehr ineffektiv ist. Das treibt ein im Bodybuilding bereits ohnehin schon vorhandenes Problem nochmals auf die Spitze: Der Muskel, den die Bodybuilder mit dieser Methode aufbauen, ist in Alltagssituationen zu 90 Prozent nutzlos und sogar hinderlich. Mit funktionalem Krafttraining auf der Basis natürlicher Prinzipien und Techniken versuchen wir, genau das Gegenteil zu erreichen. Es geht vielmehr darum, Kraft und Muskelmasse aufzubauen, die im wahren Leben eine Funktion erfüllen und nützlich sind.

DESTRUKTIVES TRAINING

»Heute habe ich meine Beine so richtig hart rangenommen«, »Was nicht weh tut, wirkt auch nicht«, »No pain, no gain.« Diese und ähnliche Aussagen sind typisch im Bodybuilding und im Kraftsport. Daraus spricht eine geradezu selbstzerstörerische Einstellung zum eigenen Körper und eine aggressive Lust an der Selbstgeißelung. Dieses Problem ist aber nicht auf den Kraftsport beschränkt. Es reicht vielmehr auch in andere Lebensbereiche hinein. Etwa, wenn Jugendliche sich mit Alkohol, Drogen und destruktiven Verhaltensweisen selbst Schaden zufügen. Ein Problem stellt dabei die Tatsache dar, dass in unserer Kultur bestimmte Formen der Selbstzerstörung kulturell positiv besetzt sind.

Dieser Kultur der Selbstzerstörung möchte ich hier eine Kultur der körperlichen und mentalen Selbstverwirklichung entgegensetzen. Zunächst solltest du im Training eher mit positiven als mit negativen Emotionen arbeiten. Oft versuchen Sportler etwa, ihre Angst vor einem besonders schweren Satz oder einer besonders harten Einheit durch Aggressionen herunterzuspielen. Dabei wird die Aggression genutzt, um die Blockade zu durchbrechen, die diese Ängste hervorruft. Dadurch wird der Körper in eine emotionale Extremsituation versetzt, in der er nahezu 100 Prozent seiner Leistung abruft. Dabei dürfen wir aber nicht vergessen, dass Schmerz und Angst eine bestimmte Funktion haben. Diese Emotionen sind fürs menschliche Überleben enorm wichtig. Der Körper hält nicht umsonst etwa 10-20 Prozent seiner Leistungsreserven für den Überlebenskampf zurück. Wenn du größere Leistungsreserven aufstocken willst, versuch das gerade bei gefährlichen Übungen lieber durch innere Ruhe und Entspannungstechniken. So wirst du mit der Zeit lernen, deinen Körper an seine Grenzen zu bringen, ohne durch Aggressionen Verletzungen zu riskieren.

Der Schmerz ist dein Freund. Hör auf die Signale deines Körpers. Spüre in den Schmerz hinein und verstehe ihn als Botschaft deines Körpers. Lerne, mit dem Schmerz umzugehen, ohne ihn zu ignorieren oder mit Medikamenten zu betäuben. Wenn du deinen Körper mit Schmerzmitteln zum Schweigen bringst, tappst du früher oder später Hals über Kopf in die Verletzungsfalle. Und eine Verletzung wirft weiter zurück, als du es jemals mit Schmerzmitteln und anderen Medikamenten ausgleichen kannst.

Versuche niemals, gegen den eigenen Körper zu arbeiten. Zwinge deinen Körper zu nichts! Überrede ihn, gib ihm Zeit und gib auf ihn Acht! Alle deine sportlichen Ziele sind nur dann langfristig und nachhaltig zu erreichen, wenn du deinen Körper hegst und pflegst. Dazu gehört auch ein gesundheitsbewusster Lebensstil.

Auch deine Trainingsgeräte solltest du als Erweiterung deines Körpers begreifen. Entwickle nach Möglichkeit auch keine aggressive Haltung gegen das Trainingsgerät, mit dem du arbeitest. Es macht einen großen Unterschied, ob du mit kühlem Kopf technisch sauber arbeitest oder das Trainingsgerät regelrecht attackierst. Wenn du mit Aggressionen arbeitest, wirst du deine Bewegungen im Spiegel kaum als positiv und wohlwollend wahrnehmen. Du erhöhst dabei nur die Verletzungsgefahr.

Dabei gilt natürlich der alte Spruch: Ausnahmen bestätigen die Regel. Es gibt Tage, an denen du etwas Wut im Bauch brauchst, um in Schwung zu kommen. Lass das aber nicht zur Regel werden. Nutze die emotionale Energie mit Bedacht und wohldosiert, damit sie sich nicht irgendwann gegen dich selbst richtet!

UNTER STROM – ÜBER SINN UND UNSINN DER EMS

In unregelmäßigen Abständen erlebt die Welt des Sports immer wieder EMS-Hypes. Die Vorstellung, es gäbe so etwas wie Muskeln aus der Pillen- oder im Falle von EMS aus der Steckdose, scheint eine gewisse Anziehungskraft auszuüben – vor allem auf Menschen, die sich nur wenig mit Trainingswissenschaften auskennen. Die Vorstellung ist ja auch zu verlockend, dass du dir einfach nur ein Paar Pads an den Körper kleben musst, um die Muckis wie von Geisterhand wachsen zu lassen. Die entsprechenden Studien zur elektrischen Muskel-Stimulation sind allerdings ziemlich ernüchternd. Sinnvoll ist die EMS höchstens bei Verletzungen, wenn Gelenke fixiert werden müssen, oder der Muskel nicht schwer belastet werden darf, um den Muskel auf schonende Art zu aktivieren. In diesem Zusammenhang habe ich die EMS auch schon einige Male selbst genutzt. Beim ersten Mal war es ein Faserriss der Brustmuskulatur, der mich zwang, die Muskelfasern zu schonen. Damit ich nicht zu viel an Muskelspannung einbüße, habe ich mich dann entschlossen, den Muskel einmal am Tag intensiv zu stimulieren. Ich konnte beobachten, dass diese schonende Aktivierung durchaus die Regeneration beschleunigte. Zumindest war ich sehr schnell wieder fit und konnte nur zwei Wochen nach der Verletzung den Log Lift eines Wettkampfs für mich entscheiden.

ACHTUNG, VERLETZUNGSGEFAHR!

Es gibt verschiedene Umstände, die ein Auftreten von Verletzungen wahrscheinlicher machen. Hier ist eine Liste der am weitesten verbreiteten Ursachen, die es zu vermeiden gilt.

VERKÜRZUNGEN

Jede Form mangelnder Beweglichkeit stellt einen Risikofaktor dar. Wenn die Muskeln nicht ausreichend gedehnt sind, dann ist meist auch ihr Tonus zu hoch. Das führt auf Dauer zur Überlastung der Sehnen, was im schlimmsten Fall chronische Sehnenentzündungen nach sich ziehen kann. Eine solche Entzündung kann dann durchaus auch einen Sehnenabriss nach sich ziehen, wenn die Sehne nicht zur Ruhe kommt. Außerdem ist ein unbeweglicher Muskel auch nicht so gut in der Lage, mit plötzlichen Dehnungen umzugehen, wie sie gerade im Sport häufig vorkommen. Der Muskel ist dann auch anfälliger für Faserrisse.

DYSBALANCEN

Ich konnte einmal eine ganze Zeitlang (über 18 Monate hinweg) die Beine nicht mehr vernünftig trainieren, weil ich nicht mehr schmerzfrei in die Hocke gehen konnte. Über Monate versuchte ich, das Problem in den Griff zu bekommen, indem ich

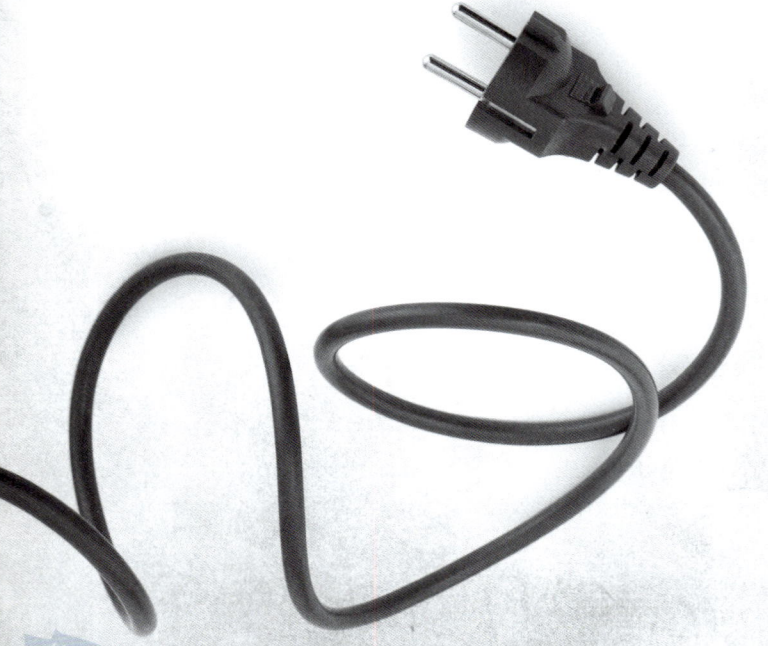

meinen Knien Ruhe gönnte und das Beintraining sogar komplett einstellte. Nichts half. Schließlich ging ich doch zum Arzt, der zunächst eine Knorpelreizung vermutete und empfahl, den Quadrizeps zu dehnen. Außerdem wurde der Knorpel mit Ultraschall behandelt. Wieder keinerlei Besserung festzustellen. Erst, als das Knie geröntgt wurde, war zu sehen, was da nicht stimmt: Die Kniescheibe war zur Seite nach außen verschoben. Ich hatte offenbar durch das intensive Training am Yoke im Vergleich zu den Gegenspielern überentwickelte Abduktoren. Der Vastus lateralis* zog nun die Kniescheibe aus ihrer korrekten Position heraus nach außen, und das war der Grund für die Schmerzen. Innerhalb von nur zwei Wochen konnte ich das Problem beheben, indem ich durch Dehnungsübungen die Spannung des Vastus lateralis reduzierte. Dysbalancen können in verschiedenen Gelenken auftreten, wenn keine harmonische Entwicklung zwischen der Muskulatur und ihren Gegenspielern vorhanden ist. Im Schultergelenk, im Knie oder auch zwischen Bauchmuskulatur und Rückenstrecker kann es zu einem solchen Ungleichgewicht kommen. Im schlimmsten Fall können solche Dysbalancen ebenfalls Verletzungen verursachen.

SCHLECHTE TECHNIK

Eine korrekte, saubere Ausführung schützt dich vor Verletzungen. Daher solltest du gerade bei neuen Übungen sehr genau auf die Technik achten, um dir nicht schon zu Beginn eine unsaubere Ausführung anzugewöhnen.

FEHLENDE KONZENTRATION

Wenn du müde oder aus anderen Gründen unkonzentriert bist, verzichte lieber auf intensives Training oder komplexe Übungen. Fehlende Konzentration ist gerade bei harten Trainingseinheiten sehr gefährlich und kann das Verletzungsrisiko enorm steigern.

---

* Musculus vastus lateralis ist der äußere breite Oberschenkelmuskel.

UNREALISTISCHE ZIELSETZUNGEN

Oft führen zu hoch gesteckte Ziele dazu, dass sich Sportler dauerhaft oberhalb ihrer Leistungsgrenze bewegen, was auf Dauer zum Übertraining und im schlimmsten Fall auch zu Verletzungen führen kann.

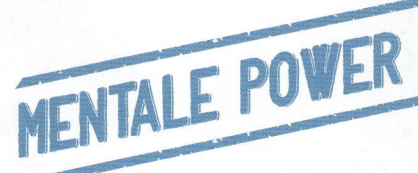

MENTALE POWER

In den 21 Jahren, in denen ich an Wettkämpfen teilnehme, habe ich schon viele sehr talentierte Athleten kommen und gehen sehen. Oft schöpften diese Hochbegabten ihr Potenzial nicht mal ansatzweise aus, obwohl sie rein körperlich mit den besten Voraussetzungen ausgestattet waren. Das Problem war in vielen Fällen die Einstellung.

Um im Kraftsport erfolgreich zu sein, sei es nun auf Wettkämpfen oder einfach nur durch Erreichen der ganz persönlichen Ziele, musst du außer Muskeln eine ganze Menge anderer Qualitäten mitbringen. Erst dann geht die Gleichung auf. Ich stelle hier eine Auswahl dieser Eigenschaften vor, um dir zu zeigen, aus welchen Variablen sich die Formel des Erfolgs zusammensetzt und warum das Gehirn im Kraftsport als »der wichtigste Muskel« gilt.

BESTÄNDIGKEIT

Wer kennt sie nicht, die Lieblingskunden der Studiobesitzer: Sie melden sich mit den besten Vorsätzen im Januar im Gym an und lassen sich dann ab Februar nicht mehr im Studio sehen. Beständigkeit ist essenziell, wenn du über viele Jahre hinweg dein körperliches Potenzial voll ausschöpfen willst. Es gibt Leute, die nur während der Saison unglaublich hart und diszipliniert trainieren, und Athleten, die auch außerhalb der Saison so engagiert am Ball bleiben. Die zweite Gruppe macht kontinuierliche Fortschritte und erzielt am Ende die besseren Ergebnisse.

VERNUNFT

Es gibt Athleten, die mit dem Kopf durch die Wand wollen und lieber eine Verletzung riskieren, als auch einmal einen Gang zurückzuschalten. Das ist natürlich nicht zielführend. Sinnvoller ist es, an die Grenzen des Machbaren zu gehen, es bei Bedarf aber auch einmal langsamer angehen zu lassen. So hast du bessere Karten, langfristig von Verletzungen verschont zu bleiben und auf lange Sicht größere Fortschritte zu machen.

NEUGIERDE UND WISSENSDURST

Manche Leute bringen das nötige Talent und auch die entsprechende Disziplin mit, um erfolgreich zu sein, aber brauchen immer jemanden, der sie anleitet. Wer sich nicht gerne mit Details wie Trainingswissenschaften, Ernährungsphysiologie oder anderen theoretischen Grundlagen einer sportlichen Betätigung befasst, schränkt aber ebenfalls seine Erfolgschancen ein.

Die besseren Chancen hast du, wenn du aufs Wissen genauso scharf bist wie aufs Workout. Nutze deine Erholungsphasen, um dich weiterzubilden, entwickle neue Methoden, um das Training und die Ernährung zu optimieren und überhole durch den Wissensvorsprung auf lange Frist auch talentiertere Athleten. Das Motto lautet: Leistung durch Wissen.

Wichtig ist aber auch, es nicht zu übertreiben. Wissen allein macht noch keinen Muskel, und wenn du dir einmal einen Weg ausgesucht hast, musst du auch irgendwann einmal loslaufen. Oft hat man das Gefühl, dass gerade Anfänger und junge Athleten sich so sehr in die Trainingstheorie vertiefen, dass sie vergessen, dass der Muskel nur das spürt, was er auch bewegt.

Das heißt im Klartext: Du solltest zwar nie aufhören, nach Wegen der Trainingsoptimierung zu suchen. Dir muss aber auch klar sein, dass zu viel des Guten vom Wesentlichen ablenkt. Und das Wesentliche ist in unserem Fall das Training. Erlebe das Training am eigenen Körper, statt nur darüber nachzudenken. Lern, auf die Signale deines Körpers zu hören. Spüre den richtigen Weg und gehe ihn.

Ein noch besseres Motto wäre also: Leistung durch praktisch erprobtes Wissen!

SCHMERZTOLERANZ

Manche Athleten sind mit einer guten genetischen Ausstattung gesegnet. Aufgrund ihrer Veranlagung können sie ohne große Mühe Muskelmasse und Kraft aufbauen. Andere müssen sich jedes Gramm Muskelmasse hart erkämpfen. Trotz des genetischen Nachteils sind es oft gerade die weniger talentierten Sportler, die die größten Erfolge einfahren. Früher oder später kommt nämlich jeder an seine Belastungsgrenzen. Weniger talentierte Athleten sind da im Vorteil, weil sie es bereits gewohnt sind, jeden Tag, jede Woche und zu jeder Zeit aus jeder Wiederholung, jedem Satz und jeder Mahlzeit das Beste zu machen. Sie bewegen sich gekonnt auf dem schmalen Grat der Schmerztoleranz zwischen ungesunder Schinderei und körperlicher Schonung.

FRUSTRATIONSTOLERANZ

Auch, wenn es gerade am Anfang einer Trainingslaufbahn nur wenig verlockend klingt: Manchmal sind Rückschläge oder stagnierende Leistungen genau das, was du brauchst, um wirklich langfristig zum Erfolg zu kommen.

So kann beispielsweise ein Stillstand in der Leistungsentwicklung manchmal notwendig sein, um dem langsamer wachsenden passiven Bewegungsapparat die Zeit zu geben, mit den schneller wachsenden Muskeln mitzuhalten. Rückschläge zwingen dich indes dazu, das gesamte Training nochmals zu überdenken. So wirst du manchmal auf genau die Fehler aufmerksam, die dich davon abhalten, langfristig dein volles Potenzial zu entfalten.

Wichtig ist dabei, positive als auch negative Erfahrungen immer als Chance zu begreifen. Auch ein noch so negatives Erlebnis kann für deine Weiter-

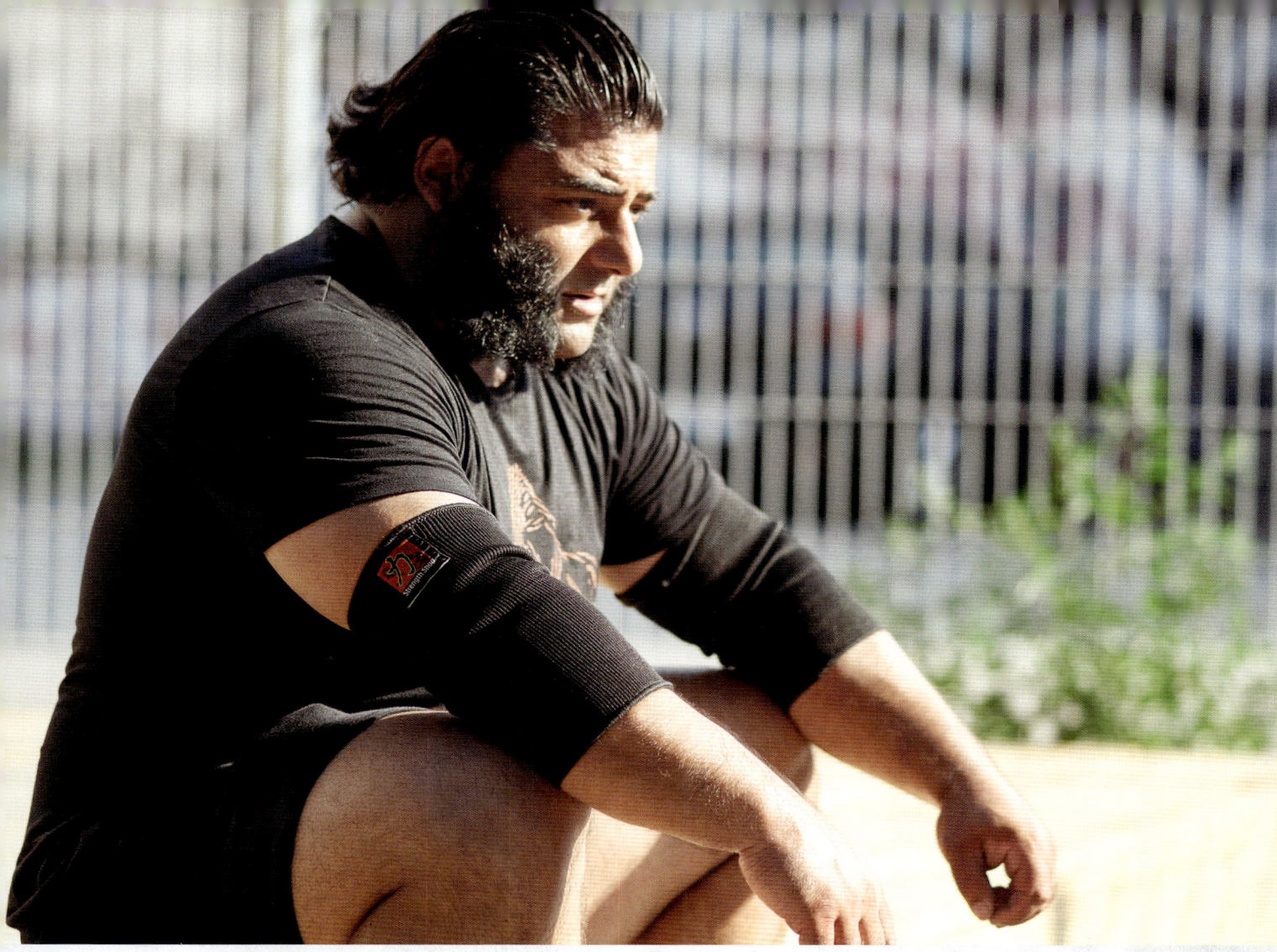

entwicklung wichtig sein. Heiße alle Erfolge und Misserfolge willkommen und zieh aus allem, was dir widerfährt, deine Konsequenzen. So wirst du dich hervorragend weiterentwickeln und selbst dann noch mit Freude bei der Sache sein, wenn andere längst frustriert aufgegeben haben.

Die obigen Eigenschaften stellen nur eine kleine Auswahl an mentalen Faktoren dar, die es einem gut eingestellten Athleten erlauben, auch körperlich weit überlegene Gegner zu schlagen. Unterschätze also nie die Kraft des menschlichen Geistes!

KONZENTRATION AUF DIE EIGENEN LEISTUNGEN

Einige Leute denken vor einem Wettkampf tatsächlich hauptsächlich darüber nach, was ihr Abschneiden für ihren Status bedeutet, wie sich ein Sieg oder eine Niederlage auf ihre Wahrnehmung in der Öffentlichkeit auswirkt. Andere wiederum konzentrieren sich vor dem Wettkampf ausschließlich darauf, die persönliche Leistung möglichst optimal abzurufen. Der Vergleich mit den anderen Sportlern interessiert sie nicht groß. Und diese Gruppe an Sportlern schneidet im Vergleich meist besser ab, weil sie sich nicht durch Überlegungen von ihrer Leistung ablenken lassen, auf die sie ohnehin keinen Einfluss haben.

ERFOLGSORIENTIERTES DENKEN

Ein ebenso großer Unterschied ist, ob du durch den Wunsch motiviert wirst, zu gewinnen, oder eher durch die Angst, zu versagen. Erfolgsorientiertes Denken wirkt beflügelnd, während die zweite Art der Motivation dich eher hemmt. Orientiere dich immer an positiven Gefühlen und Gedanken, und lass dich davon inspirieren.

SELBSTREFLEXION

Es ist von Vorteil, wenn du die eigenen Gefühle, Motive und Handlungen gut selbst analysieren kannst. Dann hast du nämlich den eigenen Geist genauso gut im Griff wie den Körper. Selbsterkenntnis und Selbstbeherrschung bringen im Sport entscheidende Vorteile mit sich. Ohne Selbstreflexion wirst du zur Marionette deiner Gefühle und Gedanken. Du wirst dann gar nicht wissen, warum du an bestimmten Tagen deine Leistung einfach nicht abrufen kannst. Wer sich selbst gut kennt, ist hingegen immer Herr der Lage und kann seine Leistung auf den Punkt abrufen.

TIEFERER SINN

Letztlich ist es nicht die Kraft selbst, die einen Helden ausmacht, sondern das, was er mit seiner Kraft anstellt – ob er seine Kraft letztlich für das »Gute« oder das »Böse« einsetzt. Weil mir dieser Aspekt sehr wichtig ist, habe ich diesem Buch auch diesen Titel gegeben. Ich glaube, dass es für den persönlichen Erfolg durchaus eine Rolle spielt, warum du an Kraft zulegen willst.

Wenn du es tust, um im kommenden Sommer am Strand eine bessere Figur zu machen, mag das zunächst reichen, um dich zu motivieren. Aber vielleicht gibt es ja einen oder mehrere Menschen in deinem Leben, dessen oder deren Held du sein möchtest? Für den einen ist es die Familie, die Frau, der Sohn, die Tochter. Ein anderer widmet sich mit Leib und Seele dem Heimatverein oder wächst über sich hinaus, um die eigenen Fans zu erfreuen.

Ich persönlich engagiere mich für die Tiere, die täglich millionenfach für den menschlichen Konsum ausgebeutet und misshandelt werden. Ich versuche, durch meine Leistungen ein Zeichen zu setzen. Ich will beweisen, dass körperliche Kraft möglich ist, ohne dafür Tiere zu opfern, ohne das Fleisch von Tieren oder sonstige Produkte zu konsumieren, für die sie leiden müssen. Damit ist für mich jede Trainingseinheit eine Schlacht gegen eine Kultur der Ignoranz, die das Leid unserer Mitgeschöpfe als gegeben hinnimmt. Ich selbst betrachte mich damit weniger als Athleten und mehr als Kulturkrieger und Aktivisten. Wofür willst du in die Schlacht ziehen?

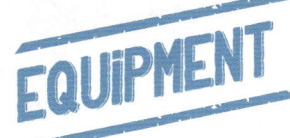

EQUIPMENT

Neben einer konkreten Zielsetzung und mentaler Stärke braucht jeder Fitness-Held natürlich auch ganz konkrete und greifbare materielle Hilfsmittel. Sozusagen die Rüstung, die ihn auf seinem Weg schützt und unterstützt.

GEWICHTHEBERGÜRTEL

Der Klassiker unter den Hilfsmitteln stabilisiert den Lendenwirbelbereich durch Kompression und schützt so die Wirbelsäule an ihrem schwächsten Punkt vor einer Fehlbelastung und deren Folgen. Allerdings ist natürlich auch dieser Schutz keine Garantie dafür, dass du dir nicht den Rücken verletzt. Ich empfehle daher immer, alle Übungen sowohl mit als auch ohne Gürtel zu trainieren, damit du dich nicht zu sehr daran gewöhnst. Ich löse das Problem, indem ich bei Sätzen mit etwa bis zu ca. 80 Prozent meines Maximalgewichts auf den Gürtel verzichte und jenseits dieser Grenze den Gürtel als zusätzlichen Schutz nutze.

Gewichthebergürtel werden in Kunststoff, Leder und anderen Materialien angeboten. Ich persönlich lehne Ledergürtel ab, da ich nicht einsehe, für meine Trainingsutensilien die Ausbeutung von Tieren zu unterstützen. Aus dem Grund verwende ich nur Gürtel ohne Leder.

Auch bei den Verschlüssen gibt es eine ganze Bandbreite. Der klassische Verschluss besteht aus einer doppelten Gürtelschnalle. Dabei ziehst du den Riemen so wie beim normalen Gürtel möglichst fest. Der Vorteil dieser Variante ist die Variabilität. Du kannst von Übung zu Übung den

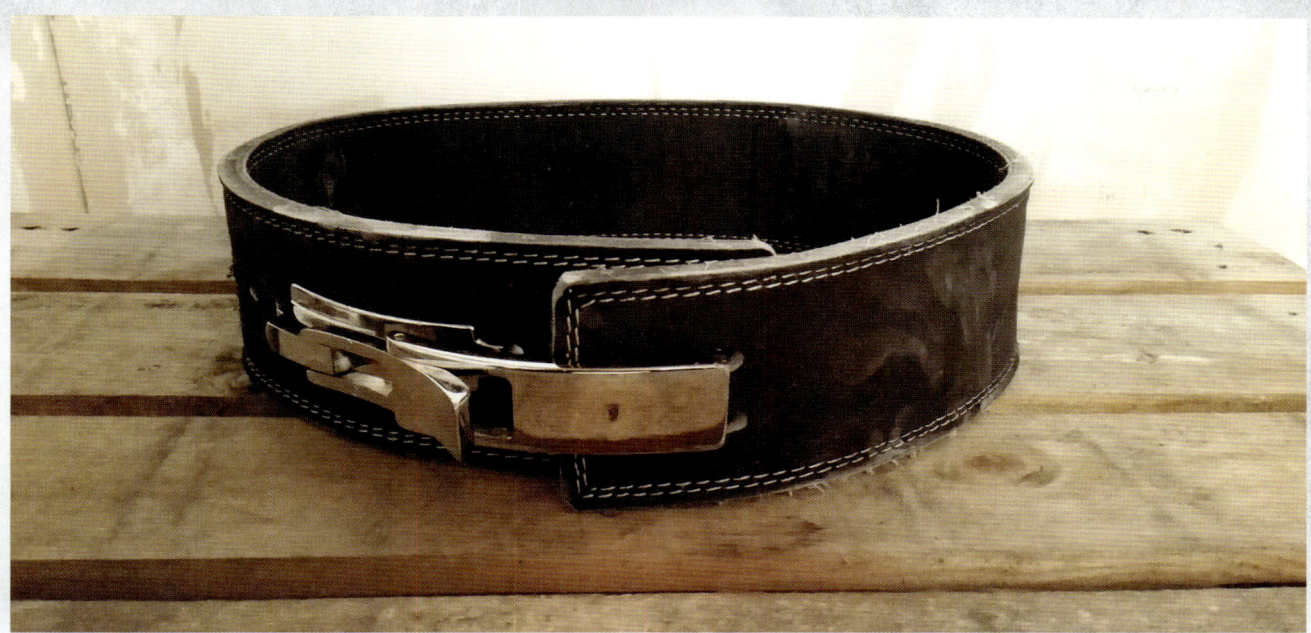

Druck variieren. Selbst, wenn du etwas zu- oder abnimmst, kannst du jederzeit die Gürtelweite einstellen. Der Nachteil ist, dass diese Gürtel manchmal etwas aufwendig zu befestigen sind, wenn du eine sehr harte Kompression erreichen möchtest. Das kann bei einem Wettkampf durchaus relevant sein.

Eine andere Variante sind Neoprengürtel mit Klettverschluss. Diese sind stufenlos verstellbar, erreichen aber nicht die gleiche Härte bei der Kompression. Dafür sind sie oft breiter und komprimieren den Lendenwirbelbereich gleichmäßiger, was bei manchen Übungen von Vorteil sein kann. Schließlich gibt es noch die sogenannten Leaverbelts. Diese Gürtel sind in der Regel baugleich mit den klassischen Gürteln, haben aber anstelle einer normalen Schnalle einen Hebelverschluss. Dabei wird der Verschluss in die dafür vorgesehenen Löcher eingehängt und der Gurt durch Umlegen des Hebels festgezogen. Die Gürtelweite muss hier etwas aufwendiger eingestellt werden. Dafür ist das eigentliche Festschnallen des Gürtels nachher ein Kinderspiel, weshalb diese Ausführung bei Wettkämpfen sehr beliebt ist.

Auch die Breite kann sich von einem Gürtel zum anderen unterscheiden. Experimentiere ruhig mit verschiedenen Breiten und Härten, um für deine Bedürfnisse und deine Anatomie das perfekte Modell zu finden.

HANDGELENKBANDAGEN

Die Handgelenke sind bei bestimmten Übungen ebenfalls einer enormen Belastung ausgesetzt. Auch dafür gibt es entsprechendes Rüstzeug, das die Handgelenke durch Kompression stabilisiert. Handgelenkbandagen sind in der Regel alle recht ähnlich aufgebaut. Sie unterscheiden sich hauptsächlich durch Material, Spannung und Länge. Gute Bandagen haben eine Daumenschlaufe, die das Befestigen erleichtert. Die Schlaufe wird um den Daumen gelegt und hält die Bandage somit in Position, wenn du beim Binden die Spannung erhöhst.

KNIEBANDAGEN

Kniebandagen dienen dem gleichen Zweck wie Handgelenkbandagen, nämlich einer Stabilisierung des Gelenks durch Kompression. Leider werden Kniebandagen oft zweckentfremdet, als künstliches Hilfsmittel in der untersten Position der Kniebeuge, das die Arbeit mit höheren Trainingsgewichten ermöglicht. Dieser Missbrauch von Kniebandagen gehört bei Powerliftern sozusagen zum Standard-Repertoire, ist aber nicht ganz ungefährlich. Unerfahrene Athleten sollten diesem Beispiel auf keinem Fall folgen. Durch die extreme Kompression der Kniekehle kann es nämlich zu Verletzungen kommen.

Ein weiterer Nachteil dieser Art des Equipmentmissbrauchs: Die damit erzielten »Kraftzuwächse« sind zu einem Großteil darauf zurückzuführen, dass der Sportler lernt, das Equipment besser zu nutzen. Ich selbst stellte damit beispielsweise in meinen ersten Trainingsjahren fest, dass ich zwar immer mehr Gewicht bei der Kniebeuge bewältigen konnte. Komischerweise wollten aber die Beinmuskeln einfach nicht dicker werden. Das änderte sich, als ich irgendwann aufhörte, Equipment wie Kniebandagen und Kniebeugenanzüge zu verwenden. Danach habe ich diese Art der Ausrüstung jahrelang gar nicht mehr genutzt. Ich verwende Kniebandagen und Kniebeugenanzüge heute nur noch im Vorfeld wichtiger Wettkämpfe, bei denen solches Equipment erlaubt ist, um keinen Nachteil gegenüber den Athleten zu haben.

ELLBOGENWÄRMER

Ellbogenwärmer erfüllen zwei Funktionen. Erstens stabilisieren sie den Ellbogen bei Druck- oder Überkopfübungen durch sanfte Kompression. Zweitens wärmen sie durch ihre Materialbeschaffenheit das gesamte Gewebe, das sie fest umschließen. Dadurch schützen sie auch den Bizeps vor Verletzungen. Auch bei Zugübungen, bei denen eine sehr hohe Belastung auf den Bizeps einwirkt, können die Ellbogenwärmer eingesetzt werden. Die Gelenkwärmer unterscheiden sich hinsichtlich Material, Dicke und Maße. Du solltest verschiedene Modelle testen, um die optimale Lösung für dich zu finden.

KNIEWÄRMER

Kniewärmer brauchst du zur Stabilisierung und zum Warmhalten der Kniegelenke. Sie stellen eine gute Alternative zu Kniebandagen dar, wenn du das Gefühl hast, dass dein Knie diese Art der thermischen Schutzfunktion braucht.

WADENWÄRMER

Wadenwärmer schützen die Wadenmuskulatur durch Wärme und Kompression und können durch Kompression sogar das Schienbein vor Überlastungen bewahren. Ich nutze sehr enge und harte Wadenwärmer (eigentlich zweckentfremdete Kniewärmer) als Schienbeinschoner beim Yokelaufen mit Gewichten jenseits der 500-Kilo-Grenze. Als Anfänger wirst du in der Regel aber ohne Wadenwärmer auskommen.

ZUGHILFEN

Zughilfen werden bei Übungen genutzt, in denen die Griffkraft zum limitierenden Faktor werden kann. Sie erlauben es dir, dich voll auf die eigentliche Zielmuskulatur zu konzentrieren. Das klassische Beispiel ist das Kreuzheben. Hier kommen Zughilfen am häufigsten zum Einsatz. Es gibt verschiedene Ausführungen. Von Zughilfen mit eingebautem Haken etwa rate ich ab. Zugschlaufen ohne Haken stellen eine wesentlich sicherere Hilfe dar, da sie weniger Zugkraft aufs Handgelenk verschieben. Die besten Zugschlaufen bestehen aus sehr widerstandsfähigem Textilmaterial.

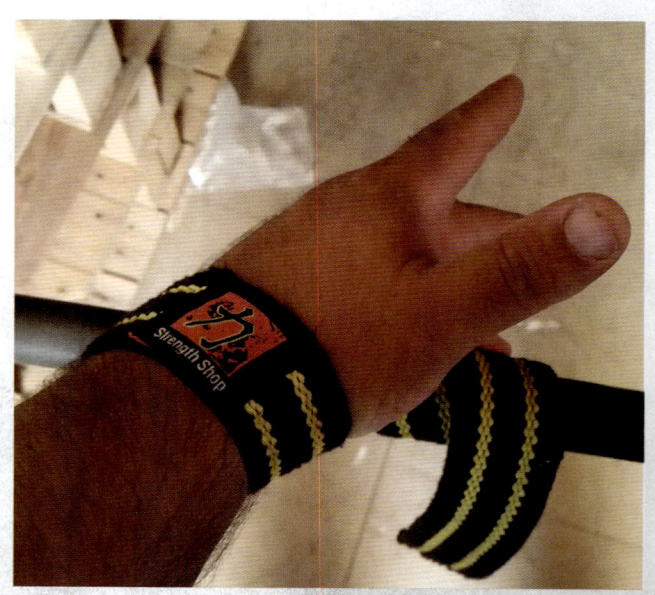

KLETTERSCHUHE

Für Übungen, bei denen der Grip am Boden wichtig ist, wie etwa beim Truck Pull, können dir Kletterschuhe viel helfen. Sie sind in der Regel mit einer weichen profillosen Gummisohle ausgestattet, die eine besonders gute Bodenhaftung ermöglicht. Du bekommst diese Schuhe in der Regel im Fachhandel für Outdoor-Bedarf und Klettersport. Falls du dir solche Schuhe zulegen willst, achte darauf, dass sie gut sitzen, aber auch nicht zu eng sind. Man wird dir im Fachhandel unter Umständen dazu raten, die Schuhe eine Nummer zu eng zu kaufen. Das ist durchaus sinnvoll, wenn du die Schuhe tatsächlich zum Klettern verwenden willst, weil damit dein Fuß auch in kleinere Spalten passt. Für den Einsatz im Kraftsport sollten die Schuhe aber gut und bequem sitzen.

GEWICHTHEBERSCHUHE

Gewichtheberschuhe haben eine sehr harte, ungedämpfte Sohle, was eine möglichst direkte Kraftübertragung ermöglicht und Stabilitätsproblemen vorbeugt. Außerdem sind sie hinten etwas höher, sodass du einen optimalen Stand hast. Aufgrund dieser Eigenschaften sind Gewichtheberschuhe das perfekte Schuhwerk für Überkopfübungen und Kniebeugen.

MAGNESIA

Magnesia brauchst du, um die Handflächen und andere Hautregionen trocken und fettfrei zu halten und einen möglichst hohen Grip zu haben. Diese Eigenschaften sind bei allen Übungen wichtig, für die du einen festen Griff brauchst. Angefangen beim Kreuzheben über den Farmer's Walk und den Loglift bis hin zum Conan's Wheel hilft dir Magnesia bei einer Vielzahl von Übungen weiter. Es wird in verschiedenen Formen angeboten, als Pulver, Klotz oder in flüssiger Form (für noch bessere Hafteigenschaften auf der Haut). Auch hier heißt es Testen und Herumexperimentieren, um die perfekte Lösung fürs eigene Training zu finden.

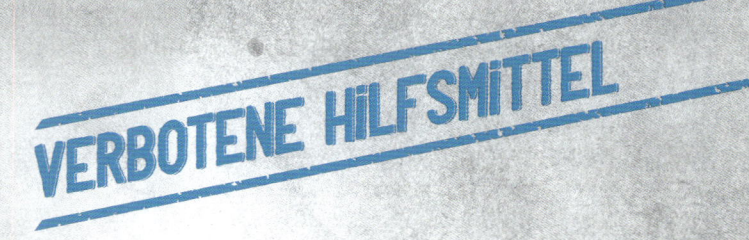

VERBOTENE HILFSMITTEL

Natürlich gibt es sie, die schwarzen Schafe im Profi- als auch Breitensport, die mit unerlaubten künstlichen Mitteln nachhelfen. Deswegen soll dieses Thema differenziert beleuchtet werden. Ich will dir dazu eine kurze Geschichte erzählen, die ich bei einem internationalen Wettkampf erlebt habe.

DIE BULGARISCHE METHODE

Wir saßen mit etwa 20 anderen internationalen Athleten in der Hotellobby und führten klassische Strongman-Diskussionen. Alles kreiste um das Thema Training und welche Methode nun die effektivste sei, um schnellstmöglich an Kraft zuzulegen. Ein befreundeter Athlet aus Osteuropa meinte, es gäbe keine bessere Methode, um im Unterkörper an Kraft und Masse zuzulegen, als die bulgarische Methode.

Mein Interesse war geweckt. »Wie funktioniert denn die bulgarische Methode?«, fragte ich. »Ganz einfach!« kam prompt die belehrende Antwort. »Du machst jeden Tag Kniebeugen, bis du umfällst.« Ich wurde stutzig. Nun muss man wissen, dass gerade die Kniebeuge eine derart komplexe Übung ist, die derart viele große Muskeln beansprucht, dass man in der Regel locker eine gesamte Woche benötigt, bis man wieder in der Lage ist, eine Einheit zu wiederholen. Ein solches Training täglich zu absolvieren, ist also ein mehr als tollkühnes Unterfangen. Ich ging also davon aus, dass ich etwas missverstanden hatte, und fragte meinem Gegenüber Löcher in den Bauch. Vielleicht wollte er damit ja sagen, man solle an bestimmten Tagen an die Leistungsgrenze gehen und an den anderen Tagen auf Training trainieren, um den Körper nicht so stark zu belasten. Aber dem war nicht so. Er meinte damit tatsächlich das tägliche Training bis zum Muskelversagen. Ich war mit meinem Latein am Ende und grübelte anschließend etwa zehn Minuten vor mich hin. Irgendwann bemerkte ich etwas ratlos, dass diese Methode doch nur funktionieren könne, wenn der Athlet bis über beide Ohren mit Chemikalien vollgepumpt sei, damit er sich überhaupt erholen, geschweige denn Fortschritte machen könne. Daraufhin erwiderte mein Gegenüber nur: »Klar, selbstverständlich!«

Ganz davon zu schweigen, dass du irgendwann nicht mehr weißt, was überhaupt funktioniert und was nicht, wenn du mit chemischen Cocktails arbeitest: Ich behaupte, dass selbst ein Profisportler mit dieser Methode noch immer ein extremes Verletzungsrisiko hat.

DER GROSSE TRUGSCHLUSS

Ein Körper, der chemisch komplett auf Wachstum eingestellt ist, reagiert auf jeden Trainingsreiz. Ein mit Medikamenten »optimierter« Stoffwechsel ist zudem wesentlich resistenter dem Übertraining gegenüber als ein Organismus, der innerhalb der normalen, vorgegebenen, natürlichen Grenzen arbeitet. Deshalb finden sich in den Zeitschriften jede Menge Programme, die bei jedem Normalsterblichen unweigerlich zur Überlastung und zum Übertraining führen, wenn er nicht mit einem ganzen Arsenal an Hormonen und Schmerzmitteln künstlich nachhilft.

Wer ein natürliches Muskelwachstum erreichen möchte, muss wesentlich geschickter vorgehen und kann sich wesentlich weniger Fehler erlauben als ein Athlet, der mit Medikamenten vollgepumpt ist. Aber bevor hier der Eindruck entsteht, dass dir Medikamente und Drogen langfristig wirklich einen uneinholbaren Vorsprung verschaffen: Das ist nicht der Fall.

Genau dieser Irrglaube ist es aber, der viele junge Athleten dazu verleitet, ihre Gesundheit aufs Spiel zu setzen. Viele glauben, dass ja ohnehin alle anderen Sportler auch mit Medikamenten arbeiten, sie also mit natürlichem Training einen uneinholbaren Nachteil gegenüber diesen Athleten hätten. Ein fataler Denkfehler. Denn letztlich lassen sich im Elitebereich vielleicht 20 Prozent der Leistung tatsächlich durch die Einnahme von Medikamenten aufholen (und zwar regelwidrig). Der große Rest wird durch die Genetik, Trainingsfleiß, eine optimierte Ernährung, optimale Betreuung und optimale Trainingsbedingungen erreicht.

Ganz davon abgesehen steht eine Fülle an natürlichen und nicht gesundheitsschädlichen Nahrungsergänzungen bereit, mit denen du deine Leistung verbessern und vor allem nachhaltiger steigern kannst als mit Medikamenten. Gerade beim Hormonmissbrauch gilt: Alles, was du während der Einnahme der Medikamente aufbaust, geht in der Regel nach dem Absetzen dieser Mittel wieder verloren. So stellen diese Mittelchen und Pülverchen lediglich eine Möglichkeit zur kurzfristigen Leistungssteigerung über das normale Maß hinaus dar. Für langfristige Fortschritte sind sie unbrauchbar. Daneben untergraben sie langfristig die Leistungsfähigkeit, indem sie auf unterschiedlichste Arten die Gesundheit belasten.

Gerade deshalb wird es ein erfolgreicher und vernünftiger Athlet der vordersten Riege auch vermeiden, durchs Doping seine langfristigen Erfolge aufs Spiel zu setzen.

FAKTEN ZUM DOPING

Die Annahme, dass nur die Athleten mit den besten Medikamenten beim Wettkampf auf den vorderen Rängen landen, ist schlichtweg falsch. Im Gegenteil. Es gibt dazu anonymisierte Umfragen, die zeigen: Im Leistungssport greifen eher diejenigen Athleten zum Dopingmittel, die leistungsmäßig eher in der zweiten Reihe stehen. Ähnlich verhält es sich auch im Kraftsport. Ich habe in meinen 22 Jahren aktiven Kraftsports nun schon Hunderte sehr offene Gespräche mit verschiedensten Athleten geführt, und ich kann die Studienergebnisse der oben genannten Studien absolut bestätigen. Die Leute, die langfristig erfolgreich sind, schrecken auch eher davor zurück, die chemische Keule zu schwingen. Auf der anderen Seite habe ich Dutzende Athleten kennengelernt, die mir gegenüber offen zugaben, teilweise einen ganzen Medizinschrank voller Mittelchen und Pülverchen in sich hineinzuschütten. Und in den meisten Fällen waren diese Sportler nicht einmal annähernd auf demselben Leistungsniveau, auf dem sich nachweislich drogenfreie Athleten in meinem Umfeld bewegten.

DAS DOPING-MÄRCHEN

Letztlich wird das Märchen, dass außerordentliche Leistung im Kraftsport immer auf außerordentlichen Missbrauch von Medikamenten aufbaut, von zwei Personengruppen am Leben gehalten. Die kleinere davon ist die Gruppe der Medikamentendealer. Sie hat natürlich ein Interesse daran, das eigene Produkt dem potenziellen Kunden als unverzichtbares Hilfsmittel schmackhaft zu machen. So rennen diese Leute schon seit Jahrzehnten durch die Studios und verbreiten ihre Marketingbotschaft, die lautet: »Wenn du aussehen willst wie XY dann brauchst du nur diese Pille und jene Spritze, schon bist du deinem Ziel einen großen Schritt näher.«

Die traurigen Helden dieses Trends sind aufgedunsene, mit riesigen Pickeln übersäte Jugendliche, oft mit dem Blutdruck eines 80-Jährigen und 50 Kilo Übergewicht, Schrumpfhoden und steigendem Aggressionspotenzial. Die jungen Leute fallen nach jeder Dopingkur wie ein schlecht gebackener Hefezopf in sich zusammen und wundern sich, warum sie trotz der ganzen chemischen Kriegsführung nicht ans Ziel gelangen.

Die zweite Gruppe, die dieses Doping-Märchen am Leben hält, sind die Opfer der Fitnessindustrie. Das sind in der Regel männliche Studiokunden, die schon seit Jahren trainieren und fast täglich ins Studio gehen. Schon allein deshalb müsste man denken, dass diese Kerle sowohl kompetent als auch einigermaßen erfolgreich mit dem sind, was sie tun. Bei näherer Betrachtung fällt aber auf, dass auf die meisten Vertreter dieser Gruppe keine der beiden Eigenschaften zutrifft.

Interessanterweise finden sich darunter auch häufig »ausgebildete« Fitnesstrainer, die selbst nicht einmal ansatzweise so aussehen, als wüssten sie überhaupt irgendwas übers Fitnesstraining, Krafttraining oder überhaupt irgendeine Sportart. Vergleicht man die tatsächliche Trainingszeit dieser Leute mit den Stunden, die sie tratschend, mit einem Bier an der Theke, in der Sauna oder einfach nur untätig im Studio verbringen, wird klar, warum es bei ihnen mit der Fitness nicht so richtig klappen will. Wer sich die Mühe macht, auch noch einen Blick auf das Training der Betreffenden zu werfen, dem wird klar, warum sie seit Jahren leistungsmäßig keinen Schritt nach vorn machen. Diese »Helden des Fitnesscenters« quälen sich nämlich in der Regel Einheit für Einheit durch dasselbe ineffektive, undurchdachte Trainingsprogramm, mit dem Elan einer Schlaftablette. Meist klafft eine riesige Lücke zwischen dem Selbstbild dieser Leute und der Realität.

Aber an irgendetwas muss es ja liegen, dass diese »Fitnessfreaks« selbst so gar nicht nach erfolgreichem Training aussehen. Was liegt da näher, als das eigene Selbstbild aufzupolieren? Indem man sich selbst und seinen Mitmenschen einredet, erfolgreiche Sportler seien nur so gut, weil sie irgendwelche Wunderpillen schlucken. Das Paradoxe ist, dass diese Menschen meist selbst den Regelverstoß begehen, den sie erfolgreicheren Athleten andichten, und damit trotzdem keinen Schritt weiterkommen.

Weil sie aber partout nicht einsehen wollen, dass die eigene Unzulänglichkeit auf fehlendes Wissen, fehlenden Fleiß oder ganz einfach eine ungünstige körperliche Konstitution zurückzuführen ist, gehen sie davon aus, dass es die Profis mit der Pillendreherei ganz sicher noch bunter treiben als sie selbst. So können sie dann weiter jeden Tag ihr Regenerations-Bier nach dem Workout trinken und sich einreden, dass ihnen zum Erfolg nur ein paar Pülverchen fehlen, während sie in Wahrheit Lichtjahre vom erfolgreichen Fitness-Sportler entfernt sind.

Der Grund, warum ich so wütend auf die beiden genannten Gruppen bin: Sie erhalten durch ihr Auftreten und unrealistisches Gerede das

Doping-Märchen aufrecht, was gerade jungen Athleten auf zweierlei Weise schadet. Die einen verfallen dem Irrglauben, sie müssten mit Medikamenten arbeiten, um wirklich erfolgreich zu sein. So werden sie dazu verleitet, schon in jungen Jahren ihre Gesundheit massiv zu gefährden. Die anderen jungen Leute werden durch den unqualifizierten Klatsch komplett abgeschreckt und widmen sich anderen Sportarten, obwohl sie vielleicht die nötige Veranlagung hätten, um im Kraftsport Erfolge zu feiern.

INDIVIDUELLE KONSTITUTION

Die genetische Ausstattung des Sportlers ist übrigens ein besonders wichtiger Faktor, der gerne verdrängt und ignoriert wird. Gerade die oben erwähnten erfolglosen Pillenschlucker tun gerne so, als hätte theoretisch jeder Mensch das Potenzial, um beim Kraft- oder Fitness-Sport große Erfolge zu feiern. Das wäre in etwa so als würde ich behaupten, dass die meisten NBA-Profis deshalb erfolgreicher Basketball spielen als ich, weil sie irgendwelche geheimen Mittel verwenden, statt einzusehen, dass 1,71 Meter einfach nicht das Gardemaß für einen Basketballer sind – abgesehen von den kleinen und schnellen Spielmachern, die aber ihrerseits auch wieder bestimmte genetische Merkmale wie schnelle Muskelfasern, große Behändigkeit, Reaktionsschnelligkeit etc. »von zuhause« mitbringen müssen.

Genauso, wie ein Spieler mit 1,50 Meter Körpergröße wohl nie als Power Forward die NBA aufmischen wird, fehlen ohne die entsprechende Knochenstruktur die Voraussetzungen zum Weltklasse-Strongman. Da bringt es auch nichts, sich eimerweise Medikamente durch die Leber zu jagen. So etwas endet bestenfalls im Krankenhaus und schlimmstenfalls im Sarg.

Daher mein Appell an dieser Stelle: Miss dich immer nur mit dir selbst. Solange du jeden Tag versuchst, deine eigenen Leistungen zu toppen und so in kleinen Schritten dem eigenen Potenzial immer näher zu kommen, ist alles im grünen Bereich. Gefährlich wird es, wenn du dich mit Weltklassesportlern vergleichst, die über eine herausragende Genetik, eine optimale Einstellung und noch dazu perfekte äußere Bedingungen verfügen. Solltest du tatsächlich das Zeug dazu haben, auf diesem Level mitzuhalten, wirst du das schon noch früh genug merken. Bis dorthin solltest du dir aber selbst als Maßstab genügen.

Zum Schluss noch ein kurzer Exkurs zum Westside Barbell-Prinzip.

WESTSIDE BARBELL-METHODE

Der Westside Barbell-Ansatz stammt von Louie Simmons, der das System für die Bedürfnisse von Powerliftern adaptiert hat. Es handelt sich dabei zwar um ein künstliches System, das nicht ganz dem Prinzip des Natural Bodybuilding entspricht, dessen Effektivität aber nicht von der Hand zu weisen ist. Bereits der Aufbau der WB-Methode ist durchaus sinnvoll: Anstatt wie üblich jede Muskelgruppe oder jede Hebelübung einmal pro Woche zu trainieren, geht es im Zweier-Split viermal pro Woche an die Gewichte. Das heißt, dass im Endeffekt jede Muskelgruppe zweimal pro Woche trainiert wird.

Im Normalfall würde das schnell zum Übertraining führen. Das Prinzip sieht aber vor, dass nur eine der zwei wöchentlichen Durchgänge auf maximale Leistung trainiert wird. Die zweite Einheit ist eher ein Schnelligkeits- und Explosivitätstraining. In diesem Speed-Training wird der Muskel nicht an seine Grenzen gebracht, sondern nur so weit belastet, wie eine explosive Ausführung noch möglich ist, um den Muskel und das Nervensystem auf Geschwindigkeit zu programmieren. Unter optimalen Bedingungen kann das tatsächlich auch im Zuge eines natürlichen Trainings funktionieren. Man muss sich aber darüber im Klaren sein, dass man hier im Grenzbereich

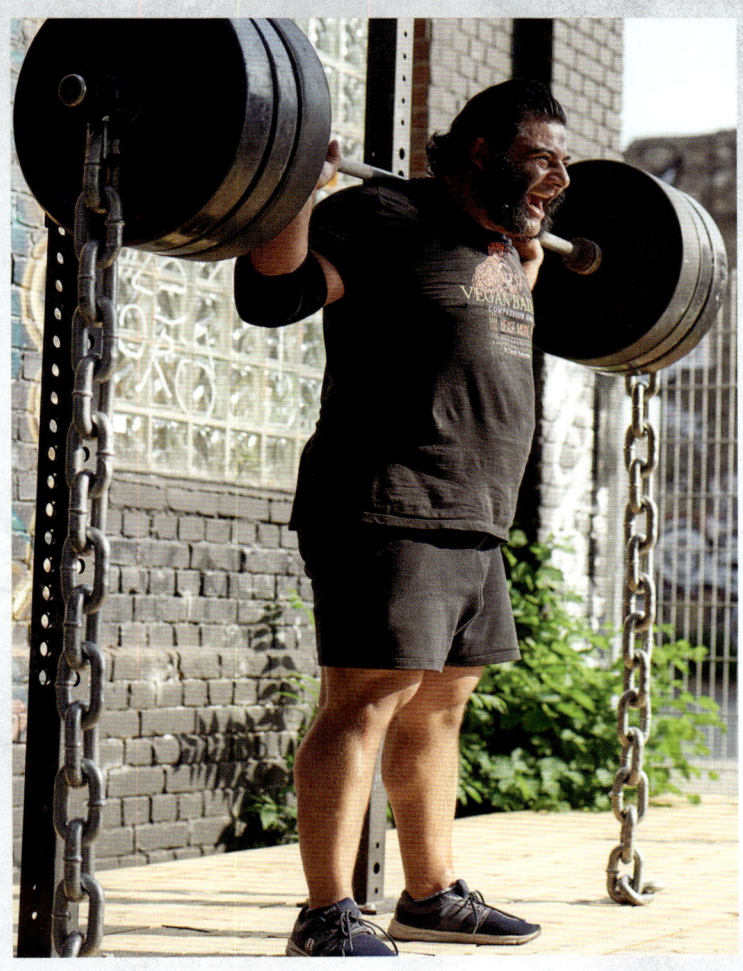

des Möglichen arbeitet, was die Erholungsfähigkeit angeht, und die Trainingssteuerung sehr genau im Auge behalten. Die Gefahr des Übertrainings ist hier allgegenwärtig.

Ein weiteres Merkmal der WB-Methode ist der ausgiebige Einsatz von Ketten und Bändern mit dem Ziel, die Belastungskurve innerhalb einzelner Wiederholungen zu modulieren. Einfacher ausgedrückt: Mit Gummibändern und Ketten wird die Belastung am toten Punkt einer Übung beeinflusst. Das wäre etwa die unterste Position bei der Kniebeuge. Das Ziel ist, die Belastung dadurch ausgeglichener zu gestalten. Gerade Bänder sind eine gute Möglichkeit, sich zur explosiveren Ausführung zu zwingen. Die Belastung ist damit nämlich im letzten Abschnitt der Bewegung intensiver als gewohnt. Der Sportler wird deshalb instinktiv versuchen, in der schwächeren Phase der Übung Schwung zu holen, um den letzten Abschnitt leichter bewältigen zu können. So lässt sich mit leichteren Gewichten als üblich ein effektives Training gestalten, das noch zudem den passiven Bewegungsapparat schont.

Die WB-Methode ist damit eine der wenigen auf artifiziellen Trainingsmodifikationen aufbauenden Methoden, die ich trotz ihres unnatürlichen Aufbaus empfehlen würde. Die Modifikation ist hier gut durchdacht und bietet einen klaren Nutzen. Du solltest dennoch darauf achten, dass du dich durch die ganzen Gummizüge, Ketten und anderen Spielereien nicht in unphysiologische Bewegungsabläufe hinein lenken lässt. Wer den Bewegungsablauf selbst nicht ändert, sondern die veränderte Belastungskurve einfach nur zur Ausbildung explosiverer Muskeln nutzt, wird vom WB sicher nicht enttäuscht sein.

Ich persönlich nutze kaum Hilfsmittel aus dem Werkzeugkasten der WB, weil mich einfach das ganze Drumherum mit den Ketten und Bändern zu sehr vom Wesentlichen ablenkt. Lieber konzentriere ich mich voll auf die Überlastung meines Muskels. Ich habe das Gefühl, damit effektiver zu arbeiten.

Pflanzliche ERNÄHRUNG im Kraftsport

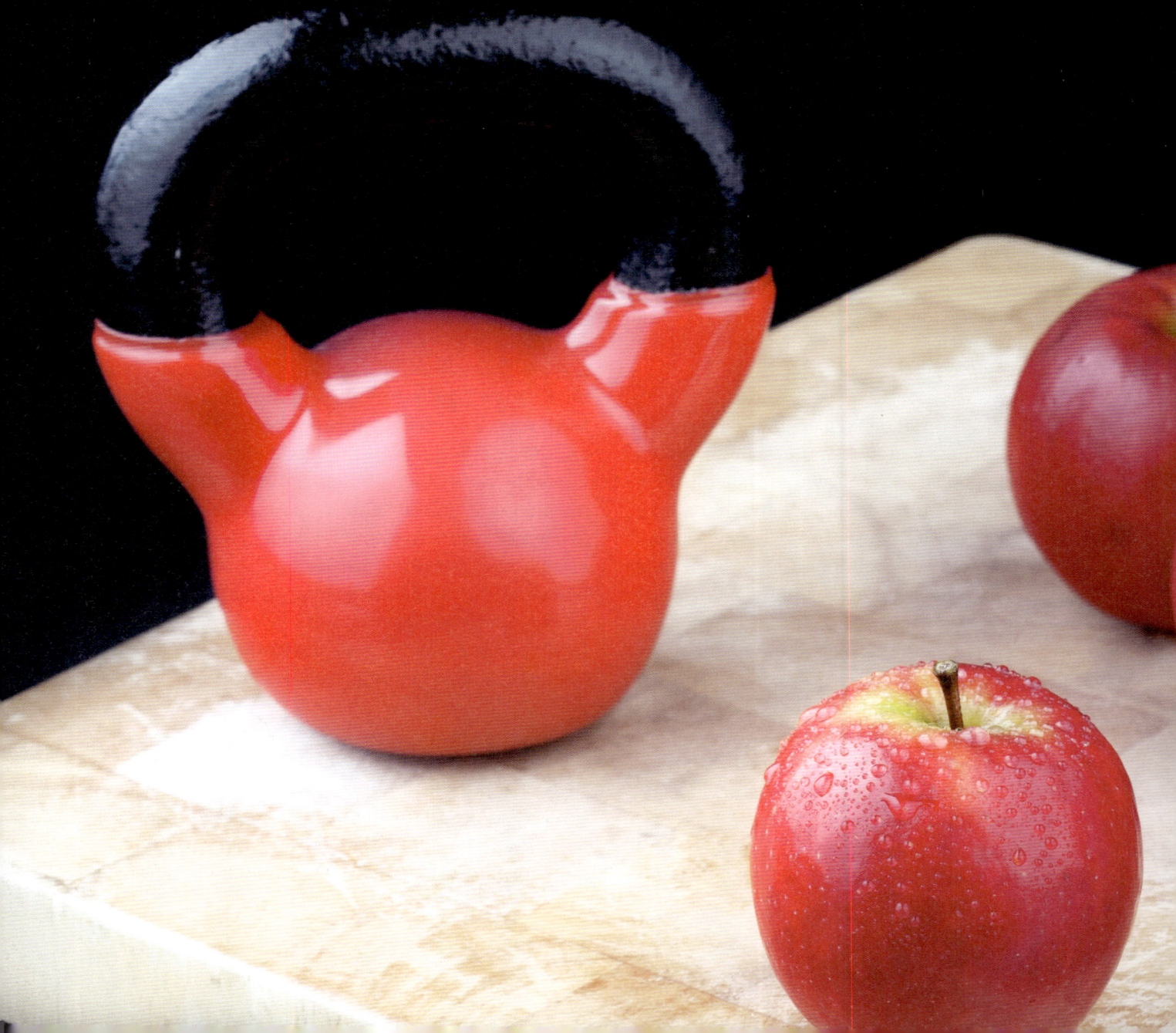

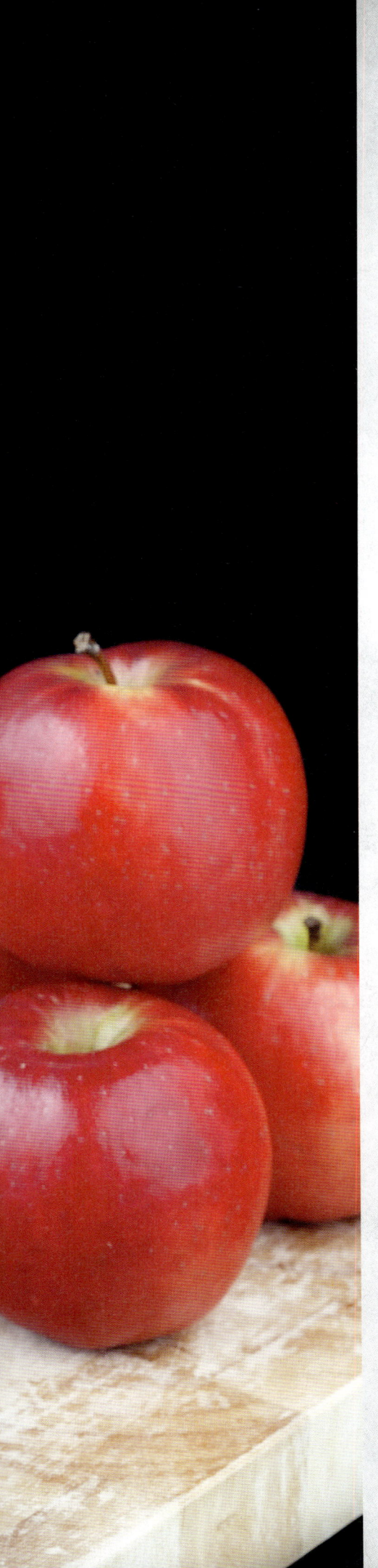

FRAGEN UND ANTWORTEN ZUR VEGANEN ERNÄHRUNG

Als Kind konnte ich nie stillsitzen und konnte mich beinahe täglich für neue »Projekte« begeistern, für die ich immer sofort Feuer und Flamme war. Deshalb dachte meine Mutter zu Beginn, dass auch meine Begeisterung für den Kraftsport im Alter von nur 14 Jahren nur eine vorübergehende Phase sein würde, und machte sich zunächst keine größeren Gedanken. Inzwischen ist klar, dass sie sich in diesem Fall geirrt hatte.

Ich blieb bei der Stange und arbeitete 18 Jahre lang fest entschlossen an dem Ziel, mit meiner Körperkraft das maximal mögliche Niveau zu erreichen. In diesen 18 Jahren habe ich viel Energie, Zeit und Geld in den Sport investiert, ohne dafür jemals etwas zurückzubekommen – zumindest nichts materiell Greifbares … Nach einer Zeit litt sogar mein Ruf unter meiner körperlichen Erscheinung. So musste ich den Leuten immer erst beweisen, dass ich nicht nur aus Muskeln bestehe, sondern es auch verstehe, mit Köpfchen zu arbeiten. Zwölf Jahre nach dem ersten Gewichtstraining entschied ich, dass für mich kein Tier mehr sterben soll. So begann ich, mich vegetarisch zu ernähren. Dabei legte ich den Grundstein zu meiner Lebensaufgabe. Zu diesem Zeitpunkt wusste ich natürlich noch nicht, dass ich sechs Jahre später die deutsche Strongman-Meisterschaft gewinnen würde und mir als erster Vegetarier den Titel als »Stärkster Mann Deutschlands« verdienen würde. Doch ich spürte in jeder Trainingseinheit, dass meine sportliche Mission jetzt eine ganz neue Dimension bekommen hatte.

Was ich mit dieser Rückblende in meine Kindheit und Jugendzeit andeuten will: Ich habe im Laufe meines Lebens gelernt, dass für eine erfolgreiche Selbstverwirklichung zwei Faktoren ausschlaggebend sind: Zum einen ist da die Beständigkeit. Die äußert sich dadurch, dass du allen äußeren Widerständen und Einschränkungen zum Trotz auch über längere Zeiträume hinweg dein großes Ziel nicht aus den Augen verlierst (in meinem Fall die höchstmögliche Fitness-Stufe zu erreichen). Zum anderen brauchst du ein Ideal, dem du folgst – das einen ideellen Wert hat, der nicht von der Außenwelt oder dem aktuellen Zeitgeist abhängig ist.

Durch diese Unabhängigkeit setzt du eine große Kreativität frei. Wenn du diese schöpferische Kraft an einem festen Bezugspunkt verankerst und an deinem persönlichen Koordinatensystem ausrichtest, kommst du an Punkte, die du über die vorgeschriebenen gesellschaftlichen Pfade niemals erreicht hättest.

Gerade in unserer schnelllebigen Zeit ist ein selbstdefiniertes Wertegefüge wichtiger denn je. Ohne diesen Anker bist du den ständig wechselnden Strömungen und Trendwellen der digitalen Welt machtlos ausgeliefert. Bei der Erstellung deines eigenes Ziel- und Werte-System darfst du dich allerdings nicht an materiellen Maßstäben orientieren. Damit machst du dich nur wieder abhängig von der Außenwelt. Wenn dir das gelingt, wirst du auf lange Sicht in allen Lebensbereichen erfolgreich sein, die du an diesem Koordinatensystem ausrichtest.

Paradoxerweise führt oft gerade die Loslösung von materiellen Zielen dazu, dass man auch auf materieller Ebene besonders erfolgreich wird. Das ist auch der Grund dafür, warum besonders erfolgreiche Menschen häufig angeben, dass es ihnen gar nicht primär ums Geld geht. Für diese Erfolgsmenschen ist das Geld also nur Mittel zum Zweck, um die eigenen Ideale zu verwirklichen.

Solche Tugenden lassen sich auch aufs Ernährungsverhalten übertragen. Genau deshalb kannst du mit einer veganen Ernährung langfristig mehr erreichen als mit jeder Diät. Die vegane Lebensführung hat Substanz, die Diät ist Selbstzweck. Sehen wir uns doch einmal etwas genauer an, worin sich eine vegane Lebensweise von der einfachen Diät unterscheidet.

Wie schon angedeutet besteht der erste Unterschied darin, dass die Entscheidung für ein veganes Leben in der Regel nicht nur einen kurzen Zeitraum betrifft. Du schließt praktisch einen unbefristeten Vertrag mit dir selbst. Somit ist der Umstieg auf vegane Kost eine dauerhafte Ernährungsumstellung, was sich von Diäten nicht behaupten lässt.
Darin liegt auch schon der erste große Vorteil begründet: Beständigkeit führt nachhaltig zum Ziel – egal, ob es ums Abspecken oder den Aufbau von Muskelmasse geht. Dauerhafte Ergebnisse erfordern eine dauerhafte Verhaltensänderung.

Unterschied Nr. 2 bezieht sich auf den ideologischen Unterbau. Eine Diät zwingt dir von außen Regeln auf, die nur dem Ziel dienen, abzunehmen oder an Muskelmasse zu gewinnen. Du folgst also dem Regelwerk anderer Leute, um ein rein materielles Ziel zu erreichen. Der Wechsel zur veganen Lebensweise hingegen bedeutet immer auch einen ideellen Gewinn und eine Aufwertung des Selbstverständnisses.

Du kannst durch die vegane Ernährung statistisch gesehen im Schnitt mehr CO_2 einsparen als durch den Verzicht auf das Autofahren, also lebst du als Veganer umweltbewusster. Außerdem kannst du stolz von dir behaupten, riesige Mengen an Ressourcen einzusparen. Schließlich verbraucht die Produktion pflanzlicher Kost um ein Vielfaches weniger Trinkwasser und andere Ressourcen als die Produktion tierischer Produkte. Du lebst mit deiner neuen Ernährung also generell nachhaltiger. Am stärksten fällt dabei wohl die Tatsache ins Gewicht, dass für die Herstellung pflanzlicher Nahrung keine Tiere mehr für dich sterben müssen. Du kannst deine Mahlzeiten in dem Bewusstsein genießen, nachhaltig und im Einklang mit dir selbst zu handeln.
Während du bei der Diät unter eigentlich inhaltslosen Regeln leidest, kannst du bei der Ernährungsumstellung ganz genau begründen, warum du dich so entschieden hast.

Es liegt auf der Hand, dass das zeitlose Konzept der veganen Ernährung ein hervorragender innerer Kompass ist. Ein Lebensstil, an dem du dich orientieren und mit dem du dich identifizieren kannst.

Als drittes Argument für die vegane Küche kommt die Tatsache, dass sie in der Regel ernährungsphysiologisch gesehen allgemein überlegen ist – nicht nur im Vergleich zur gängigen Diät, sondern auch zur verbreiteten Durchschnittsernährung. Die vegane Kost ist der optimale Weg zu nachhaltigen körperlichen Veränderungen und zur Realisierung persönlicher Ziele.

Für allgemeine Ernährungsempfehlungen möchte ich dir den Ernährungskompass aus meinem ersten Buch »VEGAN ganz anders« ans Herz legen. Darin erkläre ich, was genau bei der Zusammensetzung der Ernährung im Bezug auf Makronährstoffe und die wichtigsten Mikronährstoffe zu beachten ist. Außerdem findest du dort Warnungen zu häufigen Fehlern.

In diesem Buch möchte ich mich jedoch auf einige speziell für den Kraftsport relevante Ernährungsfragen beschränken. Wenn du dich noch nicht groß mit dem Thema Ernährung beschäftigt hast, solltest du »VEGAN ganz anders« unbedingt als Basisinformation nutzen. Das Buch gibt dir das nötige Grundwissen, um selbstständig über die Optimierung der eigenen Ernährung nachzudenken.

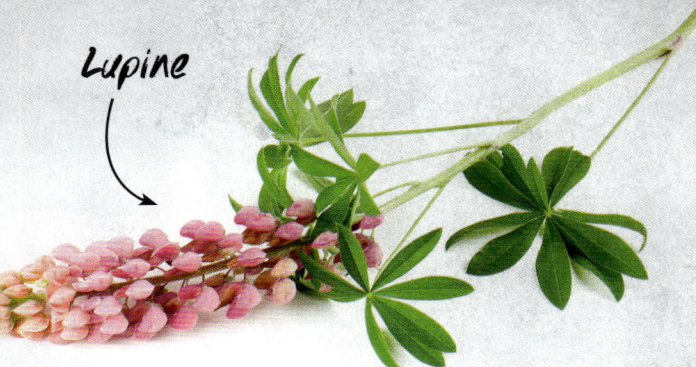

Lupine

Bedeutet vegane Kost eine Einschränkung der Auswahl an Lebensmitteln?

Theoretisch ja, aber praktisch nein! Würdest du alle dir zur Verfügung stehenden Lebensmittel auch wirklich regelmäßig konsumieren, würde die vegane Ernährungsweise eine Einschränkung bedeuten. In der Praxis nutzen wir aber einen winzigen Bruchteil der uns zur Verfügung stehenden Optionen und können problemlos alle tierischen Produkte durch die verschiedensten pflanzlichen Alternativen ersetzen.

Stell dir zur Verdeutlichung einmal die Frage, wie viele Ost- und Gemüsesorten es gibt, und zähle die Obst- und Gemüsesorten, die du wirklich regelmäßig isst! Bekannt sind um die 300.000 unterschiedlichsten Sorten, inklusive aller Subspezies. Und darin sind noch nicht einmal sämtliche Nüsse, Getreide und Hülsenfrüchte enthalten. So kommst du auf eine überwältigende Vielfalt an rein pflanzlichen Lebensmitteln. Das sollte dir verdeutlichen: Egal, wie vielfältig eine Mischkost ist – auch als Veganer kannst du problemlos deine Nahrungsmittelpalette erweitern.

Du wirst auf der Suche nach neuen Proteinquellen Lebensmittel ausprobieren, die du zuvor gar nicht kanntest, und das müssen nicht einmal exotische Lebensmittel sein. Die Lupine ist zum Beispiel eine einheimische Pflanze, die in Europa angebaut wird und einen tollen Ersatz zum Soja darstellt. Mittlerweile gibt es eine riesige Palette an Produkten auf Lupinenbasis, die sowohl geschmacklich als auch ernährungsphysiologisch überzeugen.

Ist eine vegane Ernährung grundsätzlich gesünder?

Ganz gleich, ob Mischkost, vegetarisch oder vegan – schlecht ernähren kannst du dich mit allen drei Methoden. Die Qualität der Ernährung hängt in erster Linie von ihrer Zusammensetzung ab. Dabei ist es wichtig, dass du deinem Körper alle wichtigen Makro- und Mikronährstoffe zuführst. Die Ausgewogenheit ist ein wichtiges Merkmal einer vollwertigen Ernährung.

Ein hoher Anteil an naturbelassenen Lebensmitteln hilft dir außerdem, alle wichtigen Nahrungsbausteine wie etwa Enzyme unzerstört zu dir zu nehmen. All diese Anforderung erfüllt die vegane Ernährung problemlos, wenn du einige Regeln beherzigst. Der große Vorteil dieser Ernährungsphilosophie liegt darin, dass du durch das Weglassen tierischer Bestandteile auch der damit einhergehenden Belastung aus dem Weg gehst. Dadurch ersparst du dir die Aufnahme der vielen gesundheitlich so problematischen Substanzen in diesen Lebensmitteln.

Auf die Art bekommt dein Organismus eine genauso vollwertige Auswahl an Lebensmitteln ab wie zuvor, jedoch ohne die Schadstoffe einer Mischkost oder vegetarischen Ernährung.

Woher bekomme ich als Veganer mein Protein?

Es gibt zahlreiche pflanzliche Eiweißquellen, auf die du als Veganer zurückgreifen kannst. Allen voran möchte ich die Gruppe der Hülsenfrüchte nennen. Dazu gehören Bohnen, Linsen, Erbsen, Soja, Lupinen, Erdnüsse und viele weitere Lebensmittel. Hundert Gramm Erdnüsse zum Beispiel enthalten bereits 25 Gramm Eiweiß. Damit haben sie einen höheren Proteinanteil als ein Steak. Soja wiederum ist eine sehr vielseitige und wirtschaftliche pflanzliche Proteinquelle mit einer hohen biologischen Qualität. Die eiweißhaltige Sojabohne wird daher von der Industrie auch gerne genutzt.

Wer auf Soja verzichten möchte, kann auch auf Lupinen als starken Ersatz zurückgreifen. Auch in Getreideprodukten ist Protein enthalten. Die Wenigsten wissen, dass etwa Haferflocken ca. 13 Gramm Eiweiß pro 100-Gramm-Portion enthalten. Alleine diese beiden Gruppen bestehen schon aus mehreren Dutzend Nahrungs-Untergruppen, die du in jedem Supermarkt bekommst und die einfach zuzubereiten sind. Wenn du jetzt noch die Gruppe der Nüsse hinzurechnest, hast du bereits eine sehr große Bandbreite leicht verfügbarer Proteinquellen zur Hand. Dazu kommen dann noch speziellere Lebensmittel wie etwa das Pseudogetreide Quinoa, oder Amarant.

Diese Liste ließe sich noch ewig fortführen, aber du solltest bereits jetzt festgestellt haben, dass die Auswahl an pflanzlichen Eiweißlieferanten schier unerschöpflich ist. Durch Kombination verschiedener Quellen kannst du für eine ausgewogene Proteinversorgung mit allen essenziellen Aminosäuren sorgen.

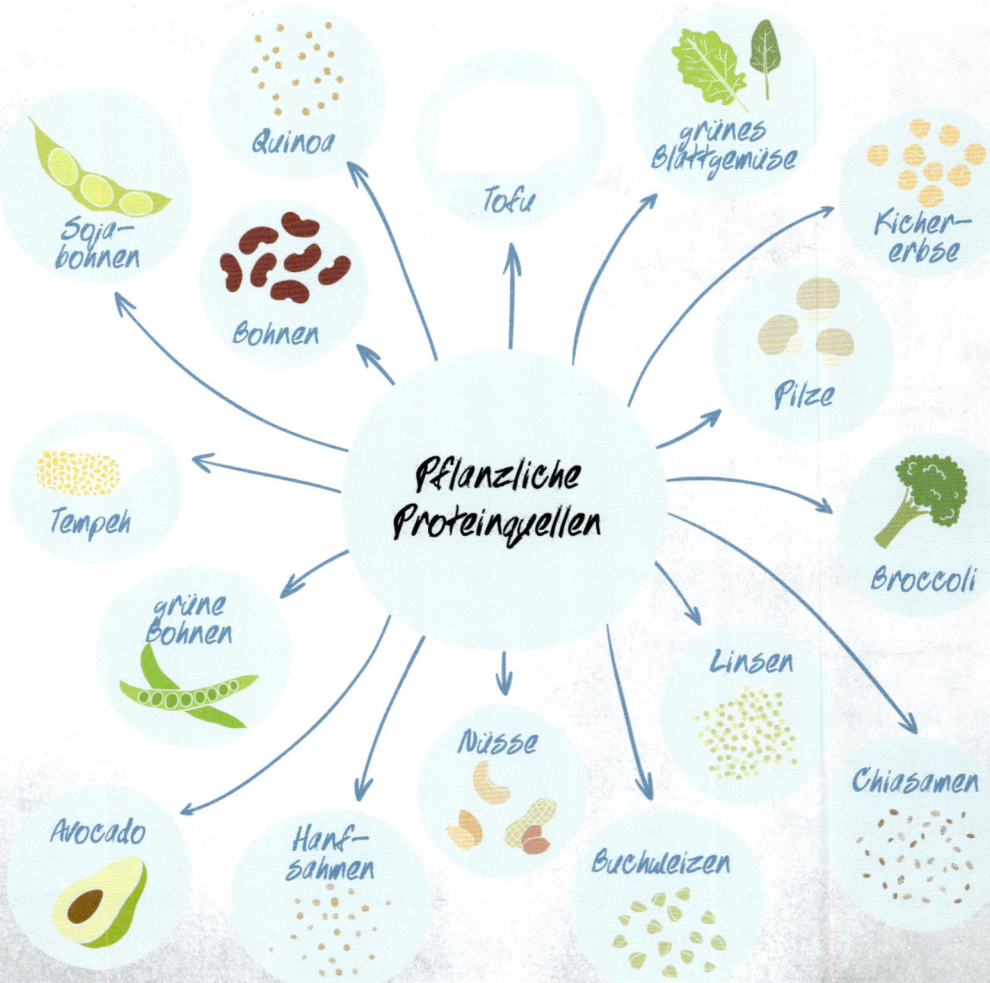

Ist tierisches Eiweiß hochwertiger als pflanzliches?

Die Behauptung, tierisches Protein sei generell hochwertiger als pflanzliches Eiweiß, ist eine der vielen in der Fitnessindustrie verbreiteten, aber nicht haltbaren Halbwahrheiten. Zunächst einmal ist wichtig, dass sich der Begriff »hochwertig« auf die biologische Wertigkeit (BW) des Proteins bezieht. Die BW ist ein Maß, das angibt, wie viel körpereigenes Protein der Stoffwechsel aus dem zugeführten Protein umsetzen kann.

Nun muss man wissen, dass es eine Vielzahl von teilweise total ungeeigneten Formeln zur Berechnung der BW gibt und die obige Behauptung somit schon alleine rechnerisch auf sehr wackeligen Füßen steht. Ein solches allgemeines Maß mag zwar theoretisch von Nutzen sein. Aufgrund individueller Unterschiede von Mensch zu Mensch kann es aber nie die Praxis adäquat abbilden. Zudem gehen die theoretischen Modelle immer von der vollkommen unsinnigen Annahme aus, dass der Betreffende den ganzen Tag nur genau die zu berechnende Quelle verwendet, was natürlich vollkommen praxisfremd ist. Der Clou ist aber: Bei der klassischen Berechnung der BW müssen Ratten als Referenzobjekte herhalten. Inzwischen wird wahrscheinlich auch der größte Zahlenphobiker verstanden haben, warum die Rechenkunststücke um die BW herum zwar nette Marketing-Tools darstellen, aber hinsichtlich der sportlichen Leistungsfähigkeit eher irreführend sind.

Was durchaus stimmt, ist die Aussage, dass tierisches Protein in der Zusammensetzung seiner Aminosäuren dem menschlichen Protein näherkommt und daher oft eine ausgewogenere Aminosäure-Bilanz aufweist. Das aber ist, wie oben bereits erwähnt, nur dann relevant, wenn du den ganzen Tag nur eine Eiweißquelle nutzt.

Um dir das genauer zu erklären, möchte ich ausnahmsweise doch einmal auf eine solche BW- Berechnungsformel zurückgreifen, nämlich die PDCAAS-Methode. Der »Protein Digestibility Corrected Amino Acid Score« bestimmt die Eiweißqualität auf Grundlage des theoretischen Aminosäurebedarfs des Menschen. Dies ist zusammen mit der klassischen Methode nach Thomas das wohl am häufigsten angewandte Verfahren zur Bestimmung der Protein-Effizienz in Bezug auf die Speicherung körpereigener Proteine. Die PDCAAS-Methode ist allerdings als die adäquatere Berechnungsformel von beiden anzusehen, da sie zur Referenz menschliche Probanden nutzt statt Ratten. Außerdem berücksichtigt sie auch die Verdaulichkeit des Proteins.

Aber kommen wir zu unserem Rechenbeispiel: Weizenprotein hat durch den geringen Anteil an der essenziellen Aminosäure Lysin (typisch für Getreideproteine) einen PDCAAS von nur 0.42. Allerdings weist diese Eiweißart gleichzeitig hohe Konzentrationen an Methionin auf (eine weitere essenzielle Aminosäure). Das Eiweiß weißer Bohnen hat wiederum (typisch für viele Hülsenfrüchte) einen niedrigen Gehalt an Methionin und dadurch nur einen PDCAAS zwischen 0.6 und 0.7, ist aber eine reichhaltige Quelle für Lysin. Kombiniert man beide Quellen, erhält man einen perfekten PDCAAS von 1.

In diesem Beispiel wird deutlich: Die Werte einzelner Proteinquellen wären nur dann relevant, wenn du tatsächlich den ganzen Tag lang nur eine einzige Proteinquelle verspeisen würdest.

Generell ist es eine gute Idee, Getreide und Hülsenfrüchte wie in unserem Rechenbeispiel zu kombinieren. Der Effekt ist bei anderen Kombinationen ganz ähnlich. Typische Beispiele wären Reis mit Hülsenfrüchten oder Mais mit Bohnen. Also: auf zum Mexikaner! Oder einfach zuhause einen Eintopf aus Hülsenfrüchten mit Reis kochen. Die ganz faule Variante wäre ein Brot mit Erdnussbutter.

Ist Soja ungesund?

Ein Übermaß einer Lebensmittelgruppe tut dem Körper auf Dauer nie gut. Wegen der großen Popularität von Sojaprodukten bei der Nahrungsmittelherstellung ist die Verlockung natürlich groß, immer nur zum schnellen Soja-Fertigprodukt zu greifen.

Ich selbst habe das am Anfang meiner veganen Zeit tatsächlich so gemacht. In den ersten sechs Monaten habe ich gewissermaßen das komplette Milchprotein eins-zu-eins durch Sojaprotein ersetzt. Statt Molkeprotein habe ich Soja-Isolat gekauft, statt Kuhmilch Sojamilch und mein Ersatz für den Quark war Tofu. Dazu gab es noch ab und an ein Steak aus texturiertem Soja. Das war ernährungstechnisch natürlich alles andere als optimal.

Das Erstaunliche dabei ist aber, dass es mir damit gesundheitlich und leistungsmäßig trotz allem spürbar besser ging als zuvor mit den Milchprodukten. Das zeigt schon recht deutlich, dass Soja besser ist als sein Ruf. Tatsächlich enthalten die Bohnen zwar verschiedene problematische Substanzen, wie etwa Phytat, Trypsinhemmer oder Oxalsäure. Diese Bestandteile werden aber zum größten Teil durch die Verarbeitung – etwa durch Erhitzung – bereits zu großen Teilen eliminiert. Und in sehr geringen Mengen können diese Stoffe durchaus positiv wirken. Eine optimale Methode, die unerwünschten Substanzen im Soja zu dezimieren und zugleich die positiven Eigenschaften zu verstärken, ist die Fermentierung. Das indonesische Sojaprodukt Tempeh etwa schmeckt hervorragend und enthält fast keine problematischen Substanzen.

Eine Stoffgruppe, auf die gerade Bodybuilder fast panisch reagieren, sind die Phytoöstrogene. Diese Substanz wird auch gern herangezogen, wenn wieder einmal vor den »Gefahren der Sojaprodukte« gewarnt wird. Hier gilt aber dasselbe wie für die oben beschriebenen Inhaltsstoffe: In geringen Mengen sind Phytoöstrogene vollkommen harmlos. Du müsstest schon über einen sehr langen Zeitraum erhebliche Mengen an Soja konsumieren, um überhaupt einen Effekt zu spüren. Dazu kommt, dass pflanzliche Östrogene auf molekularer Ebene nicht baugleich mit menschlichen Östrogenen sind und daher auch nicht gleich wirken. Ist der Östrogenspiegel beispielsweise bereits erhöht, wirken die pflanzlichen Östrogene (wenn überhaupt) eher hemmend auf die Östrogenrezeptoren. Die Phytoöstrogene blockieren nämlich die Rezeptoren und hindern so die potenteren menschlichen Östrogene daran, am Rezeptor anzudocken.

Alles in allem spricht also nichts dagegen, eine gewisse Menge Soja mit in die Ernährung einzubauen. Wichtig ist wie bei allen Lebensmitteln das richtige Maß, um sich nicht zu einseitig zu ernähren.

Wirkt eine vegane Ernährung auf den Kraftsport leistungsfördernd?

Durch eine gut konzipierte vegane Ernährung wirst du dich schneller erholen. Du wirst länger durchhalten und härter trainieren können, weniger Gelenkprobleme haben und die zugeführten Nährstoffe besser verwerten als bei einer Ernährung, die reich an tierischem Eiweiß ist.

Diese Vorzüge der veganen Kost basieren auf einem einzigen speziellen Mechanismus, den ich dir kurz erklären will: Tierisches Protein ist in der Regel reich an schwefelhaltigen Aminosäuren (Cystein und Methionin). Bei der Verarbeitung dieser Aminosäuren durch den Stoffwechsel wird als Abfallprodukt Schwefelsäure frei. Die Schwefelsäure wiederum kann bei einer entsprechend proteinreichen Ernährung, wie sie im Kraftsport üblich ist, eine ganze Reihe negativer Effekte nach sich ziehen.

Was du zunächst einmal recht deutlich bemerken wirst, ist die Tatsache, dass du bei Zufuhr größerer Mengen tierischen Proteins schnell ein Problem mit einem Überschuss an Magensäure bekommst. Das Teuflische dabei ist, dass du mit Milch oder Quark dieses Säureproblem zunächst einmal neu-

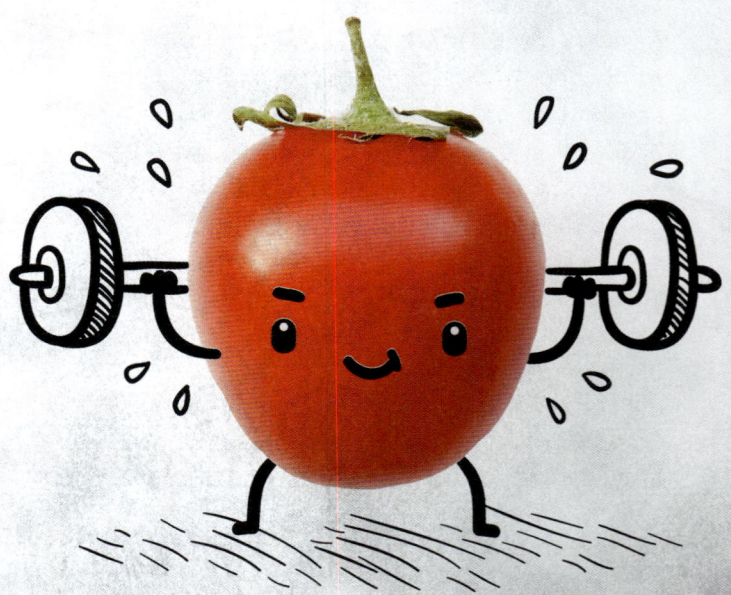

tralisieren kannst, weil du damit dem Magen und auch die Magensäure vorübergehend beschäftigst. Sobald aber die schwefelhaltigen Anteile des tierischen Proteins aufgespalten sind, sorgt die neue Schwefelsäure dafür, dass dein Säureproblem wieder von vorn beginnt. Das heißt: Bei Sodbrennen wirfst du mit Milch und anderen tierischem Protein sozusagen ständig Holz ins Feuer.

Ich selbst hatte auch als Vegetarier noch erhebliche chronische Probleme mit Sodbrennen. Damals nahm ich an, die Milch würde mir helfen. Daher hatte ich auch die Befürchtung, dass die Säure noch mehr Schaden anrichten würde, wenn ich als Veganer keine Milch mehr trinke. Umso größer war meine Überraschung, als ich einige Tage nach dem kompletten Verzicht auf Milchprodukte feststellte, dass das Sodbrennen weg war. Erst jetzt wurde mir klar, dass die Milchprodukte all die Jahre das Problem verursacht und nicht behoben hatten.

Nun wäre das Ganze aber nicht so spektakulär, wenn es hier allein ums Sodbrennen ginge. Das Sodbrennen ist nur das deutlichste Anzeichen eines tiefer liegenden Problems, das viele Abläufe im Körper negativ beeinflusst.

Um dir das genauer zu erklären, muss ich etwas weiter ausholen. Zunächst ist es wichtig, zu verstehen, dass der Körper ständig durch selbstregulierende Feedback-Prozesse ein Gleichgewicht aufrechtzuerhalten versucht. In diesem ausgeglichenen Zustand, der sogenannten Homöostase, kann der Stoffwechsel optimal funktionieren. Auf die Art reguliert der Körper etwa den Blutzuckerspiegel, die Konzentration verschiedener Salze und anderer Stoffe und eben auch seinen pH-Wert.

Wenn jetzt eine suboptimale Ernährung dazu führt, dass diese Homöostase in Schieflage gerät, hat der Körper verschiedene Möglichkeiten, sich selbst zu regulieren. Stört etwa die Ernährung den pH-Wert, geht der Körper dazu über, die störenden Stoffe ineffizienter zu verarbeiten. Konkret heißt das: Eine Ernährung, die zu viele säurebildende Proteine enthält, kann zur Folge haben, dass der Körper diese Proteine nur noch sehr ineffizient

verstoffwechselt. Genau deshalb habe ich beim Umstieg von tierischem auf pflanzliches Protein auch festgestellt, dass ich plötzlich mit weniger Eiweiß sogar bessere Ergebnisse erzielen konnte. Da Eiweiß der wichtigste Baustoff fürs Muskelwachstum und Kraftzuwächse ist, kannst du dir wahrscheinlich denken, wie positiv sich das auf den Muskelaufbau auswirkt.

Damit aber noch nicht genug. Wenn der Körper chronisch gegen eine Überflutung mit Schwefelsäure ankämpfen muss, ist er auch weniger effektiv bei der Behebung entzündlicher Prozesse. In der Praxis bedeutet das für dich, dass du länger brauchst, um dich von einem harten Training zu erholen. Schließlich verursacht jedes Muskeltraining auch immer eine Vielzahl kleinster Verletzungen in der Muskulatur, die viele kleine und eigentlich harmlose Entzündungsherde darstellen. Auch der passive Bewegungsapparat muss bei der harten Beanspruchung, wie sie im Kraftsport üblich ist, ständig mit kleinen Entzündungen zurechtkommen. Stell dir jetzt vor, wie du über die Ernährung die Gesamtheit dieser entzündlichen Prozesse positiv beeinflusst. Das hat zur Folge, dass du dich wesentlich schneller vom Training erholst, weil nicht nur der Proteinstoffwechsel effektiver arbeitet. Nein, auch die durchs Training verursachten Traumata können schneller verheilen. Somit kannst du mehr und auch härter trainieren.

Um dir zu zeigen, wie mächtig die positive Wirkung gesunder veganer Ernährung ist, möchte ich an dieser Stelle eine kurze Anekdote erzählen.

Meine Mutter war der erste Mensch, der von mir erfuhr, dass ich mich künftig nun nicht mehr vegetarisch, sondern vegan ernähren wollte. Sie war alles andere als begeistert und machte sich große Sorgen, dass ich es nicht schaffen würde, meinen Nährstoffbedarf mit einer rein pflanzlichen Kost abzudecken. Ich musste mir damals einiges von ihr anhören, da meine Mutter seit vielen Jahren an Rheuma leidet. Als ich nach einigen Monaten feststellte, dass sich meine eigenen Gelenkschmerzen und auch alle anderen entzündlichen Probleme durch die rein pflanzliche Ernährung spürbar gebessert hatten, beziehungsweise komplett verschwunden waren, fing ich an zu recherchieren. Ich fand dabei einige Studien, denen zufolge meine Ernährungsumstellung durchaus eine derartige Besserung bewirken kann.

So kam ich auf die Idee, meine Mutter zu einem Experiment herauszufordern. Ich empfahl ihr, sich zumindest einige Wochen lang rein vegan zu ernähren und zu beobachten, wie sich die Umstellung auf ihre Rheuma-Beschwerden auswirkt. Da Rheuma eine Autoimmunerkrankung ist, bei der sich im Körper von selbst Entzündungen entwickeln, hoffte ich, dass sich der Zustand meiner Mutter verbessern würde. Nach wenigen Wochen konnte sie tatsächlich sämtliche Schmerzmittel absetzen, die sie zuvor dauerhaft einnehmen musste. Sogar das Rheumamittel konnte sie auf eine absolute Minimaldosis reduzieren. Sie ist bis heute der veganen Ernährung treu geblieben und konnte damit auch noch ihren leichten Diabetes soweit kurieren, dass sie heute nicht – wie damals vom Arzt empfohlen – Insulin spritzen muss.

Dir sollte inzwischen klar geworden sein, welches Potenzial in der veganen Ernährung steckt. Das Beste daran ist, dass du all diese positiven Effekte schon nach wenigen Wochen konsequenter rein pflanzlicher Ernährung spüren wirst. Du musst nur zusehen, dass du deinem Körper alles gibst, was er zur sportlichen Entwicklung braucht. Dann wirst du mit einer veganen Ernährung die größten Fortschritte deines Lebens machen.

Muss ich mehr essen als zuvor?

Ein häufiger Denkfehler, dem viele Leute erliegen, die sich noch nicht richtig mit veganer Ernährung beschäftigt haben: Sie gehen davon aus, dass vegane Lebensmittel generell eine geringere Kaloriendichte haben als tierische Lebensmittel. Das dürfte vor allem daran liegen, dass die meisten bei tierischen Lebensmitteln zuerst an Fleisch, Eier und ähnliche proteinreiche hochkalorische Lebensmittel denken, und bei veganen Speisen zuerst an Salat und Gemüse.

Dabei esse ich heute als Veganer nicht mehr Salat und Gemüse als zuvor in meiner vegetarischen Phase oder in der Zeit, als ich noch Mischkost zu mir genommen habe. Ich verwende zur Deckung meines Kalorien- und Proteinbedarfs Lebensmittel, die ebenso viele Kalorien enthalten wie Eier, Milchprodukte und Fleisch. Konkreter gesagt: Nüsse, Hülsenfrüchte und Getreide. Ich muss also keine größeren Mengen zu mir nehmen als zuvor.

Der zweite Grund, warum mache glauben, man müsse als Veganer mehr essen: Es kursiert das Gerücht, vegane Nahrungsmittel würden den Körper aus irgendwelchen wissenschaftlich nicht belegbaren Gründen weniger effizient mit Kalorien und Eiweiß versorgen. Weiter oben habe ich ja bereits erklärt, dass die Halbwahrheiten hinsichtlich der Effektivität pflanzlicher und tierischer Proteine nicht haltbar sind. Was wiederum die Kalorienversorgung angeht, wird viel durcheinandergeworfen. Manche Menschen verwechseln die vegane Küche mit Rohkost. Würde man sich vegan und nur von rohen Produkten ernähren und viele ballaststoffreiche Lebensmittel verzehren, würde man natürlich ein Problem bekommen. Die Ballaststoffe würden dann tatsächlich schneller satt machen und dafür sorgen, dass die Kalorienzufuhr automatisch sinkt. Genau das Prinzip nutzen viele Veganer auch zum Abnehmen.

Ich als Kraftsportler hingegen, der ein Interesse an einer ausgeprägten Gewichtszunahme hat, ernähre mich vollkommen anders und nehme daher auch problemlos an Masse zu. Dafür greife ich auf Lebensmittel zurück, die ich niemandem empfehlen würde, der abspecken oder sich ohne besondere sportliche Betätigung nur einfach gesund ernähren möchte. Für meine Zwecke ist aber eine kalorienreiche und ballaststoffarme Ernährung perfekt. Weil ich das Prinzip konsequent umsetze, kann ich auch problemlos mit meiner veganen Kost an Muskelmasse und Kraft zulegen.

Bei optimaler Ernährung wirst du sogar weniger Essen brauchen als mit Mischkost oder vegetarischer Kost. Dein Stoffwechsel wird dann nämlich die zugeführten Nährstoffe effektiver verarbeiten. Wie genau das funktioniert, haben wir ja bereits im vorangegangenen Abschnitt geklärt.

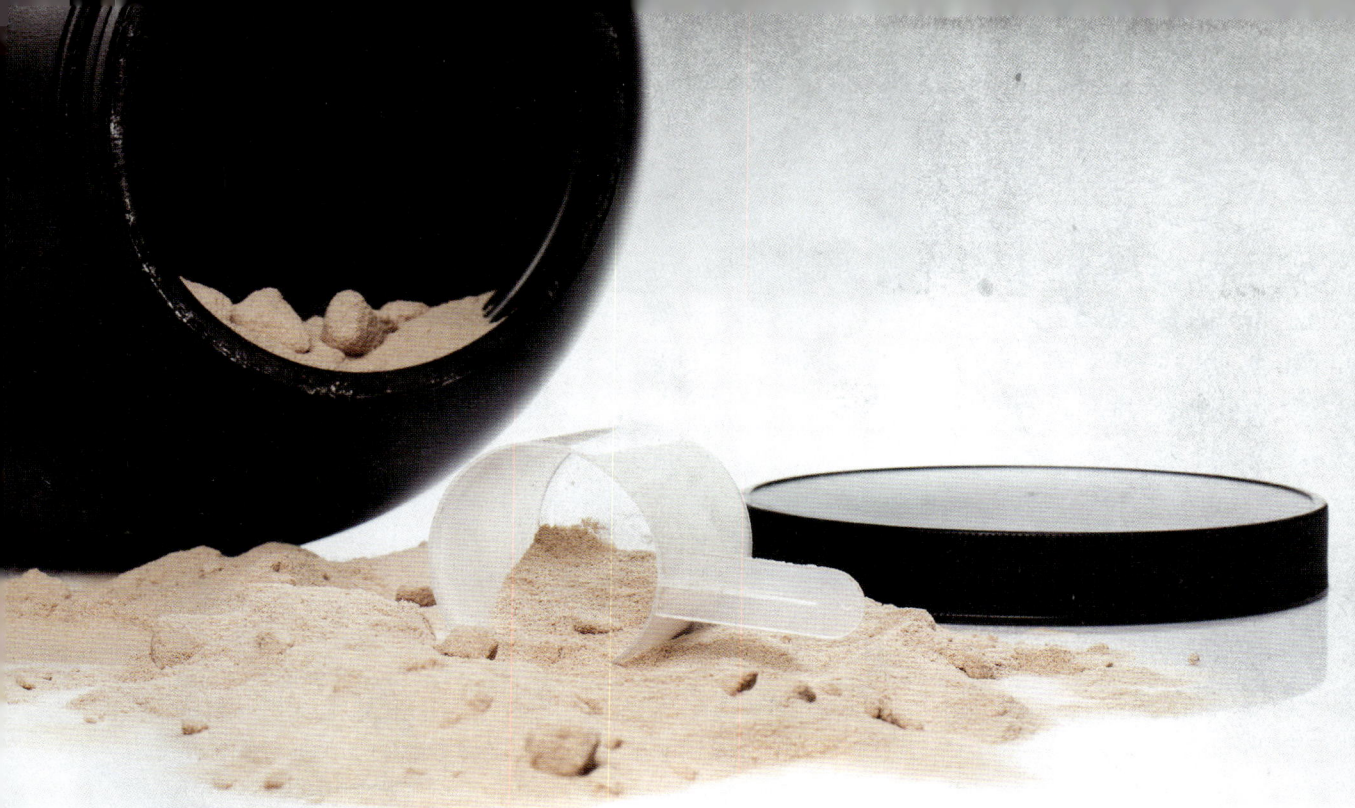

Brauchen Veganer Nahrungsergänzungsmittel?

Es gibt eigentlich nur einen einzigen Stoff, den du als Veganer zusetzen musst, und das ist Vitamin B12. Die aktive Form können nämlich weder Tiere noch Pflanzen produzieren. Bioaktives B12, wie wir es brauchen, wird von Bakterien hergestellt. Bei einer komplett natürlichen Ernährung mit ungewaschenem Gemüse würden wir täglich eine ausreichende Menge dieser Mikroorganismen mit der Nahrung zu uns nehmen. In tierischen Produkten findet sich das B12 aus dem gleichen Grund. Die Tiere nehmen das B12 entweder auf der Weide auf oder im Fall reiner Stalltiere als Beimischung im Futter – was leider eher die Regel ist. Diese Tiere bekommen in ihrem Leben nie eine Weide zu Gesicht und das Mastfutter kann die ausreichende Versorgung allein nicht sicherstellen. Wenn du B12 über tierische Produkte zu dir nimmst, sind also fast immer Nahrungsergänzungsmittel im Spiel. Diese machen dann lediglich einen Umweg über den Körper des Tieres, dessen Fleisch oder Sekrete, die du zu dir nimmst.

Letztlich ist es also egal, ob du das B12 einfach selbst ergänzt oder über diesen unappetitlichen Umweg verabreicht bekommst. Keine der beiden Varianten ist natürlich. B12 ist in der Apotheke oder im Fachhandel günstig als Monopräparat erhältlich. Es gibt auch eine Vielzahl an Produkten, die mit B12 angereichert sind, wie etwa manche Pflanzenmilch-Sorten. Außerdem gibt es sogar B12-Zahnpasta, mit der du nebenbei beim Zähneputzen einen Beitrag zu deiner B12-Versorgung leistest.

Was du beim B12 nicht vergessen darfst, ist die Tatsache, dass der Körper diese Vitaminart mehrere Jahre lang speichern kann. Das bedeutet: Wenn du heute aufhörst, B12 zu dir zu nehmen, macht sich der Mangel erst bis zu fünf Jahre später bemerkbar. Daher solltest du den B12-Wert regelmäßig beim Arzt kontrollieren lassen. Wobei du darauf achten solltest, dass der Arzt mit dem sogenannten Holo-Tc-Wert vertraut ist und diesen interpretieren kann. Es reicht nämlich nicht, einfach nur das B12 im Blut zu testen. Auch inaktives pflanzliches B12 lässt nämlich die Konzentration im Blut steigen. Diese Variante führt aber bei Mangel nicht zur Verbesserung von Symptomen. Sie kann vielmehr sogar das aktive bakterielle B12 verdrängen. Daher ist Vorsicht geboten bei Algenprodukten, die in der Regel reich an inaktivem pflanzlichem B12 sind. Der Arzt kann dir auch alle paar Monate eine B12-Depotspritze geben, die in der Apotheke für wenige Euro zu haben ist und die Versorgung über Wochen sicherstellen kann. Die Handhabung dieser B12-Injektionen ist recht unkompliziert. Mutige können die subkutane Injektion in die Bauchfalte auch selbst übernehmen. Achte in dem Fall aber bitte auf die Hygiene und lass dir das Vorgehen am besten beim ersten Mal vom Arzt erklären!

Welche Nahrungsergänzungsmittel können sonst noch nützlich sein?

Es gibt eine ganze Reihe von Nahrungsergänzungsmitteln, die zwar für die Gesundheit und Leistungsfähigkeit nicht unbedingt notwendig sind, aber in bestimmten Situationen hilfreich sein können. Im Folgenden werde ich einige dieser Nahrungsergänzungsmittel aufzählen und kurz erklären, wofür du sie brauchen kannst ...

Bierhefe

Bierhefe ist ein toller natürlicher Lieferant für viele B-Vitamine, aber auch Mineralstoffe und Spurenelemente. Ich halte es immer für vernünftiger, so weit wie möglich natürliche Nährstoffträger zu verwenden. Neben den bekannten Stoffen gibt es nämlich auch immer einige weniger geläufige aber durchaus effektive Substanzen, die in einem komplexen Zusammenspiel ganz andere Effekte hervorrufen als isolierte Vitaminprodukte. Bierhefe nutze ich seit Langem regelmäßig als natürliches Nahrungsergänzungsmittel. Die Zufuhr bewirkt bei mir im Vergleich zu Phasen ohne Bierhefe eine dezente Stimmungsaufhellung und eine größere Stresstoleranz.

Kreatin

Kreatin ist eines der am meisten beworbenen Produkte in der Fitnessindustrie. Der Körper stellt Kreatin selbst her, und das Kreatinmonohydrat ist trotz seiner sperrigen und chemisch anmutenden Bezeichnung ein natürlicher Stoff, der weder Wunder vollbringen kann noch irgendwelche furchtbaren Nebenwirkungen mit sich bringt.

Kreatin erfüllt im Körper die Funktion eines Reservetreibstoffs für den grundlegendsten energieverbrauchenden Prozess, der sich in jeder Körperzelle abspielt. Dabei wird Adenosin-Triphosphat zu Adenosin-Diphosphat reduziert. Die dabei freiwerdende Energie wird genutzt, um wichtige Prozesse ins Rollen zu bringen, wie etwa eine Muskelkontraktion. Dabei übernimmt Kreatinphosphat die Rolle der Ladestation. Damit nämlich der ATP-ADP-Motor rund laufen kann, muss das ADP immer wieder zurück zu ATP verwandelt werden. Das dazu nötige Phosphat stellt das Kreatinphosphat bereit.

Wichtig ist dabei, dass der Organismus vom Kreatin nur so viel produziert, wie er für grundlegende körperliche Funktionen und Leistungen benötigt. Das bedeutet, dass sich durch eine zusätzliche Ergänzung von Kreatin durchaus eine gewisse Leistungssteigerung erzielen lässt. Durch die zusätzliche Zufuhr ist gewissermaßen ein Überangebot an Energie zum Nachladen vorhanden, was einen kleinen Leistungssprung mit sich bringt. Das gilt insbesondere für den anaeroben Bereich, in dem das Kreatin als Treibstofflieferant eine besonders große Rolle spielt. Zudem bewirken aufgefüllte Kreatinspeicher größere Wassereinlagerungen im Muskel, was sich wiederum positiv auf die erwünschten anabolen Prozesse auswirkt, mit deren Hilfe wir Muskulatur aufbauen möchten.

Daneben existieren Studien, die darauf hindeuten, dass sich durch zusätzliches Kreatin auch die Konzentrationsfähigkeit steigern lässt.

Das Problem beim Kreatin ist nur, dass es eigentlich als Ergänzung für die meisten Kraftsportler relativ nutzlos ist. Wer täglich große Fleischmengen zu sich nimmt, bekommt bereits die nötige Dosis an Kreatin. Eine weitere Ergänzung bringt dann in der Regel keine weitere Wirkung mit sich. Veganer und Vegetarier hingegen profitieren meist spürbar von einer Ergänzung mit Kreatin und können den Effekt nutzen, um im Training den Turbo zu zünden und noch ein paar PS mehr herauszukitzeln.

Im Idealfall nimmst du jeden Tag etwa 5-10 Gramm Kreatin zusätzlich zu dir. Der perfekte Zeitpunkt dafür ist die Zeit vor dem Frühstück oder nach dem Training. In diesen Phasen empfiehlt es sich nämlich, größere Mengen an Kohlenhydraten aufzunehmen. Der daraus hervorgehende Insulinausstoß des Körpers hilft, das Kreatin effektiver in die Muskelzellen zu schleusen.

Phosphatidylserin (PS)

PS kommt natürlicherweise in Soja und in bestimmten Innereien wie etwa Gehirn vor, die heute eigentlich kaum noch gegessen werden und in der Regel gesundheitsschädlich sind. PS hat in gut bestätigten Untersuchungen eine positive regulierende Wirkung auf den Cortisonspiegel gezeigt. Dabei wirkt PS nur auf einen übermäßig hohen Cortisonspiegel, wie er etwa in Stresssituationen oder bei hartem Training zu beobachten ist. Der Spiegel wird durch PS also nur auf Normalniveau heruntergeregelt, aber nicht völlig gedämpft. Das ist ein entscheidender Vorteil, weil Cortison im Körper eine wichtige Rolle spielt und eine unnatürliche Reduktion eine Reihe negativer Begleiterscheinungen nach sich ziehen würde. Somit ist PS ein prima Nahrungsergänzungsmittel, das unerwünschten Abbauprozesse entgegenwirkt, ohne künstlich in den Hormonstoffwechsel des Körpers einzugreifen.

Zudem wirkt sich PS positiv auf die Konzentrationsfähigkeit und die Stresstoleranz aus. Die Substanz ist damit auch außerhalb des Sports ein interessantes Nahrungsergänzungsmittel für alle, die mit chronischem Stress zu kämpfen haben.

Bei der Dosierung ist es wichtig, zu wissen, dass die Angaben auf dem Etikett meist irreführend sind. Oft ist von 100 Prozent PS (oder Phosphatidylserin) die Rede, während in Wirklichkeit meist nur 100 Prozent 20-prozentiges PS enthalten sind. Mit anderen Worten: Um denselben Effekt wie in den Studien herbeizuführen, in denen meist zwischen 400-800 mg 1-2 Mal am Tag verabreicht werden, müsste man die fünffache Dosis verwenden. Wer also 800 mg am Tag zuführen möchte, braucht 4000 mg (sprich: 4 g) 20-prozentiges PS verwenden. Das kann ziemlich teuer werden, weshalb PS wirklich nur für Leute interessant ist, die unter erheblichem Stress leiden, besonders hart trainieren oder einfach viel Geld übrig haben.

Falls du PS kaufen willst, achte darauf, dass es aus Soja gewonnen wurde. Falls du es in Kapseln erwirbst, sollten diese nicht aus Gelatine, sondern aus Cellulose bestehen.

Beta-Alanin

Beta-Alanin ist eine Aminosäure, die einige interessante Eigenschaften besitzt. Bei einer regelmäßigen niedrigen Dosis über mehrere Wochen mehrmals am Tag (z. B. 4 × 1 g) kommt es über einen Zeitraum von zehn Wochen zu einer bis zu 80-prozentigen Steigerung des körpereigenen Carnosingehalts innerhalb der Muskelzellen. Carnosin wiederum wirkt innerhalb der Zellen wie ein Säurepuffer, der das abrupte Absinken des PH-Wertes in der Muskulatur bei anaerober Belastung durch Laktatbildung verhindert. Somit ermöglicht eine höhere Carnosin-Konzentration eine höhere Leistung im Bereich der Kraftausdauer. Beta-Alanin kann auf die Art die Leistungsbereitschaft der Muskulatur im Bereich größerer Satzlängen deutlich erhöhen.

Auch hier dürfen sich Vegetarier und Veganer über einen stärkeren Effekt bei einer Supplementierung freuen. Bei zu hoher Dosierung > 1,5 g stellt sich kurz nach der Einnahme von Beta-Alanin ein Kribbeln und Stechen auf der Haut ein. Diese Nebenwirkung ist zwar nicht weiter gefährlich, lässt sich aber durch richtige Dosierung auch problemlos vermeiden.

Glutamin

Glutamin ist eine nicht essenzielle Aminosäure. In der Muskulatur ist sie die Aminosäure mit der größten Konzentration. Bei trainingsbedingtem Stress kann eine zusätzliche Glutamingabe vor und nach der Einheit helfen, die Stressreaktion abzudämpfen und damit das Muskelwachstum zu optimieren. Außerdem scheint sich die Ergänzung von freiem Glutamin positiv auf das Immunsystem auszuwirken. Somit stellt Glutamin eine effektive Möglichkeit zur Vor- und Nachbereitung des Trainings und zur Maximierung des Trainingseffekts dar.

Jedoch sollte Glutamin vorsichtig dosiert werden. In der Regel reichen 5-10 g nach dem Training vollkommen aus. Diese Dosis sollte auch nicht überschritten werden. Bei andauernder sehr hoher Dosierung kann es zu irreparablen Nervenschäden kommen. Also bitte nicht nach dem Motto »viel hilft viel« dosieren!

Alle Studien, die eine positive Wirkung der Glutaminergänzung feststellten, haben mit freiem Glutamin gearbeitet. Viele Hersteller versuchen, gebundenes Glutamin als teureres und angeblich effektiveres Produkt zu verkaufen. Es gibt aber keinerlei wissenschaftlichen Beleg dafür, dass das sinnvoll ist. Deshalb würde ich eher dazu raten, sich für die günstigeren Produkte mit 100 Prozent freiem Glutamin zu entscheiden.

Zimt

Zimt wird oft eine blutzuckersenkende Wirkung zugeschrieben. Wichtig ist dabei, zwischen Cassia- und Ceylon-Zimt (auch echter Zimt genannt) zu unterscheiden. Cassia-Zimt ist billiger in der Herstellung. Er enthält besonders hohe Mengen Cumarin. Das ist der Stoff, der den Blutzucker so effektiv senkt. Das Dumme dabei ist nur, dass du große Mengen Zimt brauchst, damit das Cumarin seine Wirkung überhaupt entfalten kann. Und in solchen Konzentrationen wirkt die Substanz zugleich auch toxisch auf die Leber. Daher ist Cassia-Zimt zur Behandlung und Regulierung des Blutzuckerspiegels eher ungeeignet. Ceylon-Zimt auf der anderen Seite weist nur sehr geringe Mengen von Cumarin auf, weshalb du dich auf diese Variante beschränken solltest.

Warum du überhaupt Zimt zu dir nehmen solltest? Weil er eine der besten Lieferanten für Antioxidantien darstellt. Diese oxidationshemmenden Stoffe schützen die Zellen vor Schäden durch freie Radikale. Um in den Genuss dieser Schutzwirkung zu kommen, kannst du den Ceylon-Zimt über den Tag verteilt nach Belieben zu allen Speisen verzehren. Ich nutze Ceylon-Zimt gerne als Zutat im Shake oder Smoothie.

Bockshornklee

Bockshornklee ist in Deutschland nicht besonders verbreitet. Im Iran, wo ich geboren bin, und allgemein im Mittleren Osten wird die Kleesorte hingegen sehr häufig als Gewürz verwendet. Daher habe ich in meinem bisherigen Leben schon Unmengen dieses relativ günstigen Lebensmittels vertilgt.

Das Interessante am Bockshornklee ist zum einen seine Schutzfunktion. Er kann die Zellen vor krebserregenden Substanzen schützen beziehungsweise das Wachstum von Krebszellen behindern. Dazu deuten einige Studien darauf hin, dass die Ergänzung mit Bockshornklee eine Kraft steigernde Wirkung haben kann. Da Bockshornklee sehr erschwinglich ist und kaum Nebenwirkungen hat, kannst du davon problemlos mehrere Gramm am Tag zu dir nehmen, wenn du die Wirkung auf die Muskelkraft einmal selbst testen möchtest.

Einen kleinen Wermutstropfen gibt es aber doch. Der Bockshornklee verteilt sich nämlich bei Verzehr im gesamten Körper und verändert dadurch sowohl den Geruch des Urins als auch den Körpergeruch. Besonders an den Achseln stellt sich so ein würziges Aroma ein, das ein wenig an Ahorncreme erinnert. Wie auch beim nächsten Ergänzungsmittel hängt eben alles davon ab, ob sich die Leute in deiner direkten Umgebung daran stören oder nicht.

Knoblauch

Knoblauch hat so viele positive Eigenschaften, dass man ein eigenes Buch schreiben könnte, um auf alle Vorzüge detailliert einzugehen. Hier will ich nur die interessanten Wirkungen herauspicken. Die sollten reichen, um dir zu zeigen, dass der Knoblauch eine große Hilfe sein kann, sowohl gesundheitlich als auch sportlich gesehen.

Die Knolle hat antibakterielle und fungizide Eigenschaften. Zudem unterstützt sie das Immunsystem. Damit kann Knoblauch den Körper stark entlasten und Ressourcen freisetzen, die du dann zur Erholung vom Training nutzen kannst. Beim Schneiden oder Pressen der Knoblauchzehen wird außerdem der Stoff Allicin frei. Der wirkt wiederum oxidationshemmend und schützt somit vor Zellschäden. Daneben wirkt sich Knoblauch auf vielfältige Weise positiv auf die Gesundheit der

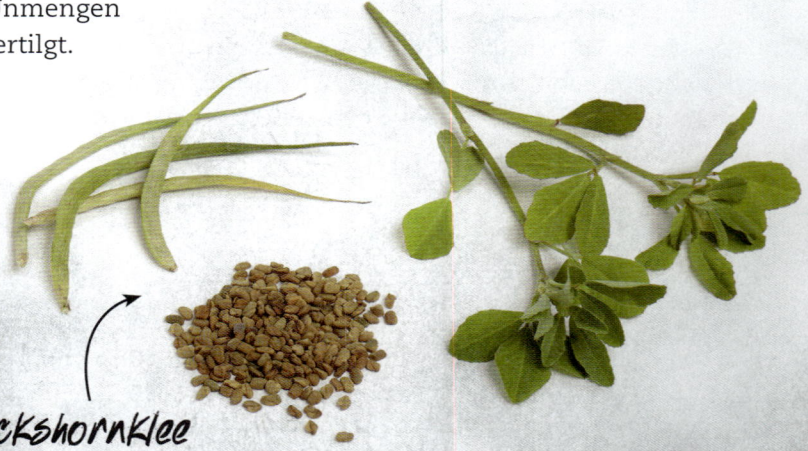

Bockshornklee

Gefäße und Fließeigenschaften des Blutes aus. So schützt er vor Thrombosen und wirkt blutdrucksenkend, was gerade für sehr schwergewichtige Athleten wichtig ist. Auch in der Krebsprävention konnte die positive Wirkung von Knoblauch mittlerweile in Studien wie etwa von David Mirelman (2005) bestätigt werden.

Es gibt wohl kaum ein natürliches Nahrungsergänzungsmittel, das mit den vielfältigen positiven Wirkungen des Knoblauchs mithalten kann. All diese positiven Effekte sollten den Geruch, den du beim Einsatz dieser Wunderwaffe in Kauf nehmen musst, mehr als wettmachen.

Calcium

Eine ausreichende Versorgung mit Calcium ist generell wichtig. Allerdings lässt sich Calcium auch einzeln als Nahrungsergänzungsmittel zusetzen. Ich nutze Calcium zum Beispiel vor schweren Trainingseinheiten, um die Kontraktionsfähigkeit der Muskelzellen zu erhöhen. So erziele ich eine direkte Kraftzunahme. Als Nebenwirkung der erhöhten Muskelspannung steigt allerdings auch die Wahrscheinlichkeit von Krämpfen und Verletzungen leicht an.

Magnesium

Magnesium nutze ich nach dem Training im Regenerations-Smoothie, um die Muskulatur wieder zu entspannen und die Wirkung des Calciums auszugleichen. Da Magnesium generell entspannend wirkt, leite ich dadurch direkt die Erholungsphase ein.

Zink

Zink ist ein sehr wichtiges Spurenelement, das an Hunderten verschiedener Stoffwechselprozesse beteiligt ist. Aufgrund der vielfältigen Funktionen von Zink sind auch die Symptome im Falle eines Mangels sehr vielfältig. Wenn du als Veganer große Mengen Hafer oder Soja zu dir nimmst, ist die Ernährung phytinlastig. Dann solltest du Zink sicherheitshalber ergänzen, da sich die Phytinsäure mit dem Zink in der Nahrung verbinden und somit die Aufnahme der Substanz behindern kann.

Ich selbst fülle meine Zinkspeicher immer zusammen mit meinen Magnesium- und Vitamin-C-Reserven über den Smoothie nach dem Workout auf. Das Vitamin C verbessert gleichzeitig die Zinkaufnahme. Nach Möglichkeit sollte Zink nicht zeitgleich mit Eisen ergänzt werden, weil beide Stoffe den gleichen Transportweg nutzen und sich so gegenseitig in der Aufnahme behindern.

Eisen

Eisen ist wichtig für die Bildung von Hämoglobin, dem roten Blutfarbstoff. Eisen sollte nur ergänzt werden, wenn ein Verdacht auf einen Mangel vorliegt. Bei einer ausgewogenen veganen Ernährung muss kein Eisenmangel befürchtet werden. Da Frauen einen höheren Bedarf an Eisen haben, sollten sie besonders gut auf die Eisenversorgung achten und wenn nötig ein entsprechendes Präparat zu sich nehmen.

Wichtig ist zu erwähnen, dass ein Eisenmangel nicht unbedingt auf eine zu geringe Eisenversorgung zurückgehen muss. Ich hatte zum Beispiel über Jahre hinweg einen Eisenmangel, den ich aber durch Nahrungsergänzungsmittel nicht in den Griff bekommen habe. Inzwischen weiß ich, dass der übermäßige Konsum an Milchprodukten dafür verantwortlich war. Milchprodukte, schwarzer Tee und Kaffee blockieren nämlich die Eisenaufnahme. Vitamin C hingegen verbessert die Aufnahme bei gleichzeitiger Zufuhr – genauso wie beim Zink. Da Zink und Eisen sozusagen miteinander im Wettbewerb stehen, was die Unterstützung durch Vitamin C angeht, sollten die beiden Spurenelemente nach Möglichkeit nicht gemeinsam eingenommen werden.

Proteinpulver

Wer den Proteinanteil seiner Ernährung ohne eine zu große Beeinträchtigung der allgemeinen Kalorienbilanz erhöhen will, kann auf veganes Proteinpulver zurückgreifen. Im Handel ist eine große Auswahl an veganem Eiweiß erhältlich. Ich selbst nutze Eiweißpulver zum einen vor dem Training, wenn ich meinen Magen nicht mehr mit fester Nahrung belasten möchte. So bin ich im Training voll leistungsbereit. Daneben verwende ich das Pulver auch gern als Ergänzung im Smoothie zu verschiedenen Tageszeiten. Im Folgenden will ich eine Auswahl häufig genutzter Proteinkonzentrate vorstellen:

Soja-Isolat ist als günstige Alternative und aufgrund seiner schnellen Verfügbarkeit eine gute Wahl vor dem Training. Außerdem stellt Soja-Isolat eine der wenigen pflanzlichen Proteinquellen dar, die für sich alleine genommen bereits ein sehr ausgewogenes Aminosäurenprofil besitzen.

Erbsenproteinisolat ist ebenfalls günstig und recht schnell zu verarbeiten. Es sollte aber im Idealfall mit Getreide-Eiweiß wie etwa Reisprotein kombiniert werden. Erbse und Reis ergänzen sich optimal und ergeben ebenfalls ein sehr schön ausgewogenes Aminosäureprofil.

Hanfprotein ist ziemlich teuer und meist nur mit 50 Prozent Eiweißanteil erhältlich. Dadurch ist Hanf für Kraftsportler nicht die optimale Eiweißquelle. Die entsprechenden Präparate sind dann interessant, wenn du ein möglichst naturbelassenes Eiweiß suchst, da viele Hanf-Eiweißprodukte in Bio- und Rohkost-Qualität angeboten werden.

Es gibt außer den hier genannten veganen Proteinlieferanten noch zahlreiche andere Quellen, wie etwa Erdnuss-, Sonnenblumen-, Kürbiskernprotein und viele andere Varianten. Es lohnt sich durchaus, die unterschiedlichen Quellen zu testen, um schließlich das richtige Eiweiß für die eigenen Ansprüche zu finden.

Mir fällt das Zulegen an Muskelmasse schwer. Gibt es da einen Trick?

Nimm einfach Kalorien in flüssiger Form zu dir, wenn du bereits satt bist und noch nicht auf die nötige Kalorienzahl kommst, um an Masse zuzulegen. Gut dafür geeignet sind Sojamilch oder besser Soja-Kakao zum Dessert. Auch Shakes wie im nächsten Abschnitt beschrieben und natürlich Smoothies kann ich empfehlen. Gib einfach noch etwas Proteinpulver mit hinein, um deinem Körper alles an Nährstoffen zu bieten, was er zum Masseaufbau braucht. Auch dazu findest du im Rezeptteil leckere Beispiele.

Wie schaffe ich es, langfristig auf Käse und Milch zu verzichten?

Ich höre oft, dass die Leute Angst vor dem dauerhaften Verzicht auf Milch und Käse haben. Glaub mir: Es ist einfacher als du denkst!

Zunächst musst du verstehen, was hinter dem Verlangen nach Käse und Milch steckt. Schuld daran ist das Casomorphin, das zu den sogenannten Exorphinen gehört. Dies sind Glücksbotenstoffe, die der Körper anders als die Endorphine nicht selbst herstellt, sondern die von außen zugeführt werden. Die Wirkung ist ganz ähnlich wie bei den Endorphinen: Sie wirken stimmungsaufhellend.

Nun haben alle Substanzen, die auf biochemischem Wege die Laune verbessern, leider auch immer ein gewisses Suchtpotenzial. Das liegt daran, dass du dich an den Effekt gewöhnst und ihn dir dann immer wieder holen willst. Was das mit Milch und Käse zu tun hat? Ganz einfach: Wie die erste Silbe im Wort »Casomophin« bereits ahnen lässt, ist die stimmungsaufhellende Substanz mit dem Milchprotein Casein verwandt. Bei der Verdauung von Casein entstehen eben diese

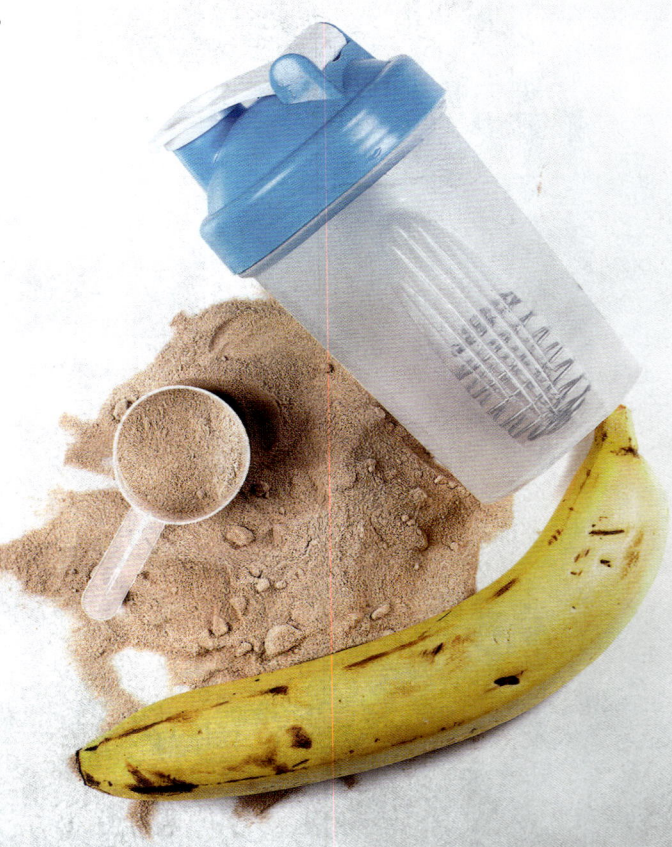

Casomorphine. Das ist von der Natur so gewollt, weil die Kuhmilch ja ursprünglich nur fürs Kalb gedacht ist, und nicht für den Menschen. Das Kalb gewöhnt sich unter der Wirkung der Casomorphine ans Saugen am Euter, was für das Jungtier überlebensnotwendig ist. Das Problem besteht darin, dass auch der Mensch eine Abhängigkeit zum Tetrapack entwickelt. Derselbe Prozess greift auch beim Käse, wo der Anteil des Caseins noch höher ist als in der Milch. Die Lust auf Milchprodukte ist also nichts anderes als eine einfache biochemisch vermittelte Sucht. Soweit, so schlecht.

Jetzt die gute Nachricht: Erfahrungsgemäß dauert es bei einem kalten Entzug nach Umstellung auf vegane Ernährung nur wenige Wochen, bis du diese Sucht überwunden hast. Danach fällt es dir von Tag zu Tag leichter, ohne Käse und andere Milchprodukte auszukommen. Um auch noch deine letzten Zweifel aus der Welt zu schaffen: Ich war selbst einer der größten Casein-Junkies überhaupt, als ich mich vegetarisch ernährte. Ich habe zeitweise 10 Liter Milch bzw. 3 Kilo Magerquark am Tag verschlungen. Trotzdem habe ich zur kompletten Entwöhnung letztendlich nur zwei Wochen lang gebraucht. Wenn du also nicht gerade mit der Litertüte Milch unterm Kopfkissen schläfst und deinen Frühstückstoast mit 500-Gramm-Blöcken Gouda belegst, solltest du es auch ohne größere Probleme schaffen.

Auf welche Nährstoffe muss ich als Veganer besonders achten?

Es gibt einige Nähstoffe, auf die du etwas achten solltest, wenn du dich vegan ernährst. Ganz vorne auf der Prioritätenliste steht B12. Hier bist du wirklich auf eine Ergänzung angewiesen. Lies dazu bitte den entsprechenden Abschnitt weiter oben!

Als Zweites sollte generell jeder auf seine Vitamin-D-Versorgung achten. Vitamin D wird zwar beim Auftreffen von Sonnenlicht auf die Haut auch vom Körper selbst synthetisiert. Der Durchschnittsbürger verbringt aber viel zu wenig Zeit draußen im Sonnenlicht. Deshalb ist eine ergänzende Vitamin-D-Zufuhr generell sinnvoll, unabhängig davon, ob du nun Veganer bist oder nicht. Veganer sollten allerdings einige Faktoren zusätz-

lich im Auge behalten. Beispielsweise ist das D3 in Ergänzungsmitteln oft tierischen Ursprungs und sollte daher vermieden werden. Zudem kannst du dir das Vitamin D auch auf natürlichem Wege holen, über sonnengetrocknete Austernpilze. Bei der Trocknung im Sonnenlicht spielt sich im Pilz ein ähnlicher Prozess ab wie in der menschlichen Haut, wenn sie körpereigenes Vitamin D produziert. Bereits zehn Gramm dieser sonnengetrockneten Pilze leisten bei täglichem Verzehr einen wichtigen Beitrag zur Vitamin-D-Versorgung und machen künstliche Präparate überflüssig.

Frauen müssen zusätzlich auf ihre Eisenwerte achten. Sportler sollten ohnehin genug Eisen zu sich zu nehmen und Produkte wie Kaffee, schwarzen Tee und Milchprodukte meiden, weil sie die Eisenzufuhr blockieren.

Zur Omega-3-Versorgung ist Leinöl sehr gut geeignet. Wenn du EPA und DHA ergänzen möchtest, gibt es mittlerweile entsprechende Algenöl-Erzeugnisse. Dadurch brauchst du kein Fischöl mehr, welches oft mit Umweltgiften belastet ist. Die Algen werden in der Regel in Reaktoren gezüchtet und sind somit frei von Umweltgiften wie Quecksilber.

Wie viel Eiweiß soll ich zu mir nehmen?

Welche Eiweißmenge für dich die richtige ist, hängt von vielen Faktoren ab. Es kommt beispielsweise darauf an, ob du dich außerhalb des Trainings auch körperlich betätigst oder eher eine sitzende Tätigkeit ausübst.

Um die für dich optimale tägliche Proteinmenge zu ermitteln, solltest du bei 1,5 g Eiweiß/Tag und Kilo Körpergewicht anfangen. Ein 70 Kilo schwerer Sportler würde also 105 g am Tag brauchen. Im Anschluss solltest du dich langsam bis auf 2,5 g Protein/Tag und Kilo Körpergewicht herantasten und beobachten, ob dir die zusätzliche Proteinmenge guttut. Du solltest dir für jede Erhöhung etwa zwei Wochen Zeit geben und dabei deine Leistungen genau beobachten. Wichtig ist, dass sich in dieser Testphase wirklich nur die täglich zugeführte Eiweißmenge ändert und alles andere gleich bleibt. So kannst du sicher sein, dass die

Wirkung wirklich auf die Unterschiede in der Proteinzufuhr zurückführen ist. Ungünstig wäre, wenn der Testzeitraum etwa in die Ferien oder Urlaubszeit fällt, weil sich dabei dein Tagesablauf zu sehr ändert.

Auf die Art solltest du relativ schnell zur für dich optimalen Proteinmenge finden. Das Eiweiß solltest du immer gesondert betrachten. Das heißt, wenn du etwa die Kalorienbilanz verringerst, weil du abnehmen willst, solltest du immer nur an Kohlenhydraten und Fetten sparen.

Was ist besser, Low Fat oder Low Carb?

Diese Frage ist nicht pauschal zu beantworten. Zunächst verträgt nicht jeder Mensch Kohlenhydrate (KH) und Fette gleich gut. Auch die Reduktion von Fett und KH kann sich je nach Organismus ganz unterschiedlich auswirken. Wenn dein Stoffwechsel etwa latent zum Diabetes neigt und du deshalb auf KH mit einer schnellen Gewichtszunahme reagierst, solltest du eher an KH sparen. Eine Reduzierung der KH wird dir im Zuge einer Diät den besten Erfolg bringen. Wenn du aber einen Stoffwechsel hast, der sehr gut mit den KH umgehen kann, wirst du merken, dass sich eine Reduktion der Zufuhr sehr schnell negativ auf deine Leistungsfähigkeit auswirkt. In diesem Fall solltest du eher an Fett sparen und bei den KH darauf achten, gute Lieferanten wie Vollkornprodukte und Obst zu verwenden.

Wenn du das Gewicht herunterfahren willst, wirst du aber letztendlich immer den Weg über die Kalorienbilanz gehen müssen. Um dabei deine Muskulatur vor Substanzverlust zu schützen, solltest du für jeweils 100 eingesparte Kalorien 20 Kalorien (5 g) zusätzliches Eiweiß zu dir nehmen. So senkst du die Bilanz zwar nur noch um 80 statt um 100 Kalorien. Du vermeidest es dabei aber auch, in einen katabolen Zustand zu geraten, der durch einen Muskelabbau deine Fortschritte gefährden würde.

Wie erreiche ich ein Kaloriendefizit?

Ins Kaloriendefizit kommst du entweder durch eine geringere Aufnahme an Kalorien oder durch einen höheren Verbrauch, etwa durchs Kardio-Training.

Wenn du dich im Beruf wenig körperlich betätigst und auch generell nicht sehr fit bist, würde ich empfehlen, zunächst mit Kardio-Einheiten zu arbeiten. Erst, wenn du damit an deine Grenzen stößt, ist es sinnvoll, durch eine niedrigere Kalorienzufuhr weitere Kalorien einsparen. Wenn du hingegen eher sehr schwer zunimmst, dafür aber generell recht fit bist, ist in deinem Fall der umgekehrte Weg vielleicht effektiver. Wichtig ist, dass du nur so viel Kardio-Training machst, dass es die Regeneration nicht zu stark einschränkt. Richtig dosiert kann das Herz-Kreislauf-Training die Erholung sogar unterstützen. Wenn es aber zu viel wird, leidet darunter die Leistungsfähigkeit. Wenn der Kraftaufbau dein primäres Ziel ist, solltest du das auch bei der Trainingsplanung beherzigen.

Ist es wichtig, wann ich was esse?

Es gibt bestimmte Grundregeln, nach denen du deine Nahrungsaufnahme zeitlich strukturieren kannst. Besonders über die Aufnahme von KH kannst du bestimmte Prozesse im Körper steuern und zu deinen Zwecken nutzen.

Wenn du etwa nach dem Training oder zum Frühstück einfache KH zuführst, kannst du damit einen Insulinanstieg auslösen, der dir hilft, die Glykogenspeicher deiner Muskeln gut zu füllen. Allerdings ist Insulin auch der Gegenspieler des Wachstumshormons. Daher solltest du zu den Zeiten, an denen der Körper normalerweise die größten Mengen an Wachstumshormon ausschüttet, besser keine KH zu dir nehmen. Daher solltest du zwei bis drei Stunden vor dem Training und zwei bis drei Stunden vor dem Schlafengehen keine KH mehr zu dir nehmen.

Ein Nährstoff, den du den ganzen Tag lang durchgehend zuführen solltest, ist Protein. Je geschickter du deine Proteinaufnahme über den Tag verteilst, desto besser. Einerseits ist nämlich die Menge an Eiweiß, die dein Körper auf einmal aufnehmen kann, begrenzt. Andererseits solltest du Lücken in der Proteinversorgung schließen, um einem Muskelabbau entgegenzuwirken.

Auch die Fettzufuhr solltest du über den ganzen Tag ausdehnen. Nur kurz vor dem Zubettgehen solltest du auf sehr fettige Speisen eher verzichten, um eine Überproduktion von Magensäure zu vermeiden und so besser schlafen zu können.

Achte ansonsten darauf, möglichst gesunde, mehrfach ungesättigte Fettsäuren zu dir zu nehmen und nutze Omega-3-haltige Öle wie Leinöl. Nur ein Wort der Warnung: Gerade die gesunden Fettlieferanten sind meistens nicht zum Braten geeignet, weil sie unter der Einwirkung von Hitze trans-Fette bilden. Daher solltest du immer genau wissen, ob das Fett fürs gewünschte Einsatzgebiet geeignet ist!

Wie soll ich mich vor und nach dem Training ernähren?

Ich nehme zwei Stunden vor dem Training keine Kohlenhydrate mehr zu mir, um mit einem möglichst geringen Insulinspiegel ins Training hineinzugehen und somit einen ausgeprägten Anstieg an Wachstumshormonen zu erreichen. Die Wachstumshormone und das Insulin sind nämlich Gegenspieler, weshalb ich diese sinnvolle Strategie schon seit vielen Jahren nutze.

Um während des Trainings die Versorgung mit Aminosäuren sicherzustellen, nutze ich schnell verfügbare Proteine in Form eines Shakes vor dem Training. Dazu eignet sich etwa Soja-Isolat. Durch den Shake führe ich Eiweiß zu, ohne meinen Magen mit fester Nahrung zu überlasten. Dadurch bin ich optimal auf Leistung eingestellt. Zusätzlich nehme ich noch 5 g Glutamin zu mir, sowie direkt vor der Einheit Calcium, um die Kontraktionsfähigkeit der Muskulatur zu optimieren. Mit Phosphatidylserin (ebenfalls direkt vor dem Sport) minimiere ich außerdem die Cortisonausschüttung während des Trainings.

Während des Workouts trinke ich entweder Wasser oder einen selbstgemischten isotonischen Durstlöscher.

Nach dem Training gibt es einen riesigen 2-Liter- Smoothie mit vielen süßen gefrorenen Früchten aus dem eigenen Garten, darunter Äpfel, Pfirsiche, Kirschen oder Pflaumen. Als weitere Zutaten verwende ich Fruchtsäfte wie Ananas- oder Orangensaft, 10 g Glutamin und 30 g geschmacksneutrales veganes Proteinpulver. Außerdem kommen Magnesium, Vitamin-C und Zink mit in den Smoothie, um die Erholung zu unterstützen und die Muskulatur zu entspannen. Durch den Einfachzucker und die vorangegangenen Stunden ohne Kohlenhydrate wird der Insulinausstoß maximiert. Ich nutze diesen Umstand, indem ich noch 5-10 g Kreatin mit in die Mischung gebe, das durch das Insulin besonders schnell in die Muskelzellen geschleust wird. Zur Abrundung kommt noch Beta-Alanin mit in den Smoothie.

Mit dieser Nährstoffversorgung vor und nach dem Training habe ich sehr gute Ergebnisse erzielt.

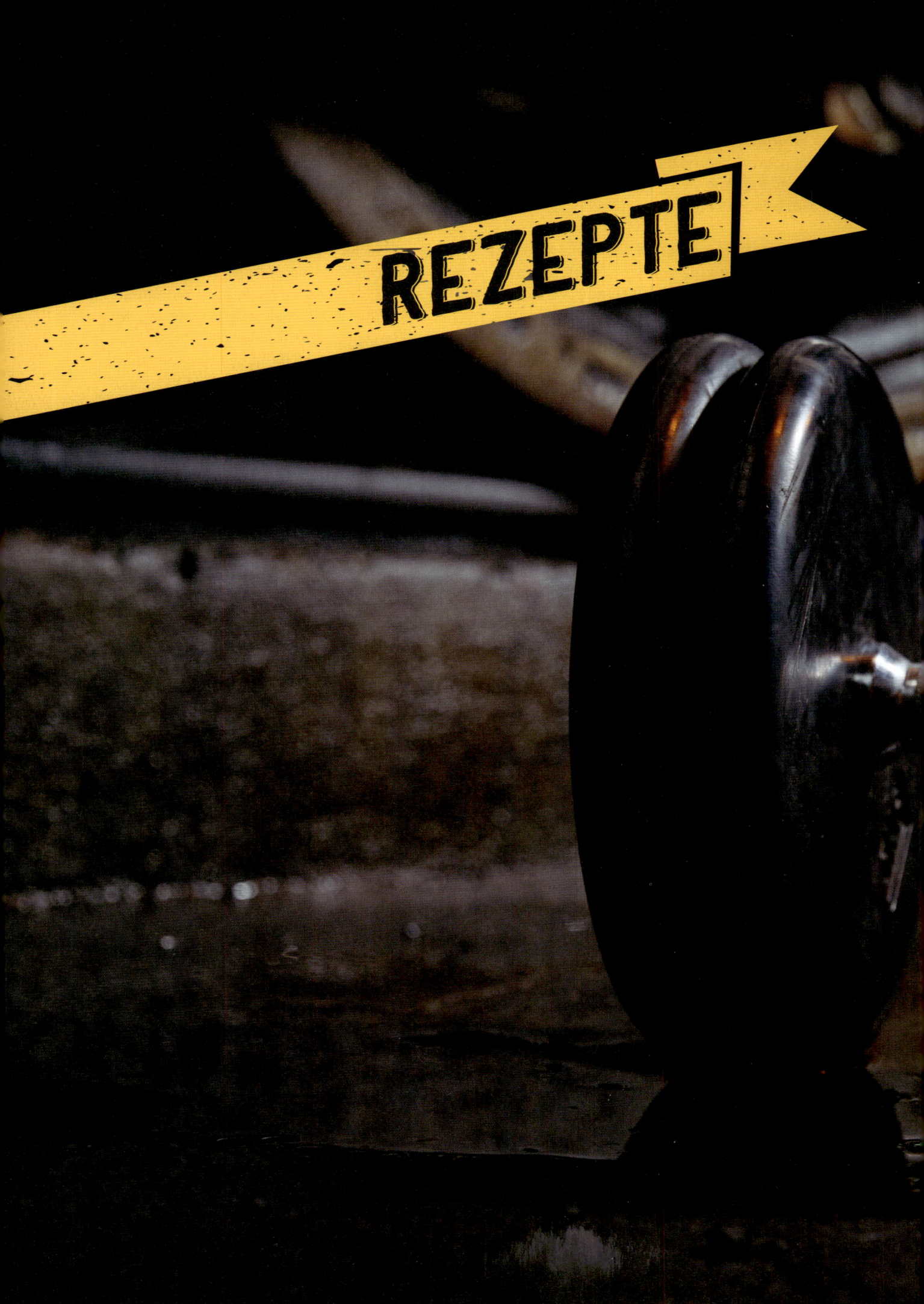
REZEPTE

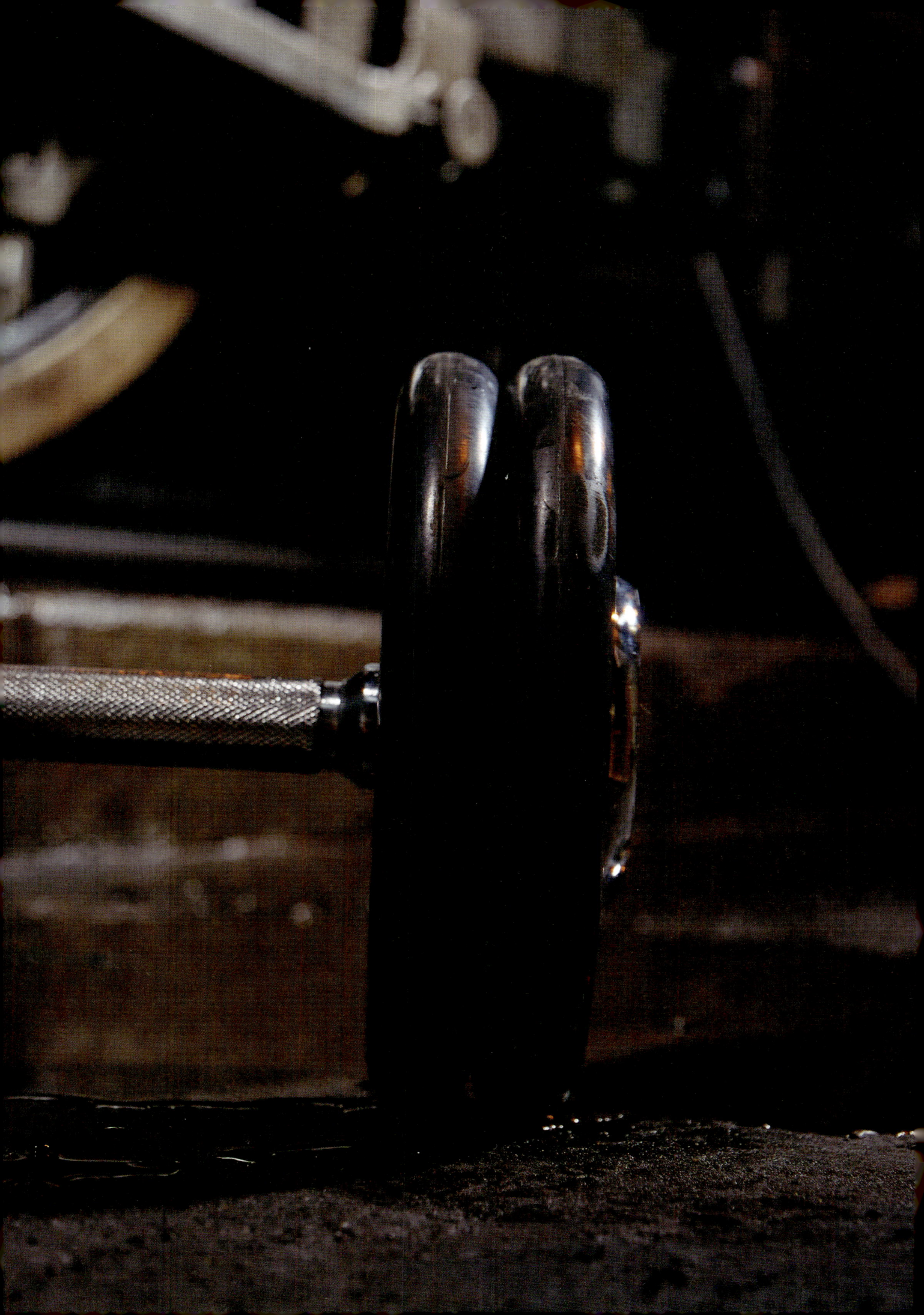

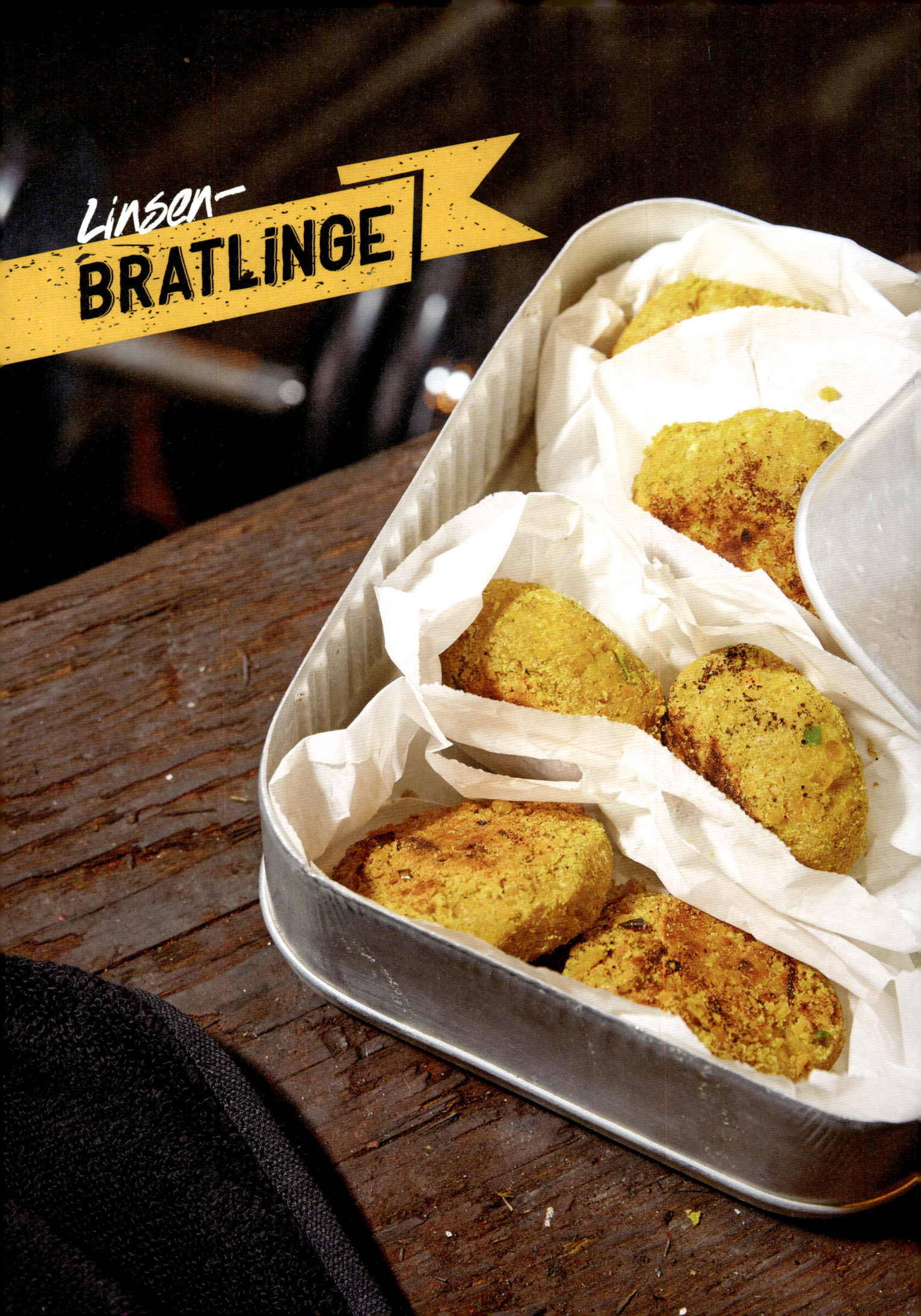

Tipp

Falls die Masse zu klebrig sein sollte, etwas Mehl hinzufügen.

ZUTATEN
für ca. 10 große Bratlinge

- 500 g rote Linsen (getrocknet)
- 250 g Haferflocken
- 2 Frühlingszwiebeln
- 1 große Zwiebel (ca. 65 g)
- 2 gehäufte TL Curry
- 2 TL Chili gehackt
- 2 TL Paprikapulver edelsüß
- 2 TL Paprikapulver rosenscharf
- 2 TL Salz
- 1 TL Knoblauchgranulat
- 1 TL schwarzer Pfeffer
- ½ TL Koriander, gemahlen
- 2 EL Rapsöl
- etwas Rapsöl zum Anbraten

ZUBEREITUNG

1. Linsen ca. 15 min weich kochen.
2. Zwiebeln hacken.
3. Haferflocken zusammen mit den restlichen Zutaten in eine große Schüssel geben.
4. Gekochte Linsen ebenfalls mit den restlichen Zutaten vermengen und die Masse gut durchkneten.
5. Masse zu Bratlingen formen und von beiden Seiten auf höchster Stufe mit etwas Rapsöl anbraten.

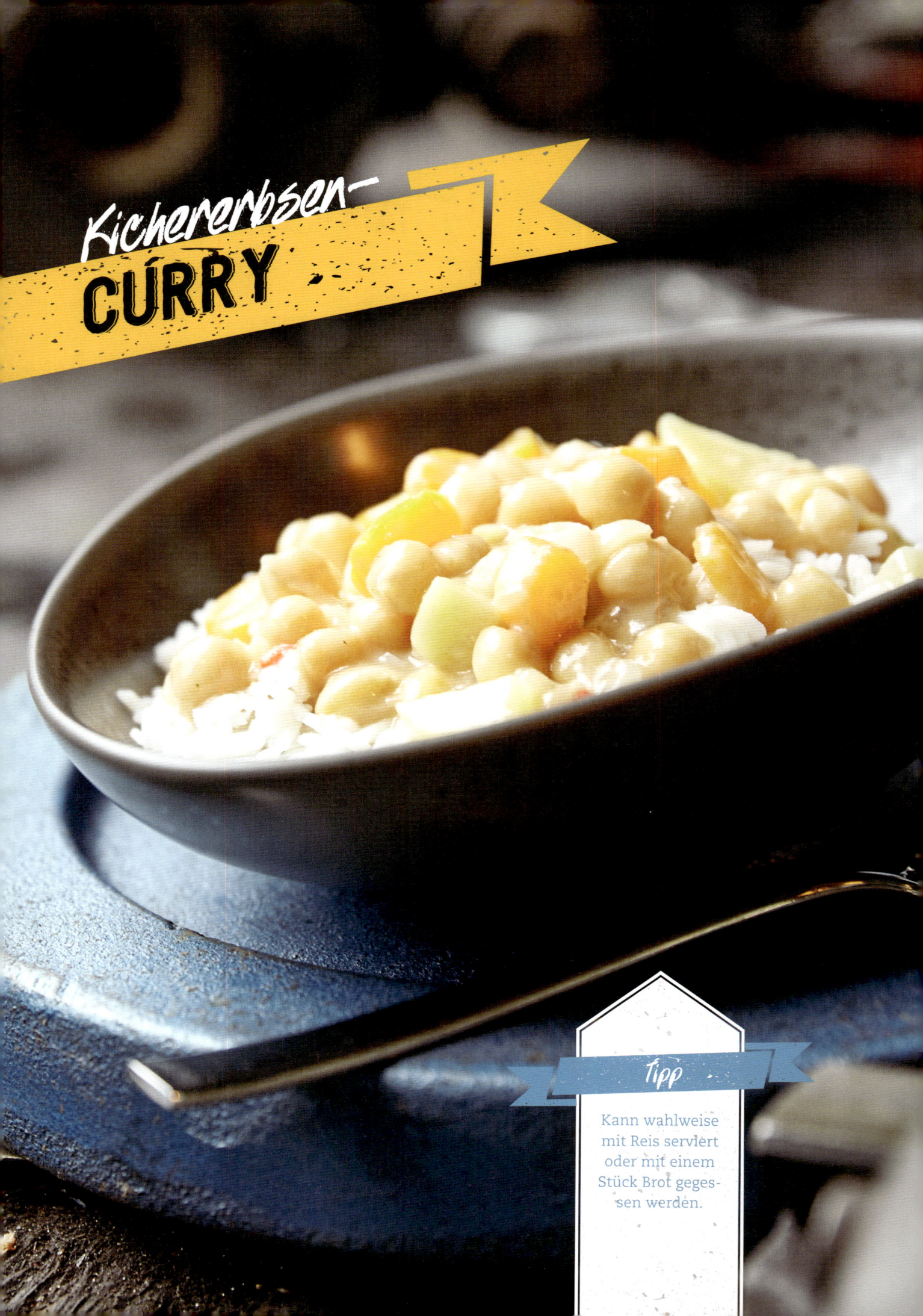

Kichererbsen-CURRY

tipp

Kann wahlweise mit Reis serviert oder mit einem Stück Brot gegessen werden.

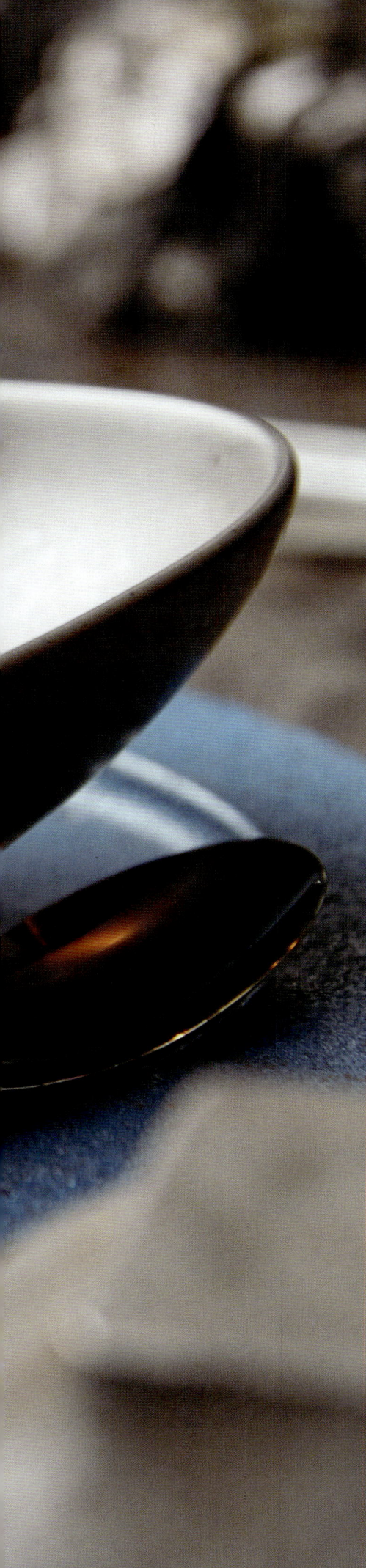

ZUTATEN
für ca. 4 Portionen

- 250 g Kichererbsen (getrocknet)
- 2 große Kartoffeln (ca. 300 g)
- 1 mittelgroße Möhre
- 1 mittelgroße Zwiebel (ca. 50 g)
- 500 ml Wasser
- 400 ml Kokosmilch (1 Dose)
- 2 EL Currypulver
- 2 EL veganes Gemüsebrühpulver
- 2 TL Guarkernmehl
- 1 gehäufter TL Chili, gehackt
- ½ TL Ingwer, gehackt
- 1 Messerspitze Koriander

ZUBEREITUNG

1. Kichererbsen kochen (ca. 120 min oder über Nacht einweichen- dann verringert sich die Kochzeit auf etwa 45 min).
2. Kokosmilch und Wasser in einen großen Topf geben und mit Gemüsebrühpulver und Guarkernmehl vermischen.
3. Gewürze hinzufügen.
4. Kichererbsen nach der angegebenen Kochzeit abgießen und abspülen und zur Kokosmilch und dem Wasser geben.
5. Möhren in Scheiben schneiden, Kartoffeln schälen und würfeln, Zwiebel würfeln.
6. Möhren, Zwiebel und Kartoffeln in den Topf geben.
7. Alle Zutaten zum Kochen bringen und noch eine weitere Stunde auf niedriger Stufe köcheln lassen. Gelegentlich umrühren.

Tipp

mit einem Stück Backpapier umwickelt auch super für unterwegs geeignet

Schoko-Himbeer-Proteinriegel

ZUTATEN
für ca. 10 Riegel

- 350 ml Mandelmilch
- 100 g Kokosmus (fest)
- ca. 1 EL Kokosöl
- 200 g gefrorene Himbeeren
- 4 gehäufte EL Kakaopulver
- 75 g gehackte Cashewkerne (ungesalzen)
- 10 EL (ca. 150 g) neutrales veganes Proteinpulver
- ca. 100 ml Agavendicksaft
- 125 g gepuffter Vollkorn- Quinoa, ungesüßt
- etwas vegane Zartbitter- oder Edelbitterschokolade zum Überziehen

ZUBEREITUNG

1. Mandelmilch mit dem Kokosmus und dem Kokosöl im Mixer zu einer homogenen Masse pürieren.
2. Gefrorene Himbeeren, Kakaopulver und Cashewkerne sowie das Proteinpulver und den
3. Agavendicksaft hinzufügen und nochmals durchmixen.
4. Masse in eine Schüssel geben und den gepufften Vollkorn-Quinoa unterheben.
5. Masse ca. 30 min ruhen lassen.
6. Die Masse auf ein mit Backpapier ausgelegtes kleines Backblech streichen (oder auch ein großes, je nachdem, wie dick die Riegel werden sollen).
7. Schokolade im Wasserbad schmelzen und gleichmäßig auf der Masse verteilen.
8. Riegelmasse über Nacht in den Kühlschrank stellen, damit sie fest werden kann.
9. Die feste Masse in die gewünschte Form schneiden.

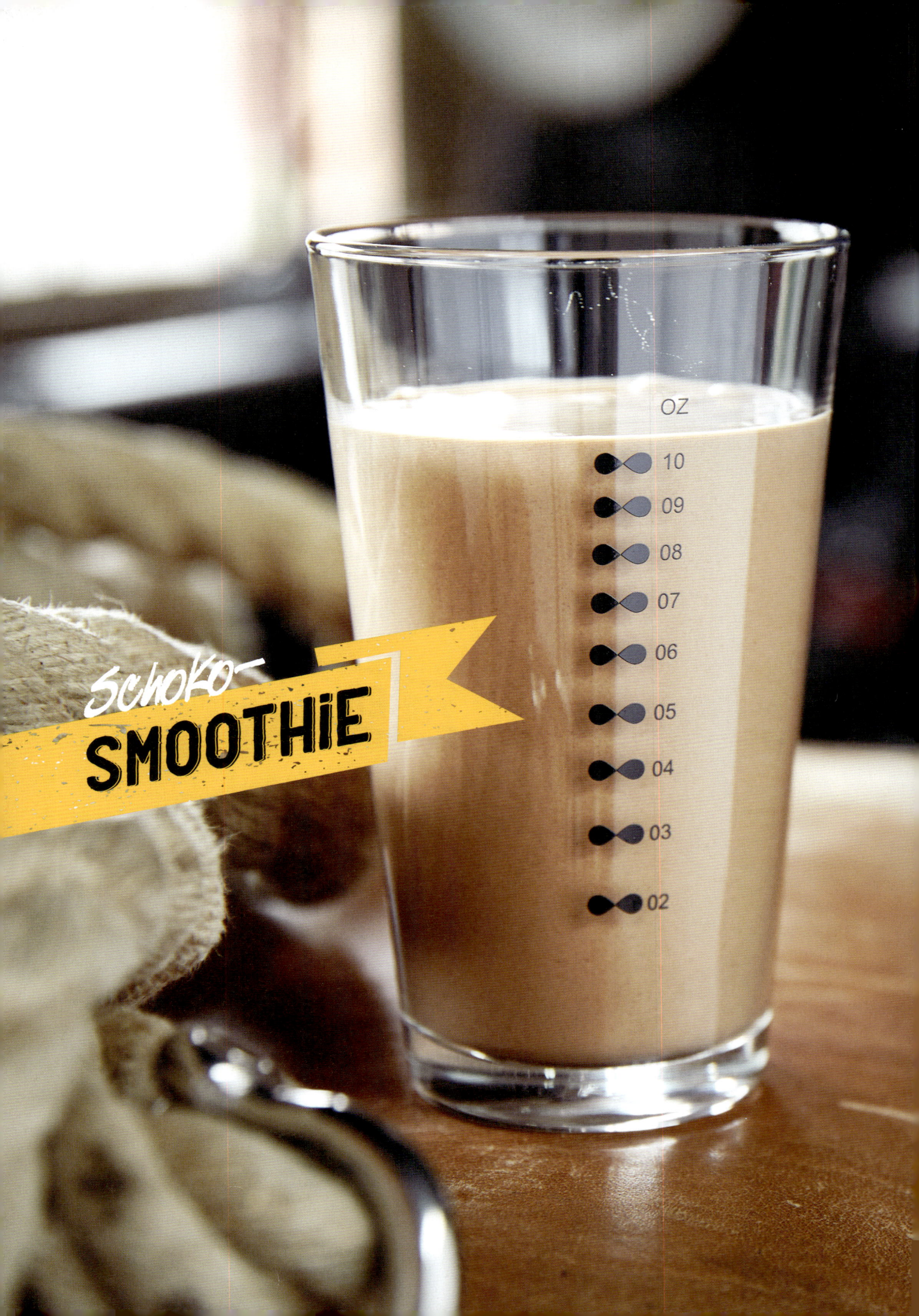

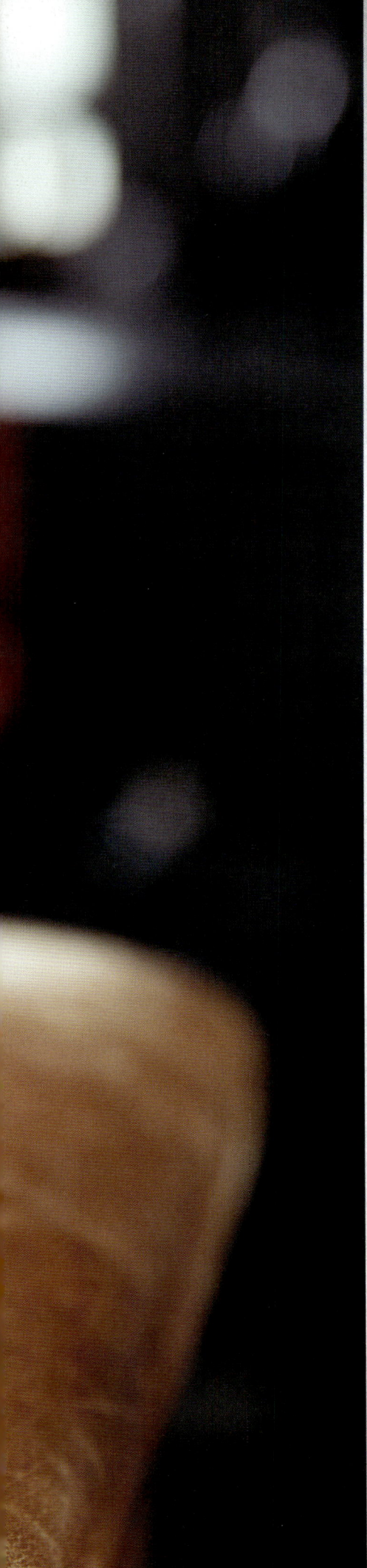

ZUTATEN
für 1 Portion

- 1 Banane
- 1 EL Kokosmus
- ½ Tasse Cashewkerne (ca. 100 g), ungesalzen (über Nacht eingeweicht)
- 400 ml Sojamilch (gesüßt oder ungesüßt)
- 1 EL Kokosblütenzucker (oder alternativ Agavendicksaft)
- 4 EL veganes Mehrkomponentenprotein (Schoko)
- 2 EL Instant-Kaffee

ZUBEREITUNG

Alle Zutaten in einem Mixer zu einem glatten Smoothie pürieren.

Schmeckt eiskalt am besten.

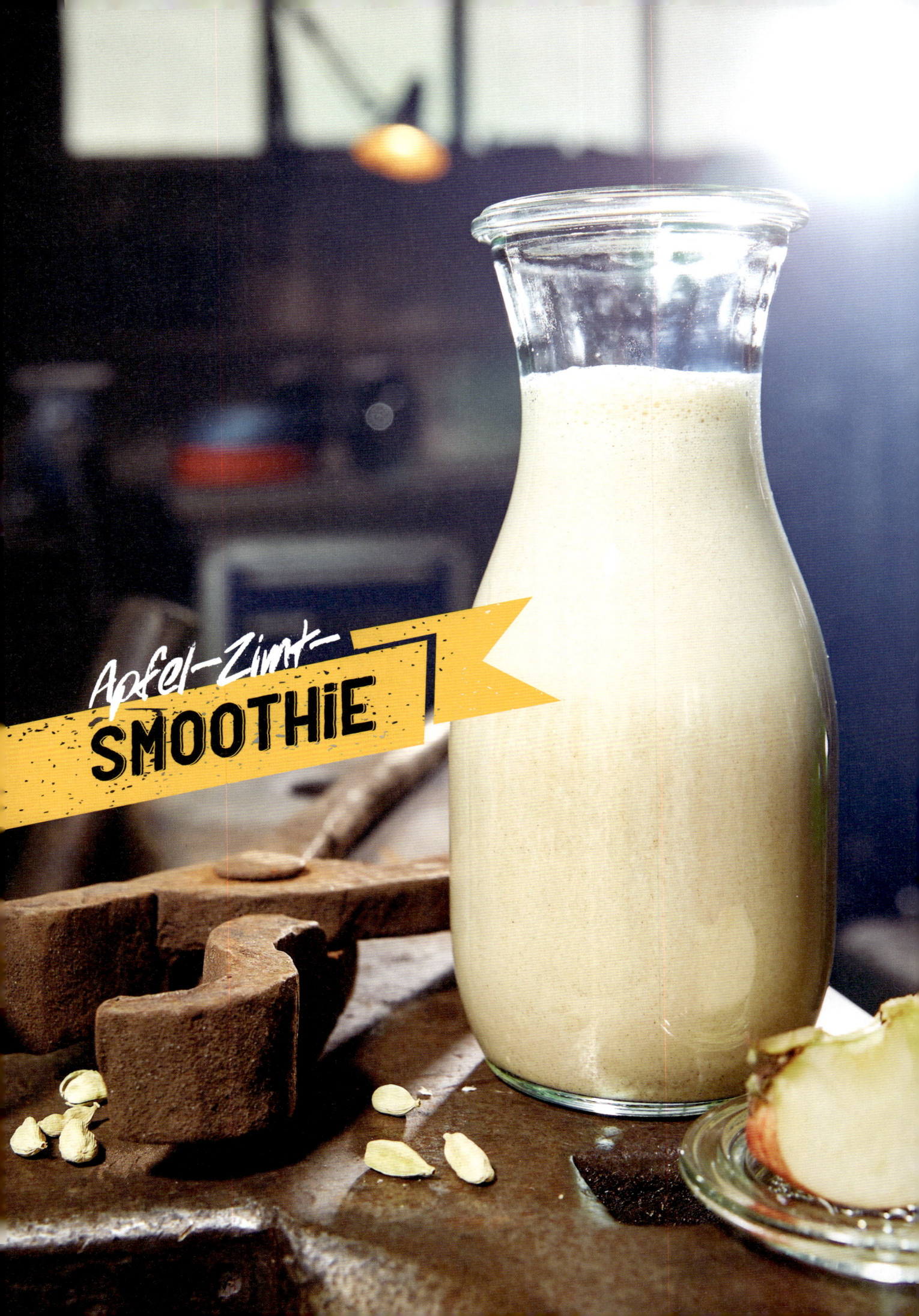
Apfel-Zimt-Smoothie

ZUTATEN
für 1 Portion

- 1 Apfel, geschält, ohne Kerngehäuse
- 2 EL Zimt
- 400 ml Sojamilch (oder andere Pflanzenmilch) mit Vanillegeschmack
- 2 EL Agavendicksaft
- 4 EL veganes, geschmacksneutrales Mehrkomponentenprotein
- 1 TL Kardamom

ZUBEREITUNG

Alle Zutaten in einem Mixer zu einem glatten Smoothie pürieren.

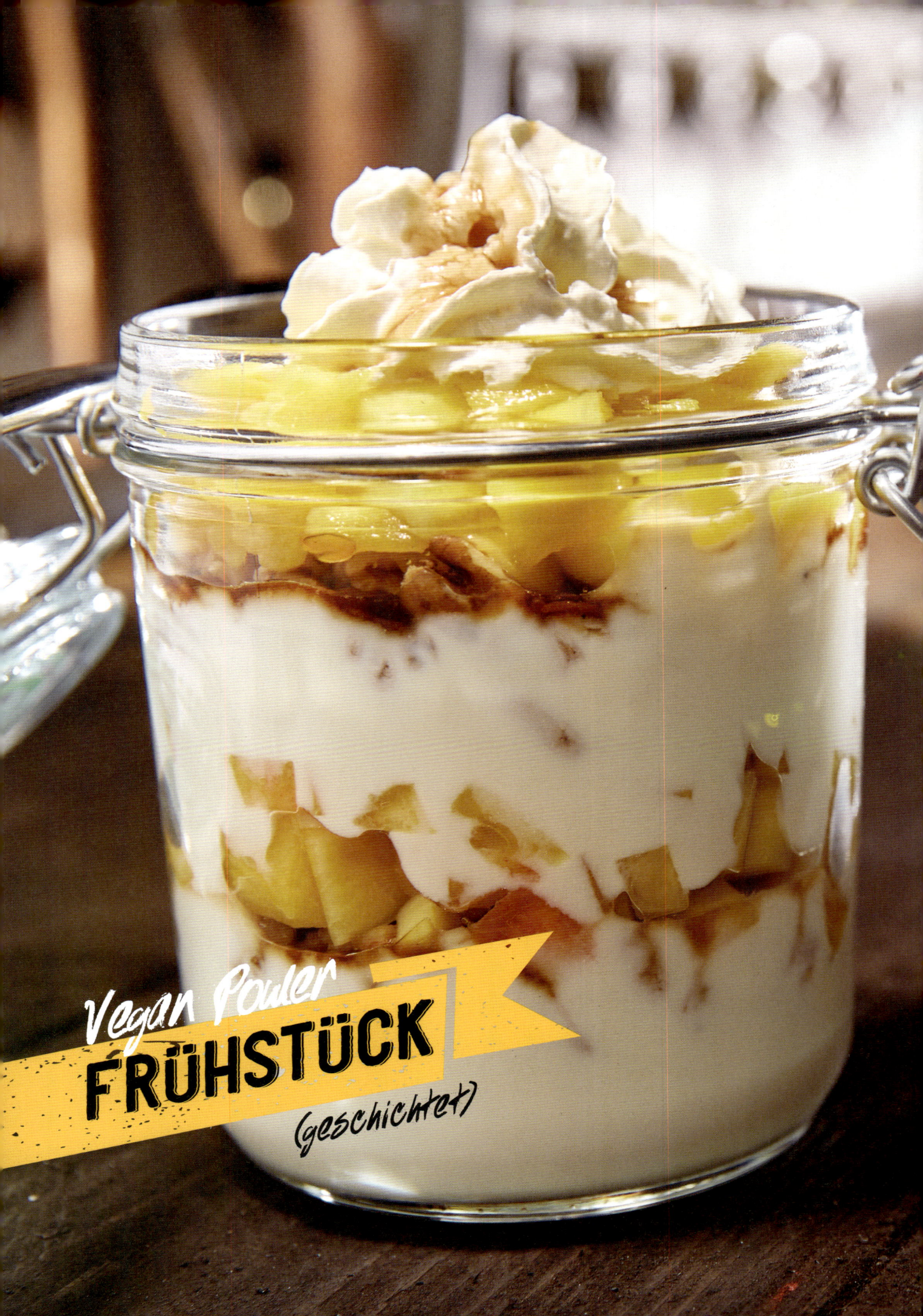

Vegan Power **FRÜHSTÜCK** (geschichtet)

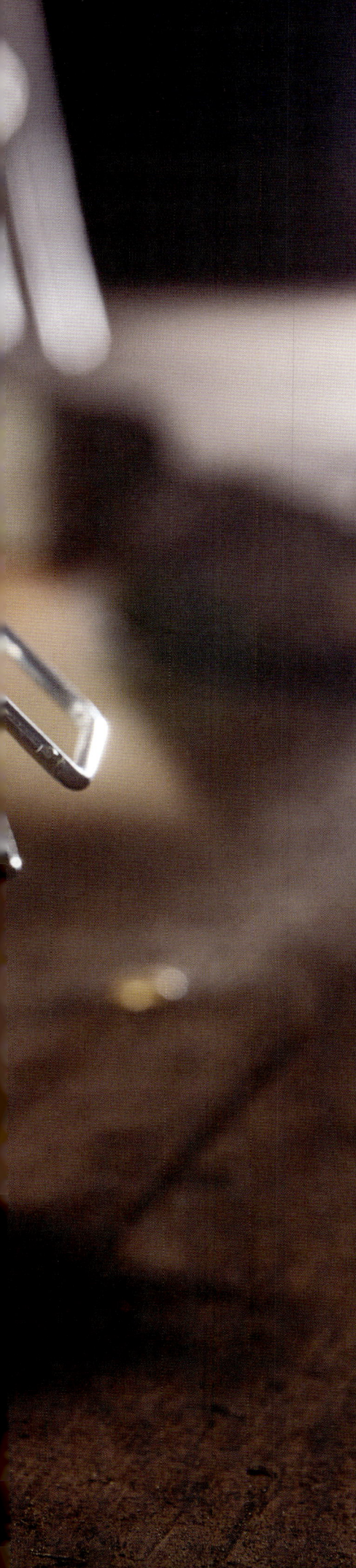

ZUTATEN
für 1 Portion

- 250 g Sojajoghurt (neutral)
- 50 g Walnüsse
- 3 EL (ca. 30 g) Kokosblütenzucker oder brauner Rohrzucker
- 2 Nektarinen, geschält
- 1 Mango, gewürfelt
- pflanzliche Sprühsahne
- Agavendicksaft als Topping

ZUBEREITUNG

Alle Zutaten Schicht für Schicht in einem Glas anrichten:

1. Sojajoghurt
2. Walnüsse
3. Kokosblütenzucker
4. Nektarinen
5. Sojajoghurt
6. Walnüsse
7. Kokosblütenzucker
8. Mango
9. pflanzliche Sprühsahne
10. Agavendicksaft

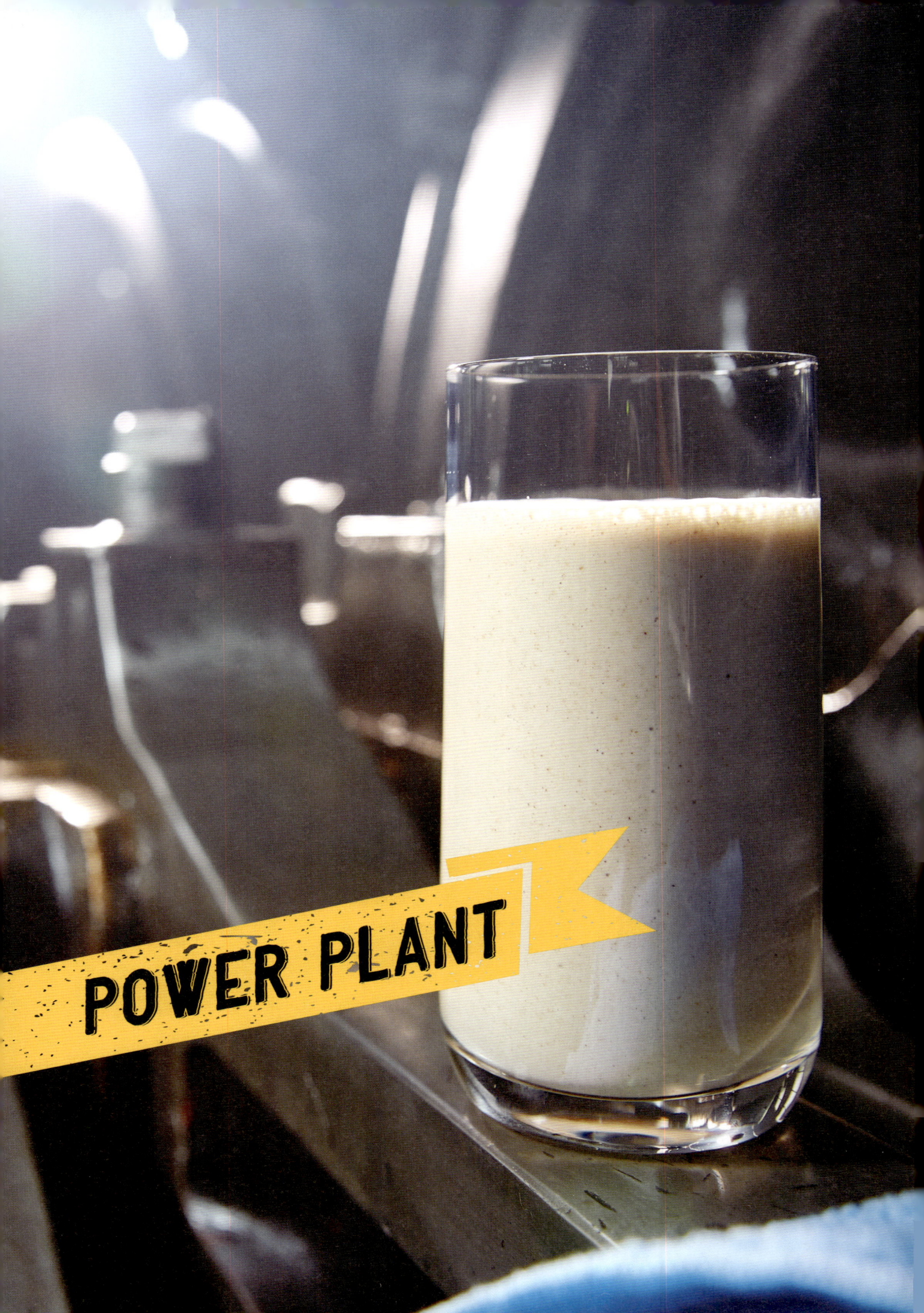

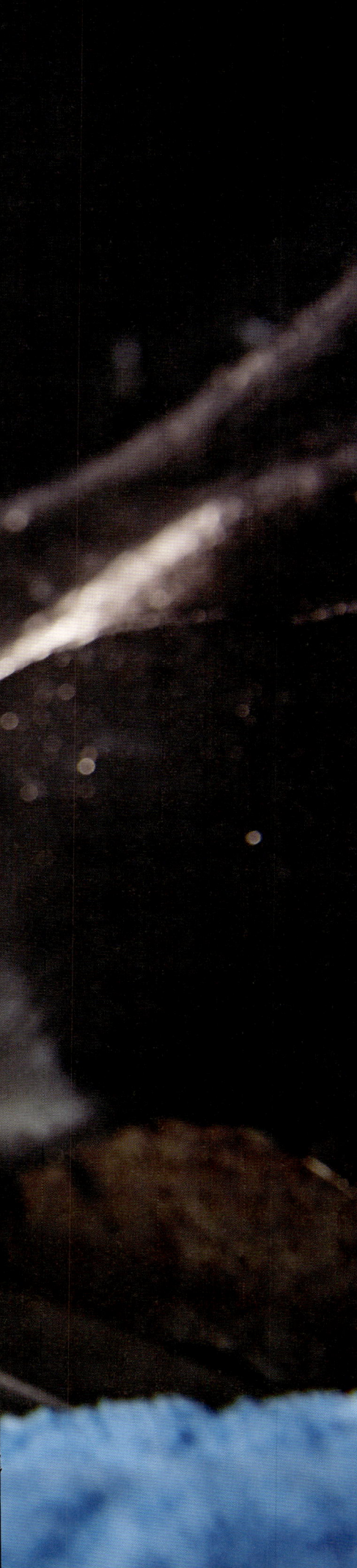

ZUTATEN
für 1 Portion

- 1 Apfel geschält, ohne Kerngehäuse
- 1 Banane
- 500 ml Pflanzenmilch
- 100 g ungesalzene Erdnüsse
- 50 g Haferflocken (zart)
- 1 gestrichener Esslöffel Zimt (Ceylonzimt)
- 1 EL Agavensirup

Optional
- 5 g Kreatin-Monohydrat
- 30 g veganes Mehrkomponentenprotein

ZUBEREITUNG

Alle Zutaten in einem Mixer zu einem glatten Smoothie pürieren.

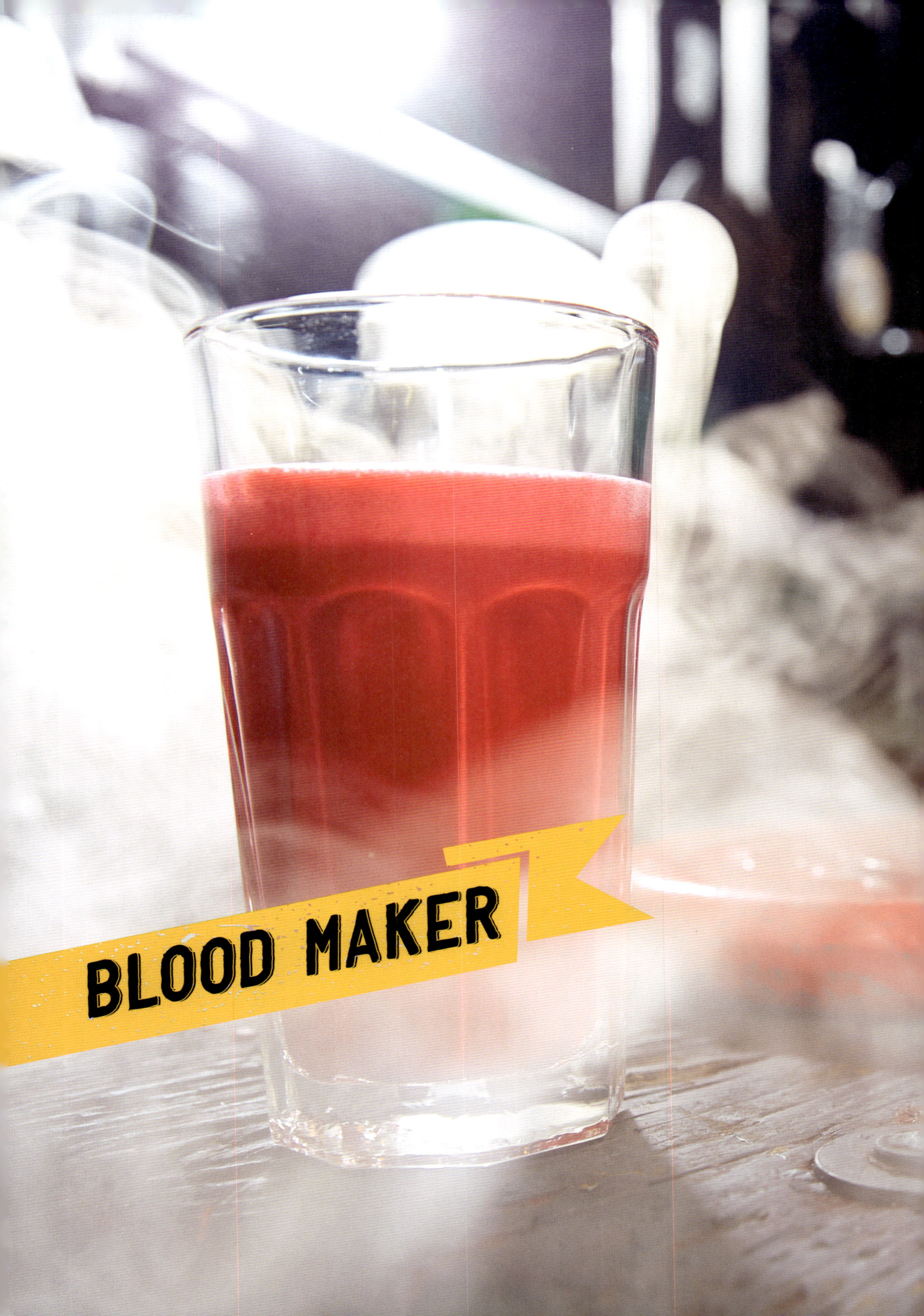

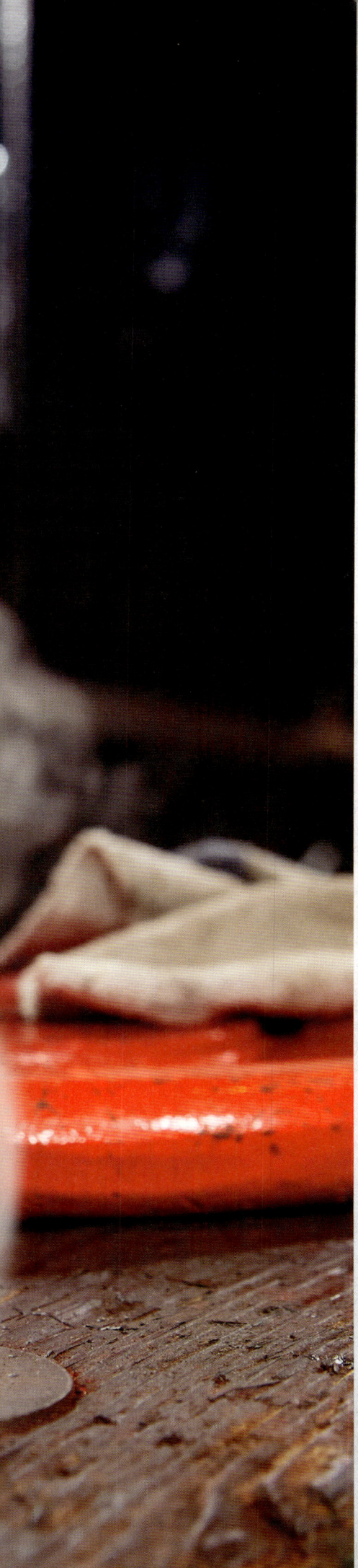

ZUTATEN
für 1 Portion

- 200 ml Rote Bete Saft
- 200 ml Karottensaft
- 50 g Weizenkleie
- Saft einer Zitrone
- Saft eines Granatapfels

Optional
- 5 g Kreatin-Monohydrat
- 30 g veganes Mehrkomponentenprotein

ZUBEREITUNG

Alle Zutaten in einem Mixer zu einem glatten Smoothie pürieren.

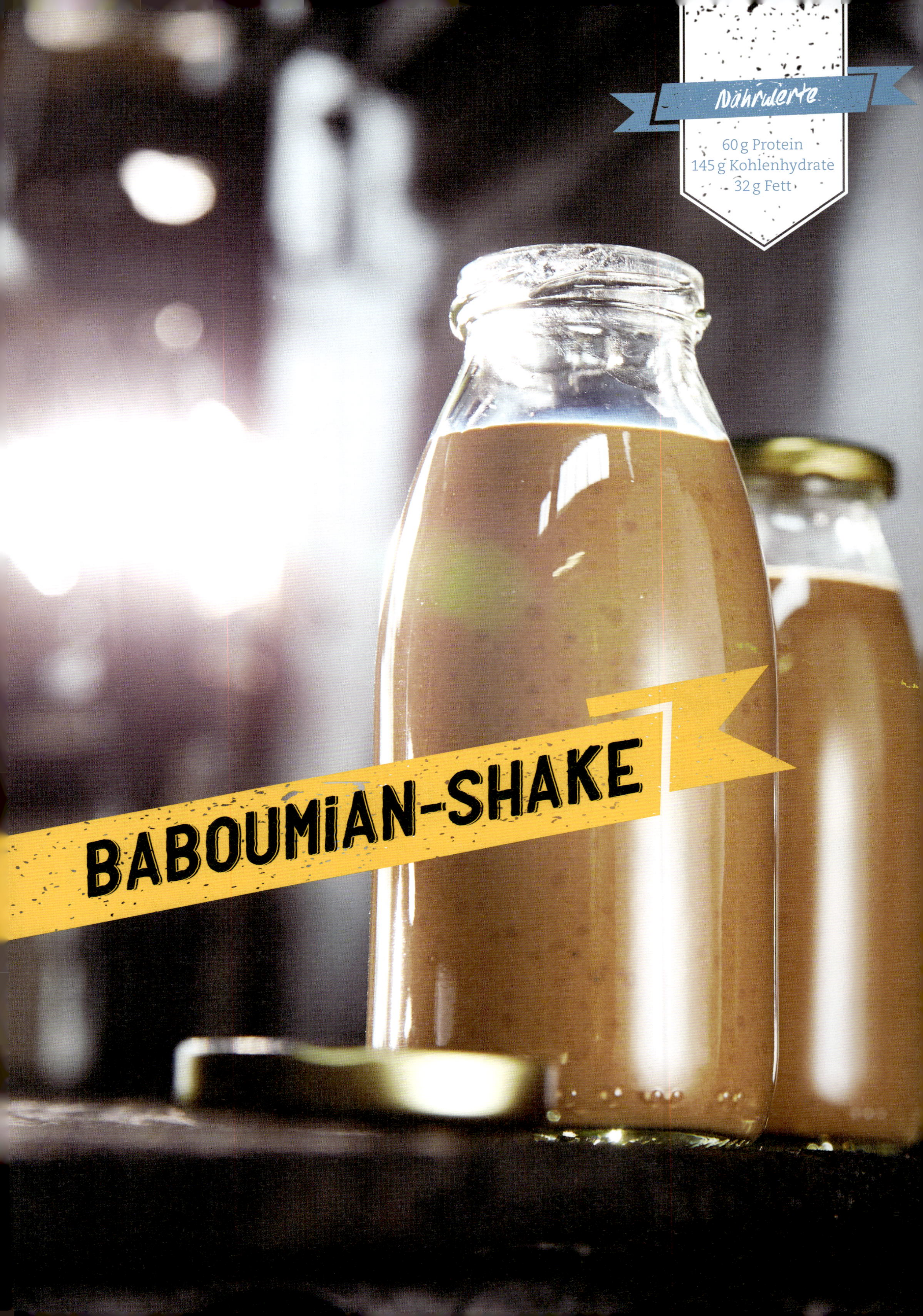

BABOUMIAN-SHAKE

Nährwerte
60 g Protein
145 g Kohlenhydrate
32 g Fett

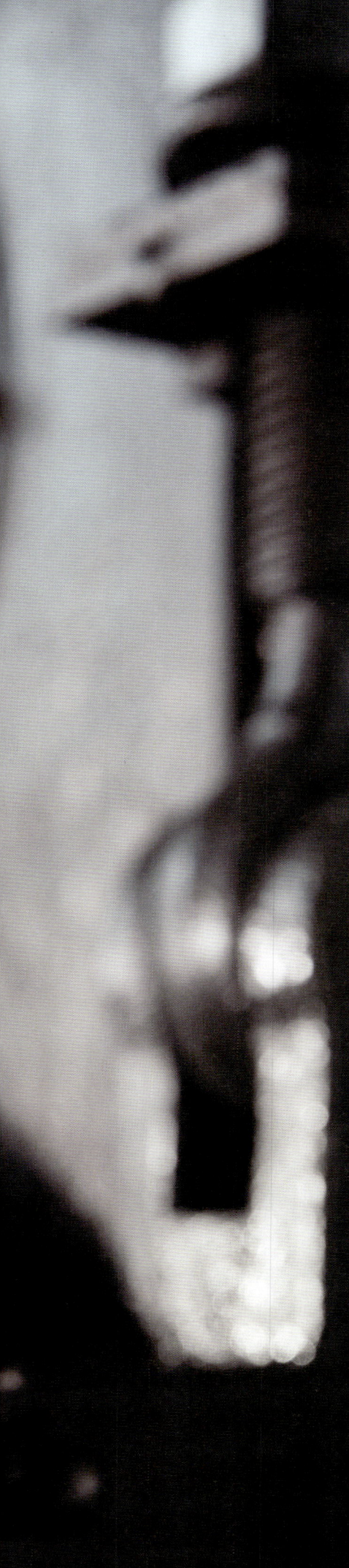

ZUTATEN
für 1 Portion

- 150 g Haferflocken
- 500 ml Sojakakao
- 40 g veganes Mehrkomponentenprotein (Schoko)
- 1 EL Agavendicksaft (10 g)
- 2 EL Leinsamenöl (20 g)
- 5 g Kreatin-Monohydrat

ZUBEREITUNG

Alle Zutaten in einem Mixer zu einem glatten Smoothie pürieren.

Diesen Shake habe ich ursprünglich in einer nicht veganen Version noch als Vegetarier konzipiert, um mich in die Schwergewichtsklasse »hochzumästen«. Die vegane Version ist aber noch effektiver als die Originalversion. Wer die Haferflocken nicht gut verträgt, bekommt sie durch vorheriges Kochen bekömmlicher. Ich nutze zarte Haferflocken (keine kernigen) und werfe die Flocken ungemahlen in den Shake. Ein starker Mixer, z. B. der »Vitamix«, macht daraus problemlos einen leckeren Brei. Der Shake eignet sich toll als Frühstück.

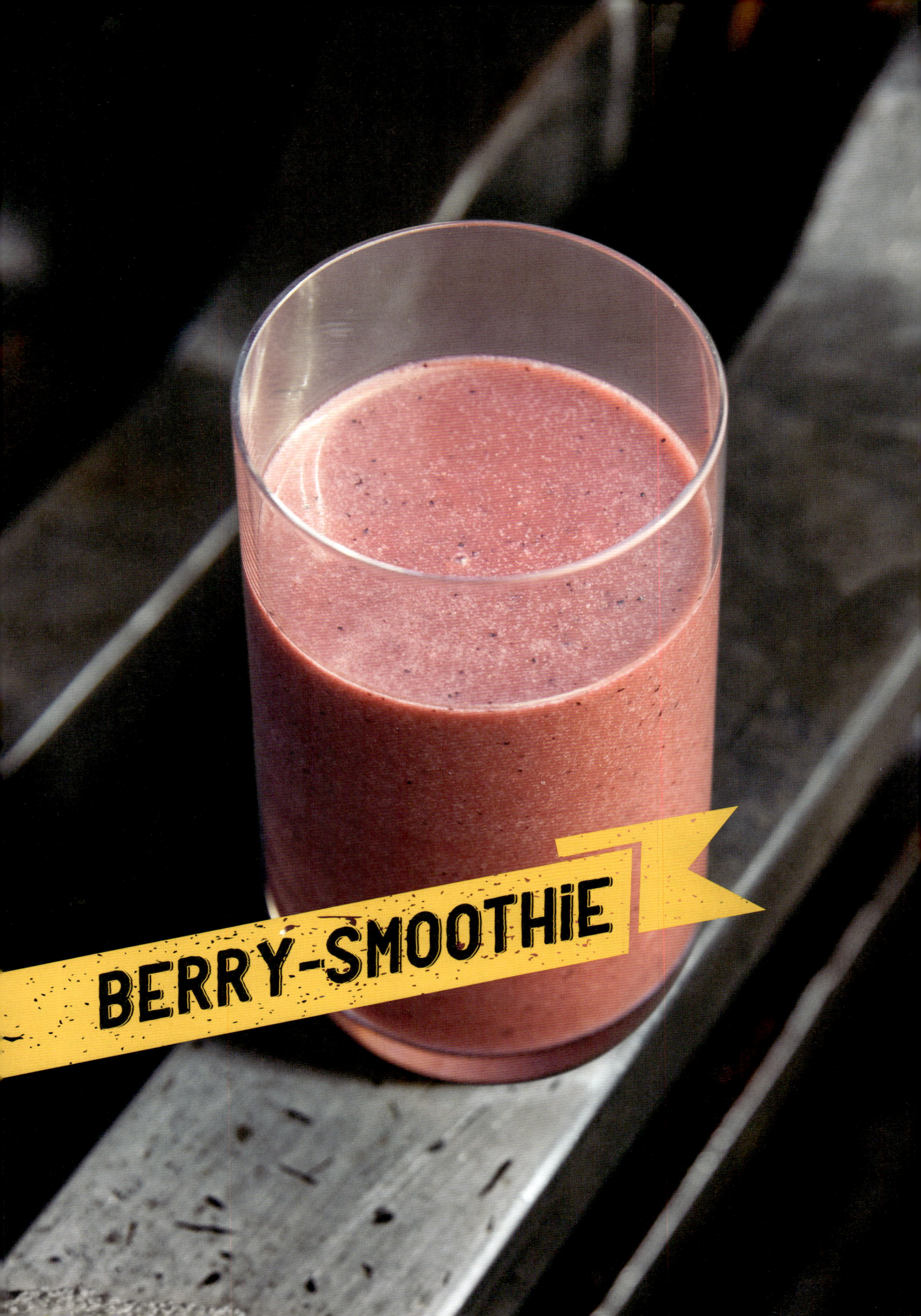

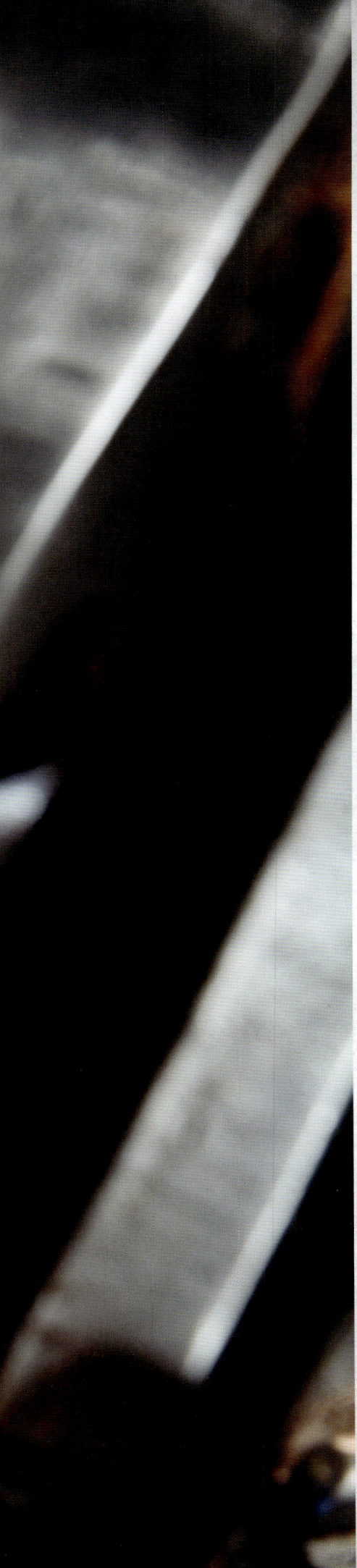

ZUTATEN
für 1 Portion

- 250 g Erdbeeren (am besten gefroren)
- 100 g Heidelbeeren
- 100 g gefrorene Himbeeren
- 100 ml Agavendicksaft
- 300 ml Reismilch
- 4 EL geschmacksneutrales Mehrkomponentenprotein
- 2 EL Kokosmus

ZUBEREITUNG

Alle Zutaten in einem Mixer zu einem glatten Smoothie pürieren.

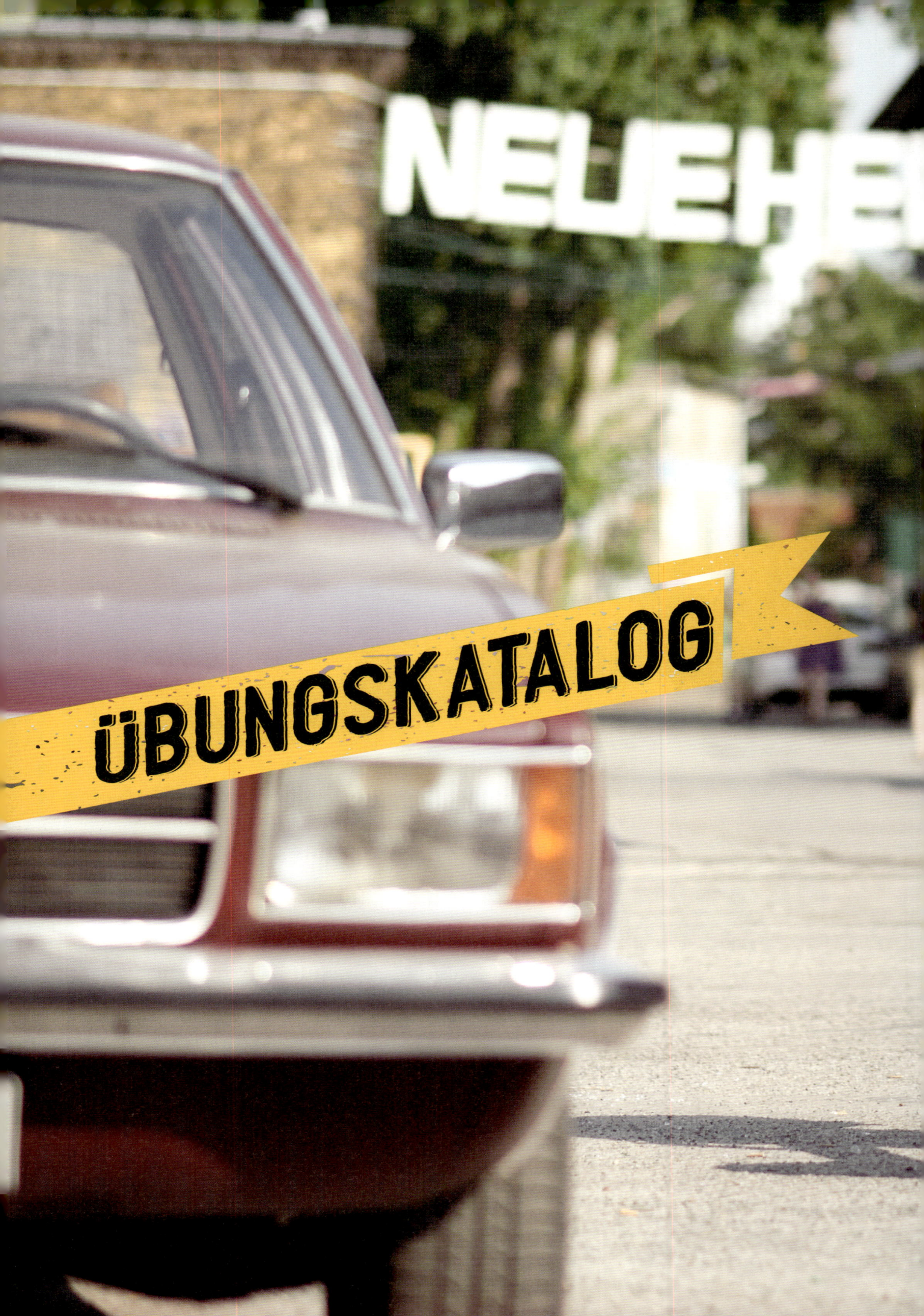

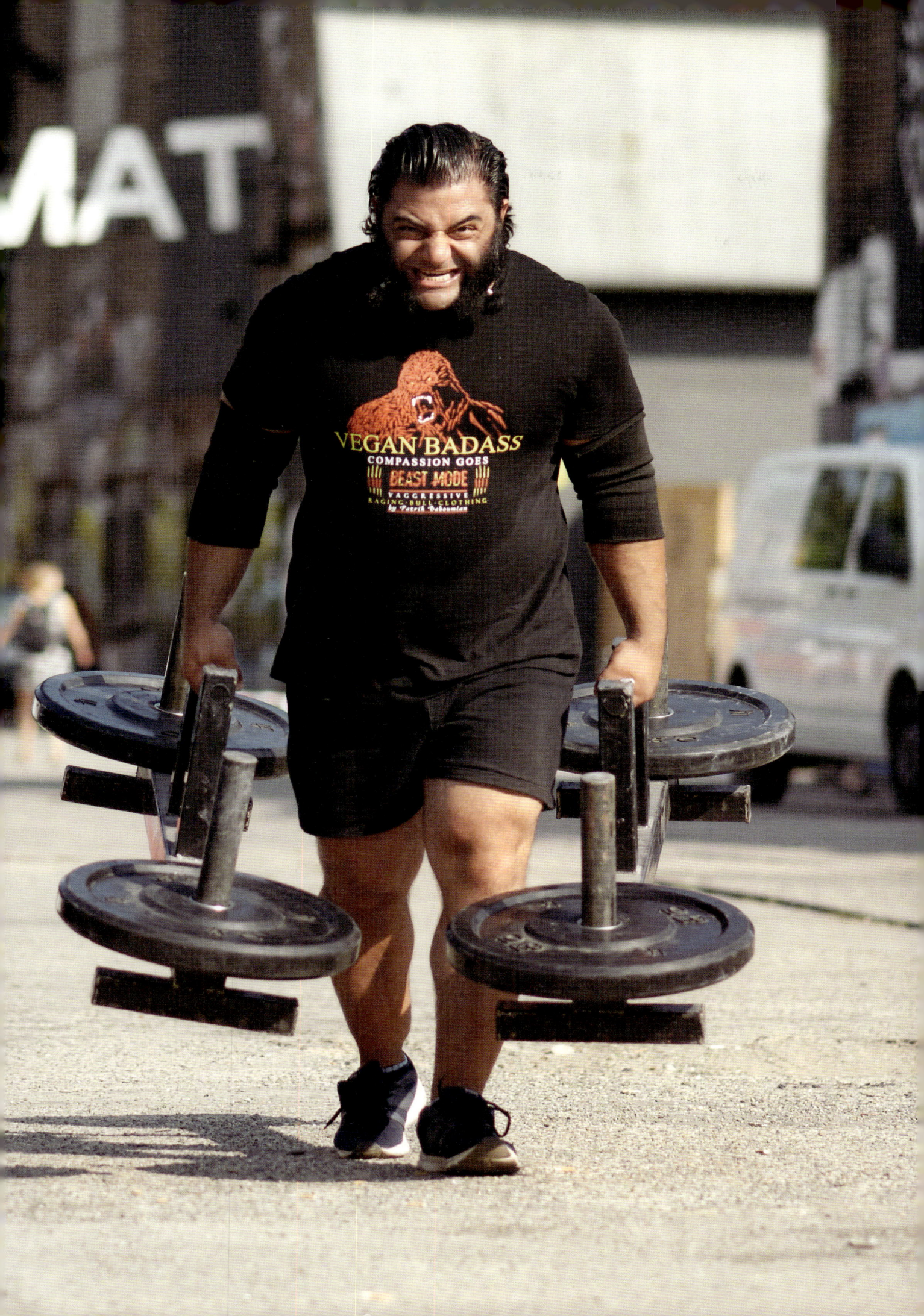

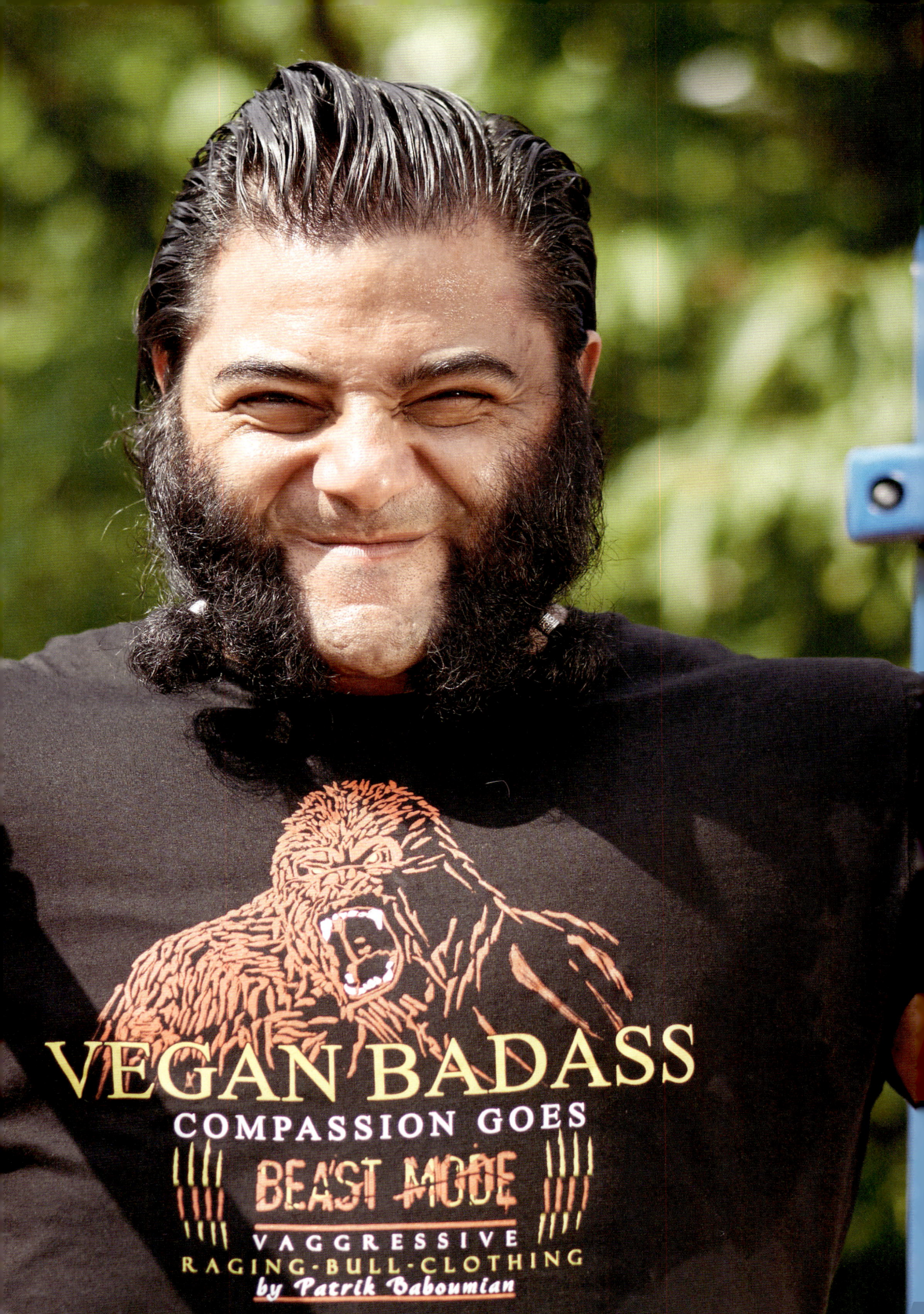

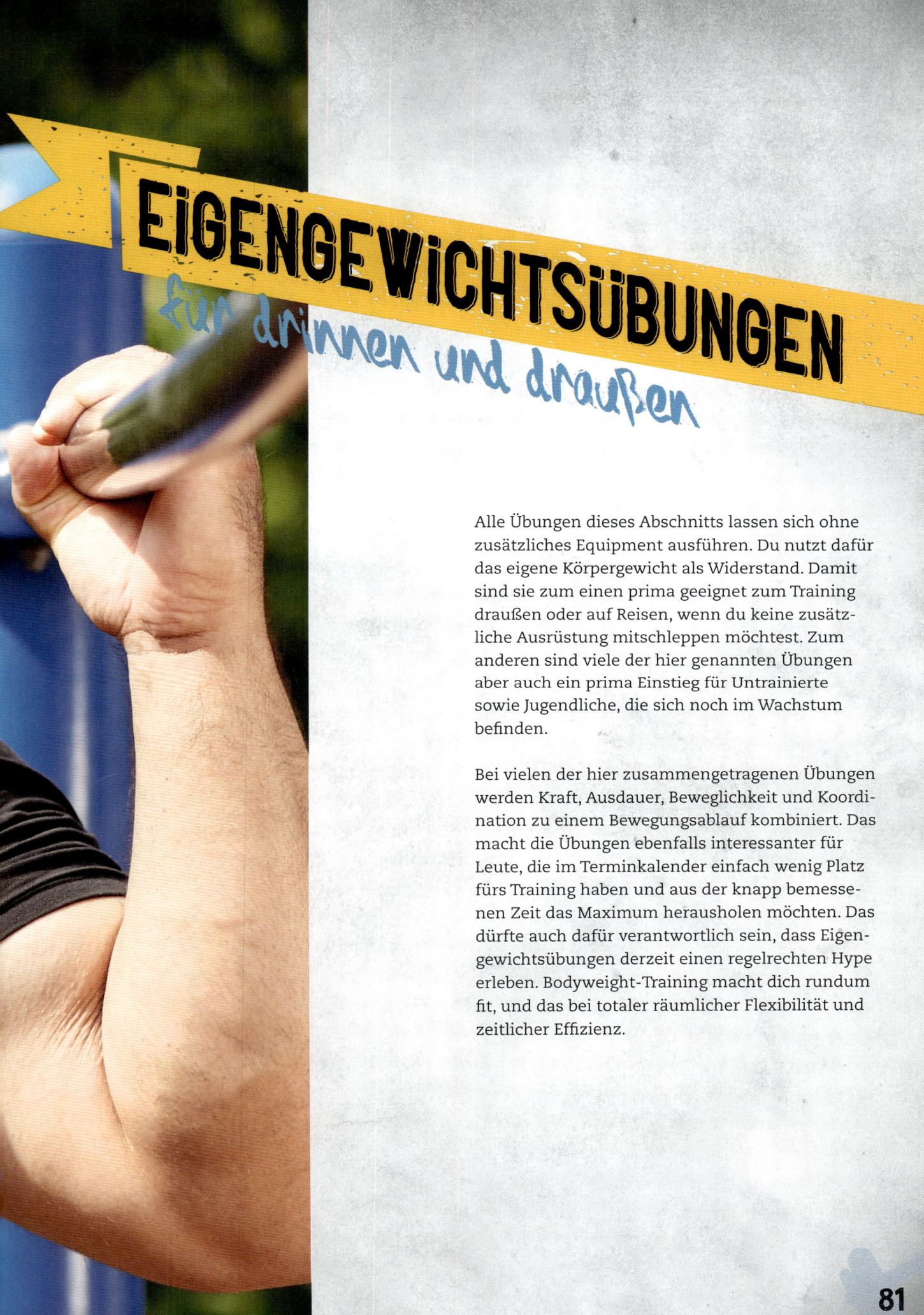

EIGENGEWICHTSÜBUNGEN
für drinnen und draußen

Alle Übungen dieses Abschnitts lassen sich ohne zusätzliches Equipment ausführen. Du nutzt dafür das eigene Körpergewicht als Widerstand. Damit sind sie zum einen prima geeignet zum Training draußen oder auf Reisen, wenn du keine zusätzliche Ausrüstung mitschleppen möchtest. Zum anderen sind viele der hier genannten Übungen aber auch ein prima Einstieg für Untrainierte sowie Jugendliche, die sich noch im Wachstum befinden.

Bei vielen der hier zusammengetragenen Übungen werden Kraft, Ausdauer, Beweglichkeit und Koordination zu einem Bewegungsablauf kombiniert. Das macht die Übungen ebenfalls interessanter für Leute, die im Terminkalender einfach wenig Platz fürs Training haben und aus der knapp bemessenen Zeit das Maximum herausholen möchten. Das dürfte auch dafür verantwortlich sein, dass Eigengewichtsübungen derzeit einen regelrechten Hype erleben. Bodyweight-Training macht dich rundum fit, und das bei totaler räumlicher Flexibilität und zeitlicher Effizienz.

BURPEE
(Liegestütz mit Kniebeuge und Strecksprung)

Der Burpee ist die wahrscheinlich kompletteste Eigengewichtsübung, die wir kennen. Burpees kombinieren plyometrische Liegestütze, Kniebeugen und Strecksprünge innerhalb eines Bewegungsablaufs. Hierdurch baust du mit einer einzigen Übung auf unterschiedlichen Ebenen Kraft, Koordination und Ausdauer auf. Wenn ich mir nur eine Übung aussuchen dürfte, würde ich mich für den Burpee entscheiden. Er trainiert den gesamten Oberkörper, den kompletten Unterkörper, alle Stützmuskeln, die Bauchmuskeln sowie das Herz-Kreislauf-System als Einheit. So macht er dich in vielerlei Hinsicht fitter, gesünder und attraktiver.

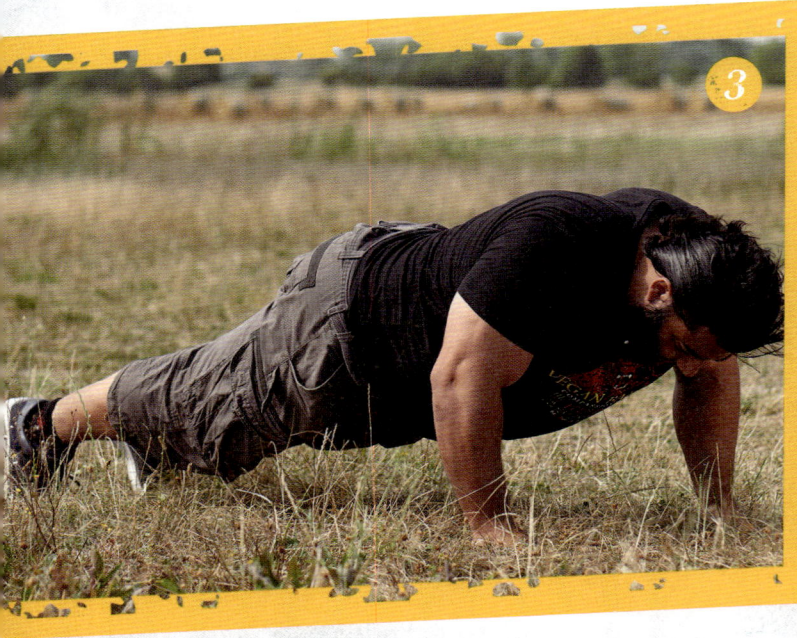
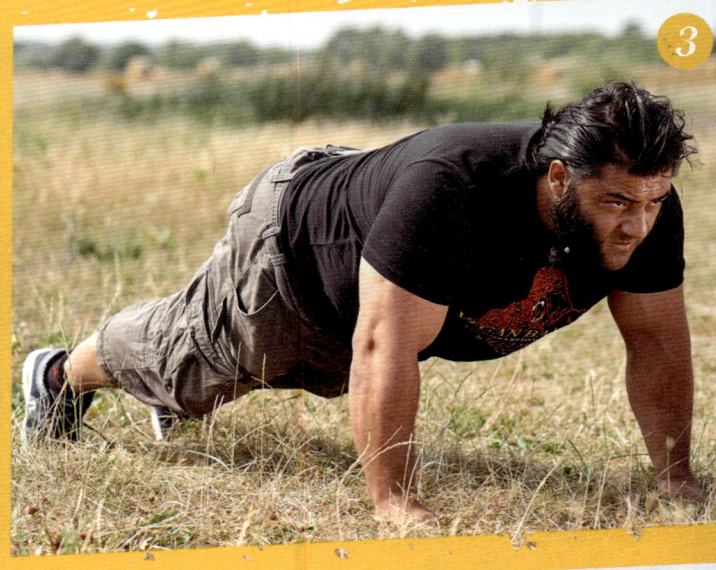

AUSFÜHRUNG

1. Stell dich im hüftbreiten Stand aufrecht hin.
2. Dann in die Hocke gehen und die Hände etwa schulterbreit vor den Füßen auf den Boden setzen. Das Gewicht auf die Hände verlagern.
3. Jetzt mit den Füßen nach hinten in die Ausgangsposition des Liegestützes springen und den Körper dabei lang machen.
4. Nach einem Liegestütz mit den Füssen sofort wieder nach vorn in die gehockte Ausgangsposition springen.
5. Anschließend aus der tiefen Kniebeuge heraus dynamisch hochspringen und in der Luft die Arme strecken.
6. Nach einer weichen Landung direkt zur nächsten Wiederholung übergehen.

Beim Absenken in die Hocke den Rücken gerade lassen. Die Füße stehen parallel nebeneinander, nicht zu weit voneinander entfernt. Beim Liegestütz den Rumpf stabilisieren. Vor der Übung solltest du dich außerdem unbedingt gründlich aufwärmen, um bei diesem dynamischen Bewegungsablauf die Verletzungsgefahr zu minimieren.

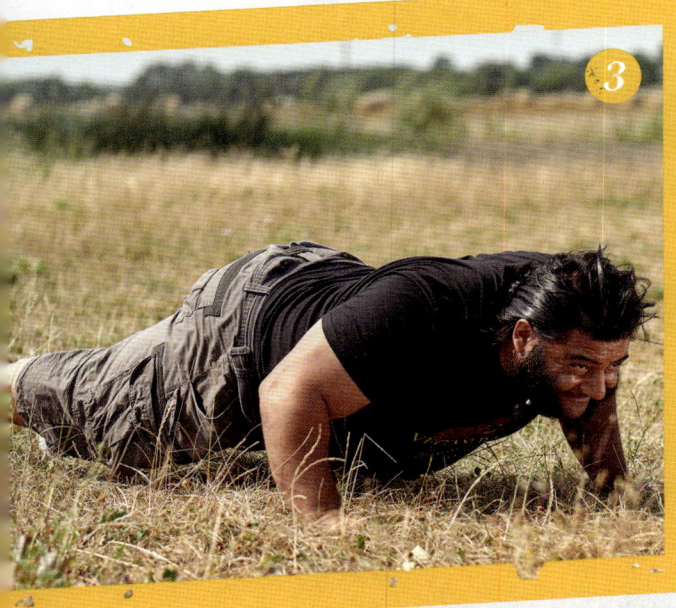
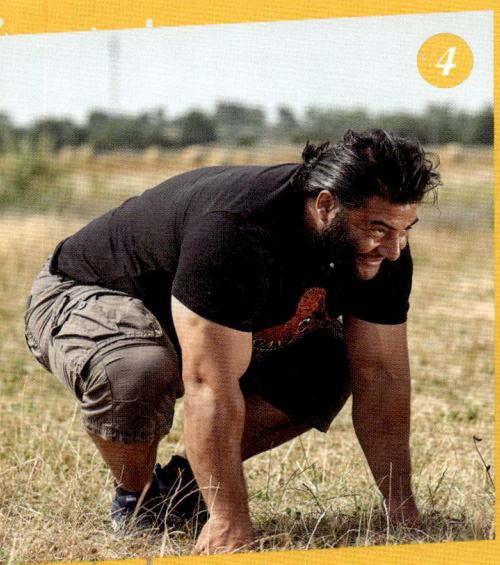
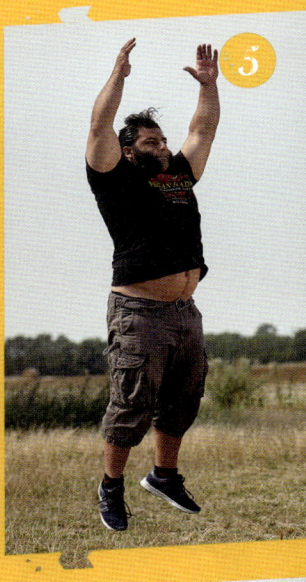

LAUFEN
auf allen Vieren (Bear Crawl)

Der Bear Crawl ist *die* perfekte Aufwärmübung, um sich optimal auf anspruchsvollere und dynamischere Übungen vorzubereiten. Er eignet sich aber auch hervorragend als Ausdauertraining. Gehe dafür, wenn möglich, nach draußen auf einen weichen Untergrund wie Gras oder Sand. Außerdem solltest du viel Platz um dich herum haben. Die Übung beansprucht primär die Schultermuskulatur, den Trizeps, den Rückenstrecker und den Bauch.

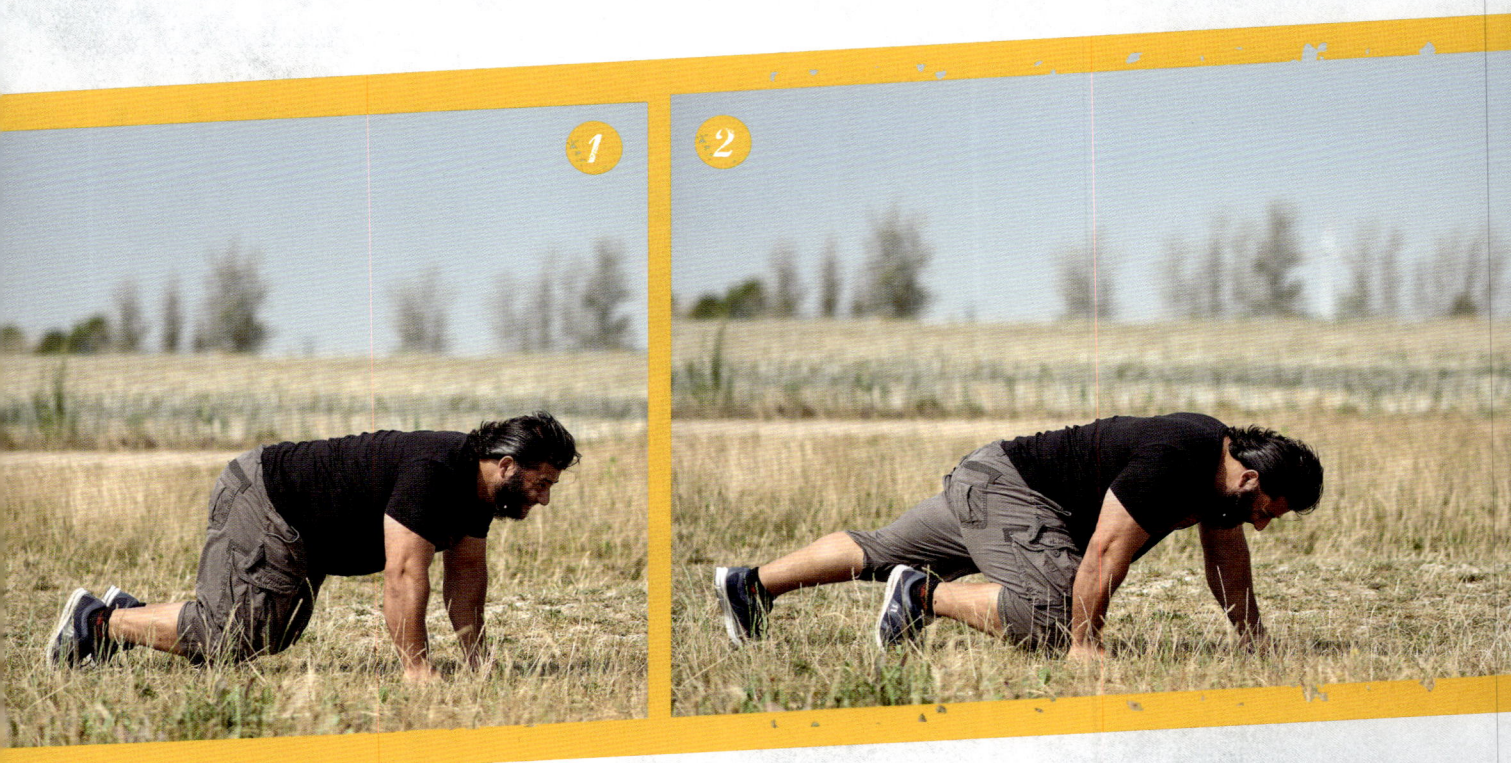

AUSFÜHRUNG

1. Du befindest dich anfangs auf allen Vieren, wobei die Hände mit gestreckten Armen direkt unter den Schultern am Boden aufsitzen und die Finger nach vorne gerichtet sind. Der Blick ist nach unten gerichtet.

2. Aus dieser Haltung heraus vorwärts kriechen. Dafür jeweils eine Hand und zugleich den Fuß der gegenüberliegenden Seite nach vorne setzen. Dabei darauf achten, den Rücken gerade zu halten und mit den Knien den Boden nicht zu berühren.

   Du kannst die Bewegung auch rückwärts ausführen, um nach hinten zu kriechen.

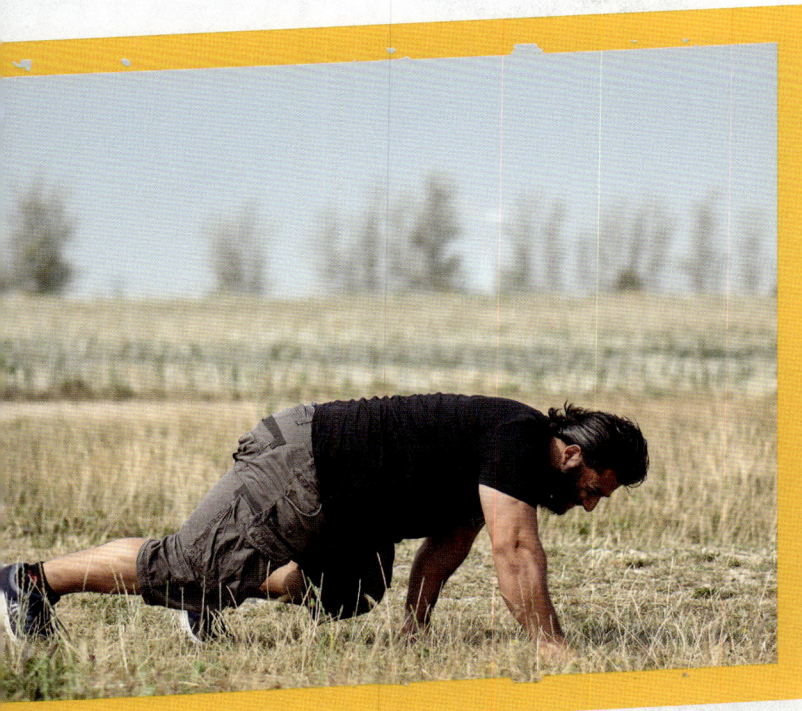
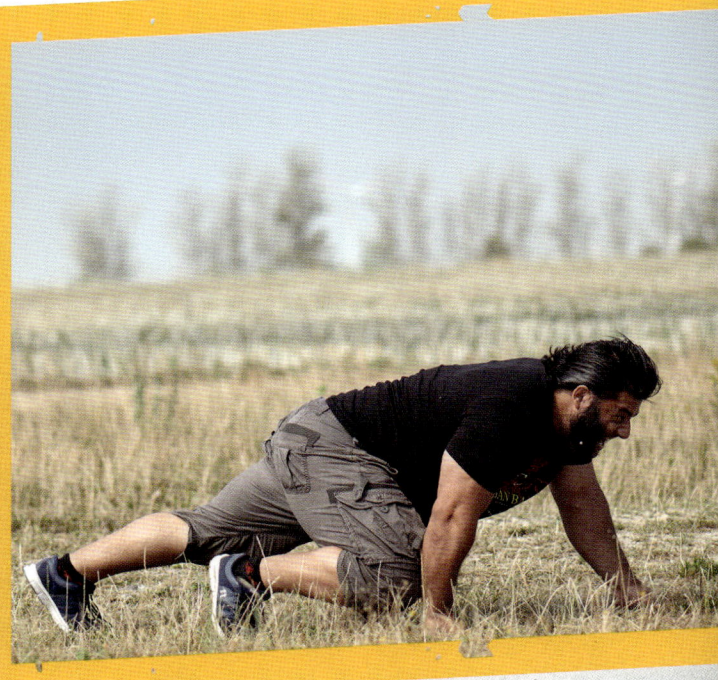

BERGSTEIGER

Der Bergsteiger ist eine tolle Vorbereitung auf dynamische Übungen wie etwa Burpees. Außerdem lässt sich damit auch sehr gut die Ausdauer trainieren, weil dabei viele Muskelgruppen gleichzeitig involviert sind. Vom Trizeps über die Brust- und Bauch- bis hin zur Oberschenkelmuskulatur und zum Rückenstrecker wird hier so ziemlich alles miteinbezogen.

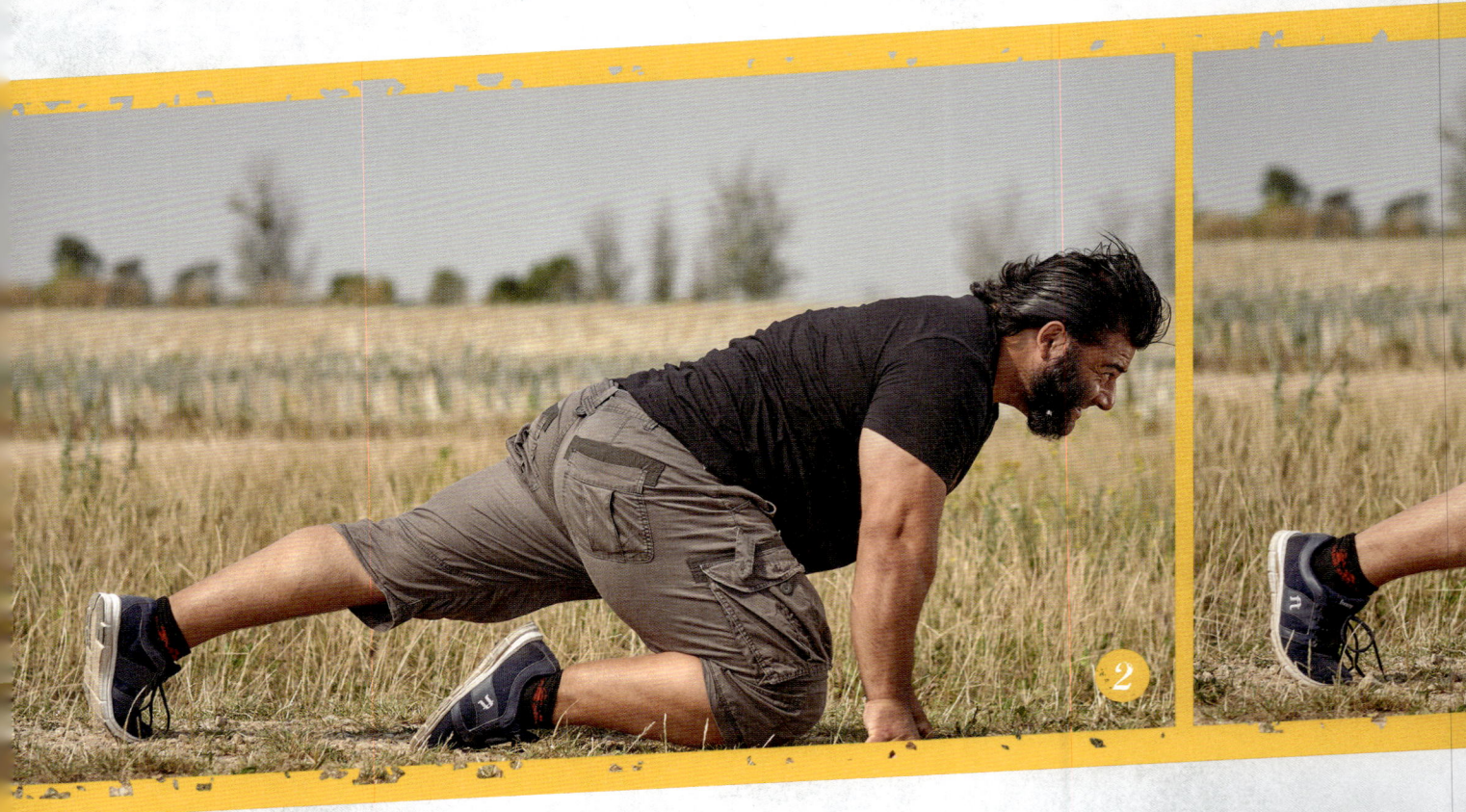

AUSFÜHRUNG

1. Anfangs in den Liegestütz kommen. Die Hände befinden sich direkt unter den Schultern. Den Kopf in Verlängerung des Rückens halten und nach unten blicken.
2. Nun einen Fuß anziehen und die Fußspitze etwa in Hüfthöhe auf den Boden setzen. Das andere Bein bleibt gestreckt.
3. Nun dynamisch zwischen den Füßen hin und her springen, wobei immer abwechselnd ein Fuß vorne und der andere hinten ist. Dabei darauf achten, dass der Rücken immer gerade bleibt.

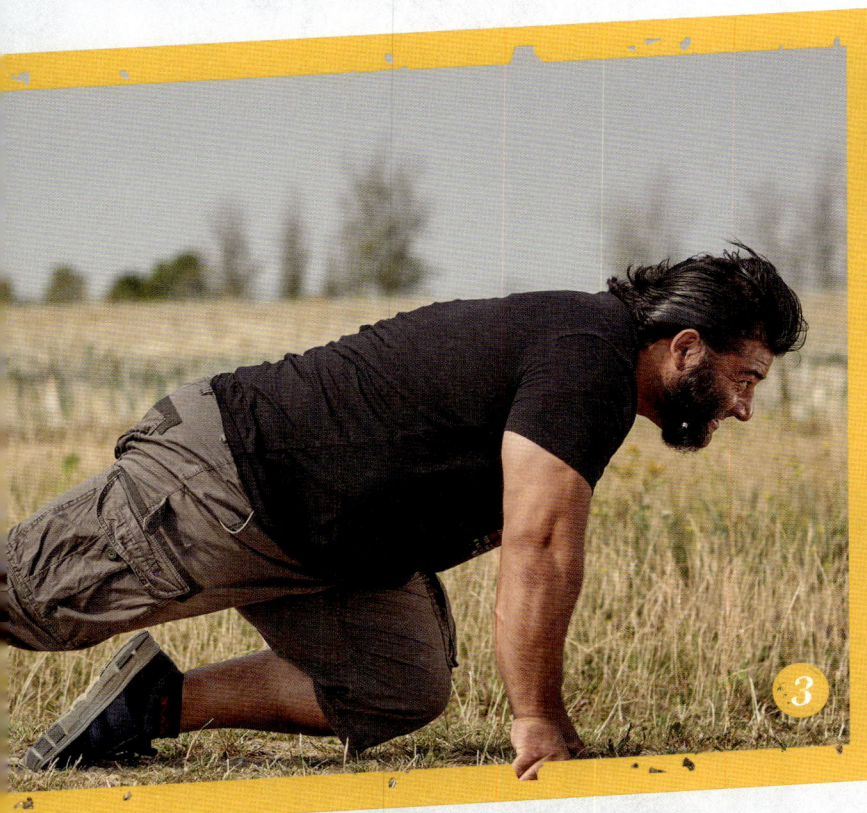
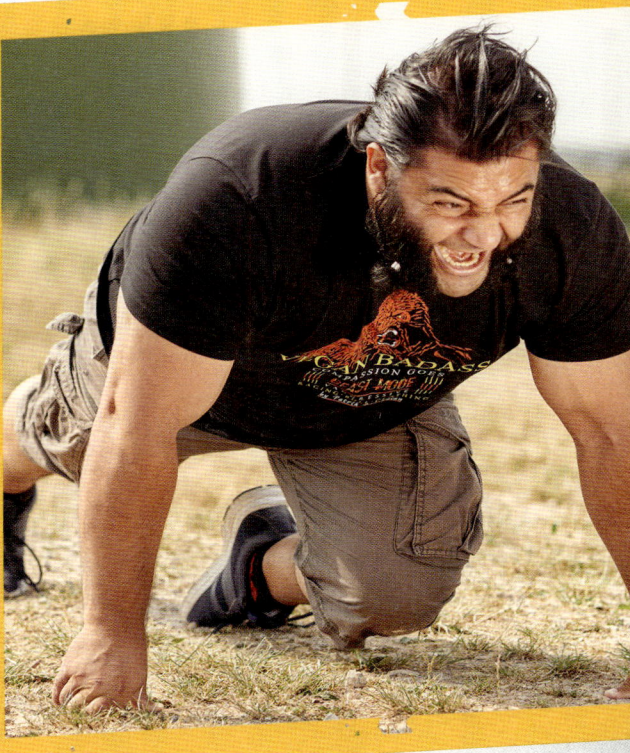

LIEGESTÜTZ-
Variationen

Der Liegestütz ist für viele Menschen die erste Kraftübung, die sie als Kind kennenlernen. Es gibt etliche Variationen, und einige davon möchte ich hier vorstellen. Liegestütze sind eine effektive Methode zur Kräftigung der Brustmuskulatur, des Trizeps, der vorderen Schultermuskulatur und der Stützmuskeln im Rumpf.

AUSFÜHRUNG

1. Bei der Standardversion liegst du zu Beginn flach auf dem Brustkorb am Boden und stützt dich etwa schulterbreit mit den Händen am Boden ab. Die Fußspitzen sitzen gleichzeitig senkrecht am Boden auf, während die Füße etwa hüftbreit voneinander entfernt sind.

2. Drücke dich dann vom Boden ab und strecke die Arme, wobei du den gesamten Körper unter Spannung und somit gerade hältst.

3. In der Endposition ist der Kopf am weitesten vom Boden entfernt, während die Füße fest an ihrer Position bleiben.

4. Anschließend den Körper wieder sinken lassen, um den Boden mit dem Brustkorb leicht zu berühren. Danach beginnt der Bewegungsablauf wieder von vorn.

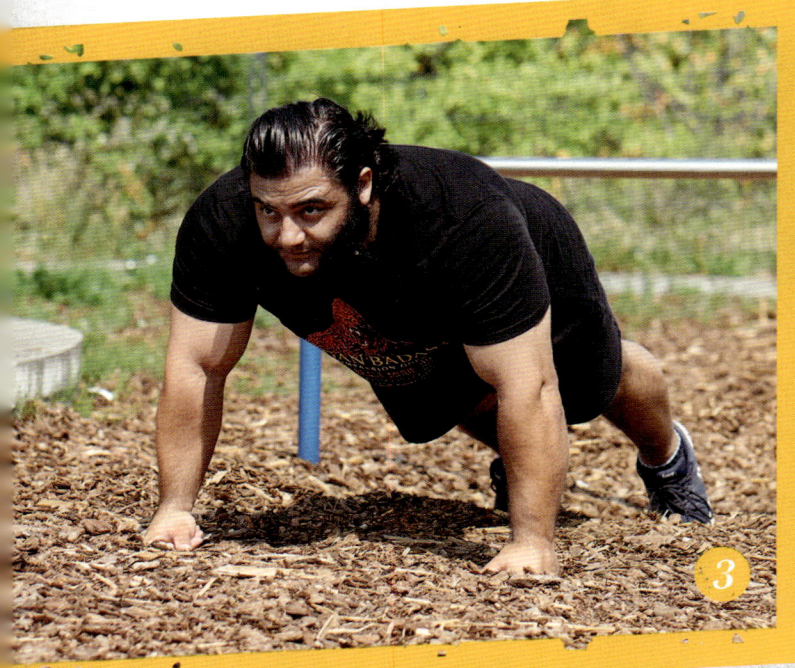

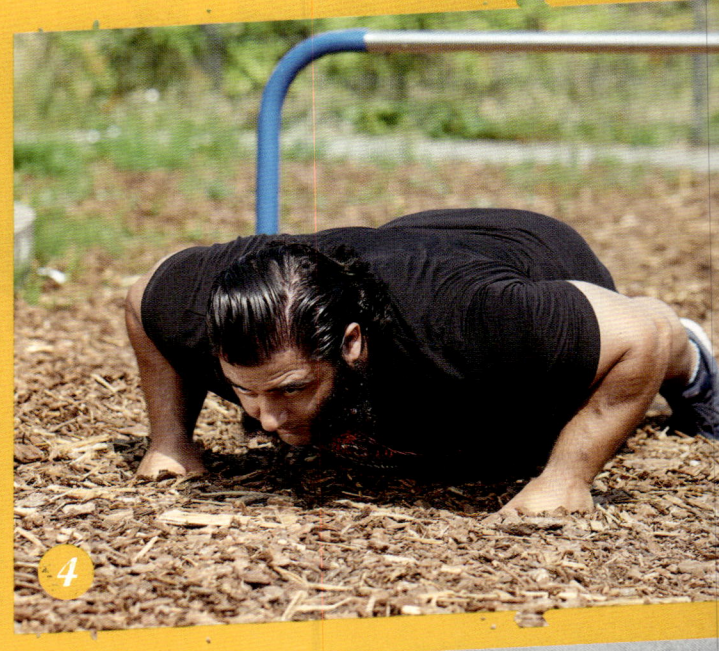

TIPP

Wenn du die Standardversion nicht schaffst, kannst du die Übung noch vereinfachen, indem du die Knie statt der Füße am Boden absetzt. Dazu in der Grundstellung die Knie etwa hüftbreit voneinander entfernt positionieren und die Unterschenkel leicht anwinkeln, sodass die Füße nicht den Boden berühren. Durch diese Modifikation verkürzt du den Hebel, sprich: den Abstand zwischen den Händen und dem unteren Auflagepunkt. Dadurch verringerst du die Belastung. Alles andere funktioniert genauso wie bei der normalen Version.

Du musst über 70 Wiederholungen absolvieren, um den Punkt des Muskelversagens zu erreichen? Dann ist dir die Standardvariante zu leicht. In dem Fall kannst du die Übung auch einfach einarmig ausführen. So wird gerade die Beanspruchung der Stützmuskulatur maximiert. Die Übung wird damit erheblich schwerer. Auch ein mit Gewichten beladener Rucksack auf dem Rücken oder ein Trainingspartner können helfen, den Liegestütz etwas anspruchsvoller zu gestalten.

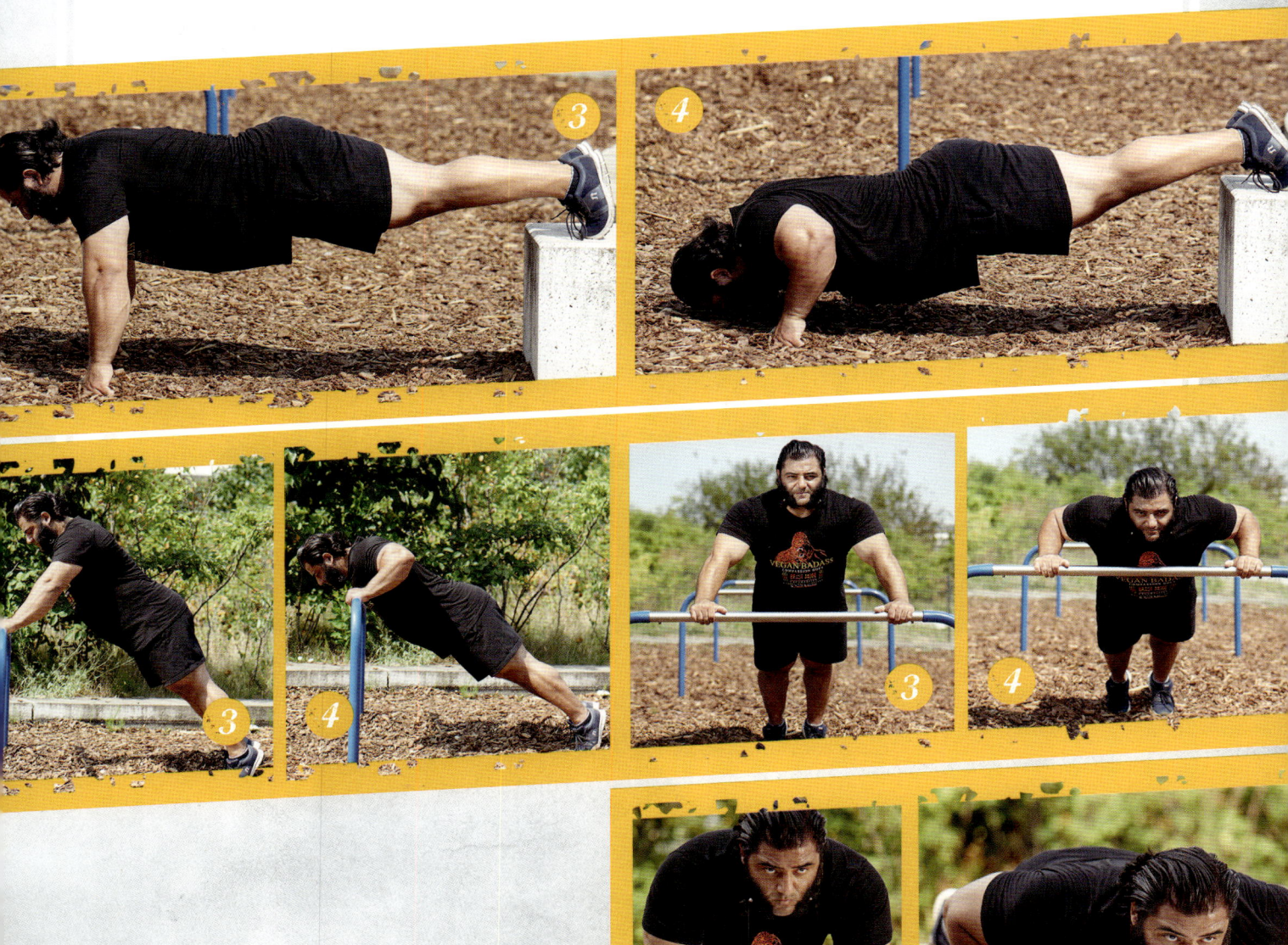

AUSFALLSCHRITT

Der Ausfallschritt ist eine gute Übung für die Oberschenkelmuskulatur (insbesondere den Quadrizeps) und die Gesäßmuskulatur. Da die Übung eine besondere koordinative Herausforderung darstellt, sollte immer erst der Bewegungsablauf ohne Equipment eingeübt werden, bevor man anfängt, mit Widerstand zu trainieren.

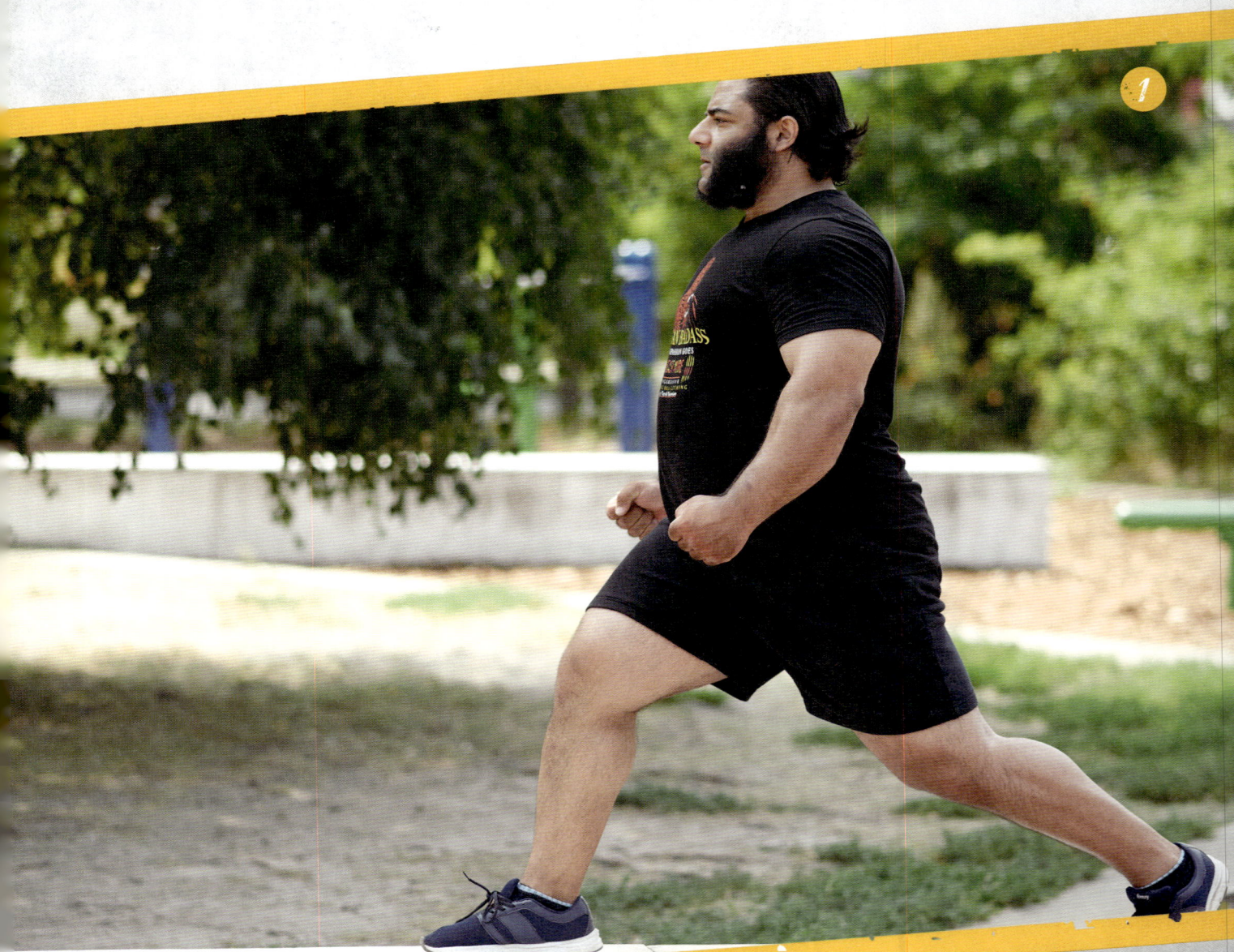

AUSFÜHRUNG

1. Stell dich hüftbreit mit angespannter Bauchmuskulatur und einem leichten Hohlkreuz hin und setze einen Fuß weit nach vorn.
2. Sobald der vordere Fuß den Boden berührt und die komplette Sohle auf dem Boden aufliegt, gehst du so weit nach unten, bis das Knie des hinteren Beines den Boden berührt.
3. Danach wieder zurück in die Ausgangsposition kommen, um den Bewegungsablauf mit dem anderen Bein zu wiederholen. Wichtig ist, dass der Schritt ausreichend groß ist, um zu vermeiden, dass das Knie des vorderen Beines beim Absinken zu weit nach vorne wandert und so über die Fußspitze hinausragt, was auf Dauer schaden kann.

TIPP

Für den Ausfallschritt solltest du viel Platz haben. Im Idealfall bewegst du dich dabei auf einer freien Fläche mit großen Schritten vorwärts. So wird der Ausfallschritt zu einer Variation der natürlichen Laufbewegung. Außerdem kannst du auf die Art den Bewegungsablauf am besten einstudieren.

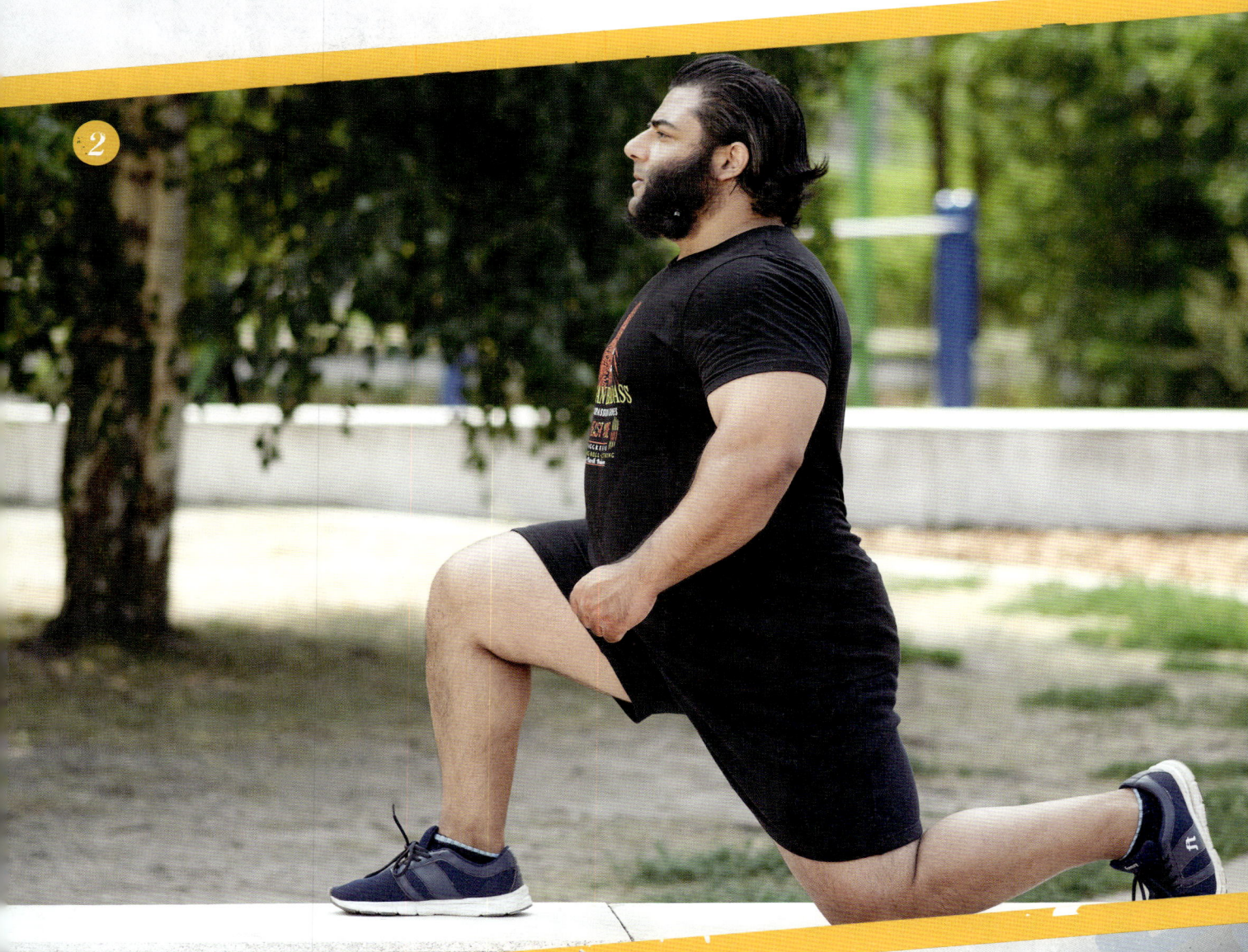

HOCKE
an der Wand

Eine statische Übung, die den Quadrizeps, aber auch die Gesäß-, Stütz- und Bauchmuskulatur trainiert.

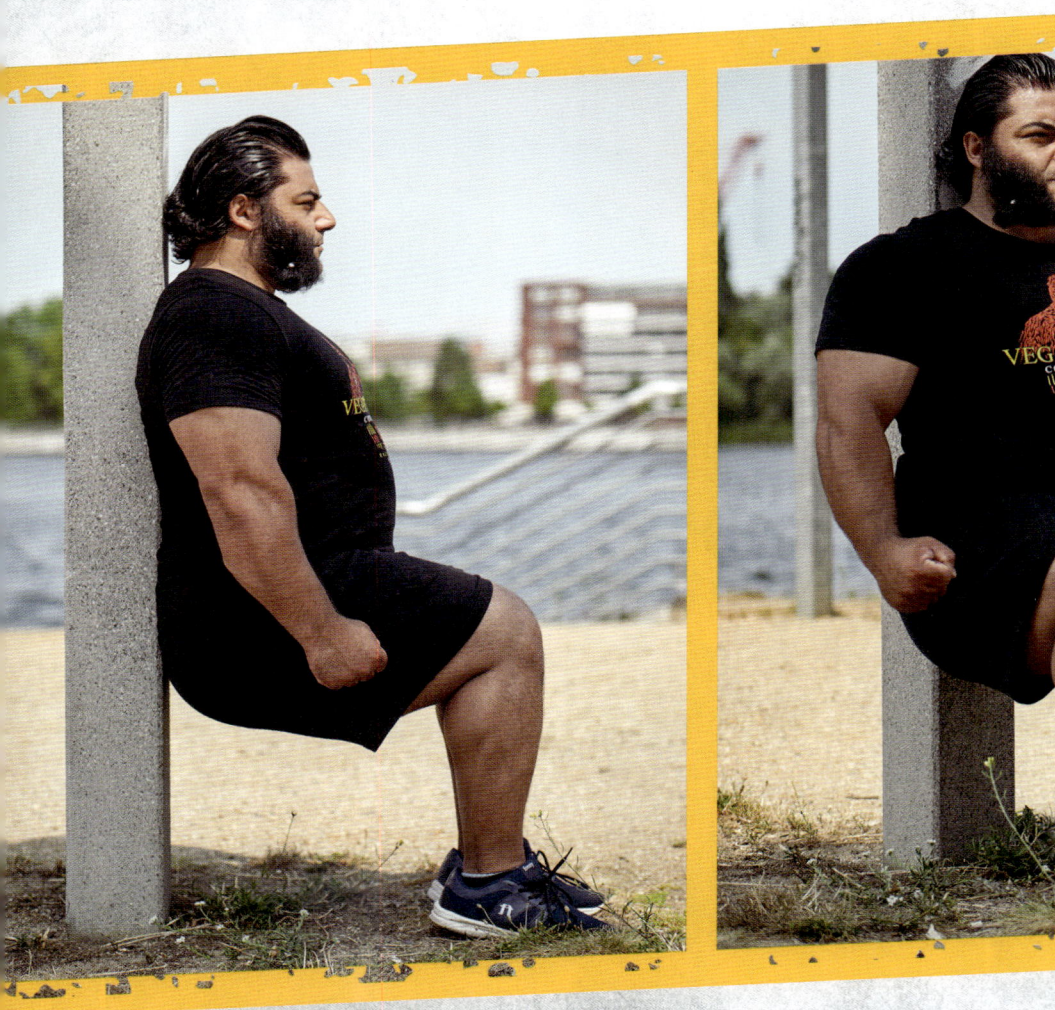
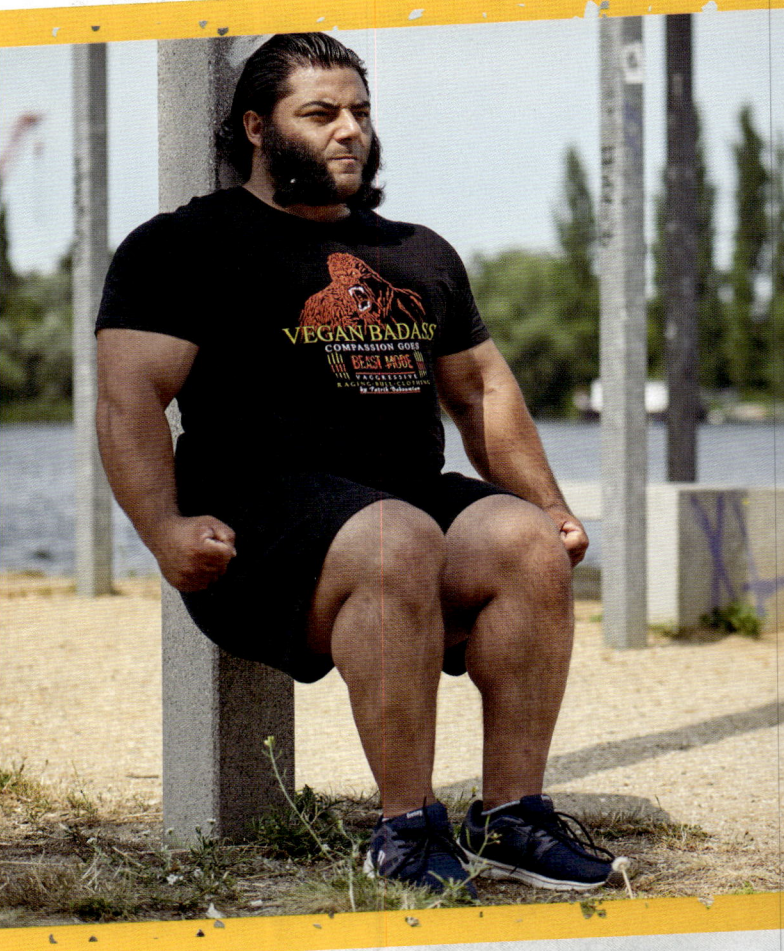

AUSFÜHRUNG

Setze dich dafür an eine stabile Wand, sodass der Rücken gestützt wird. Geh so weit in die Hocke, dass die Oberschenkel in der Endposition parallel zum Fußboden laufen. Die Beine ebenfalls parallel zueinander halten und die gerade nach vorne weisenden Füße hüftbreit voneinander entfernt aufsetzen. Diese Stellung so lange halten wie möglich.

TIPP

Dir ist die Übung zu einfach? Schwerer wird sie, wenn du in der Endposition einen Fuß anhebst und so das gesamte Körpergewicht auf ein Bein verlagerst. Außerdem kannst du auch die Adduktoren miteinbeziehen, indem du während der Übung einen mittelgroßen Ball zwischen den Knien festhältst und mit den Knien Druck ausübst, um zu verhindern, dass der Ball zu Boden fällt.

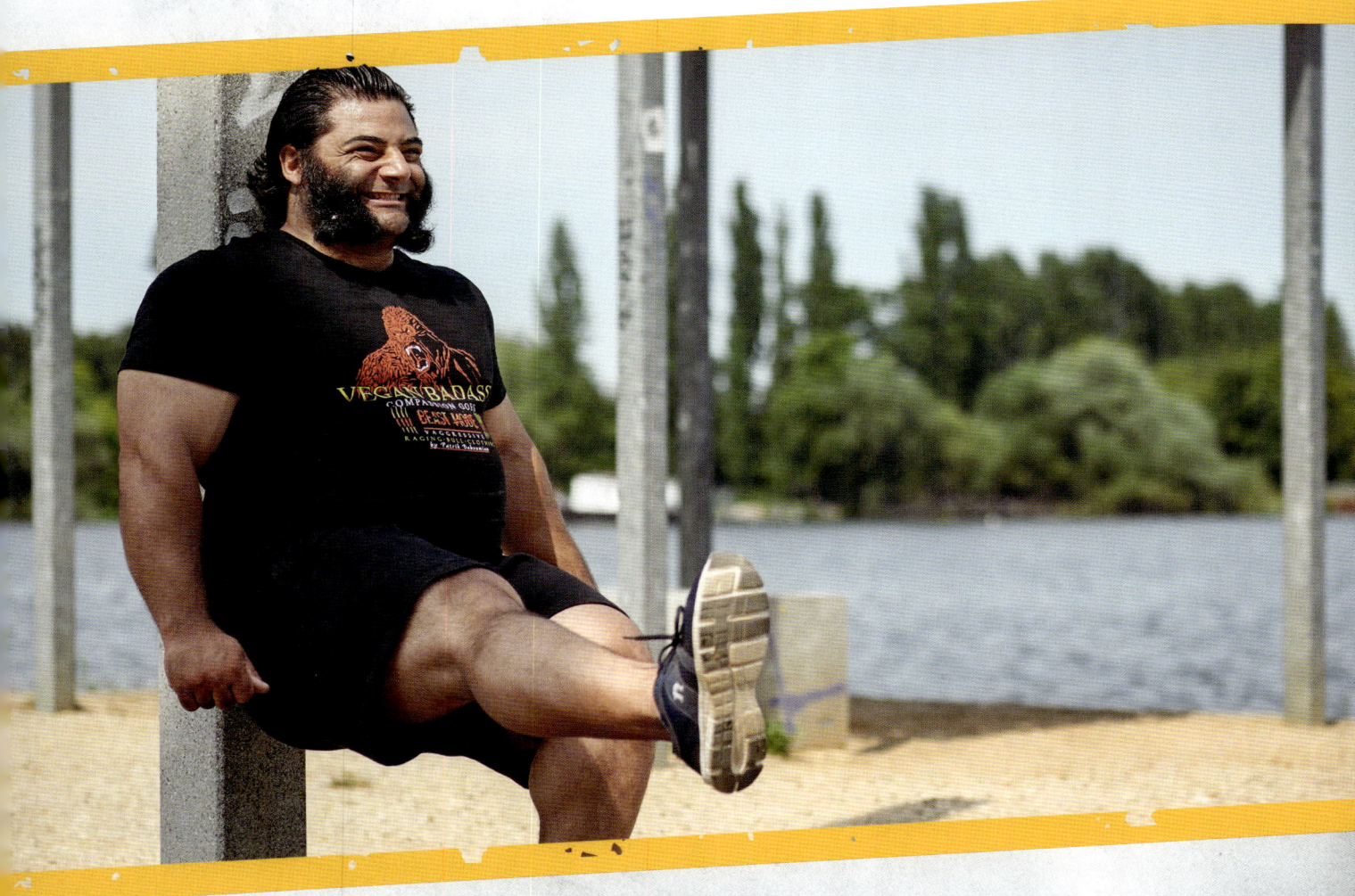

AUSFALLSCHRITT mit Sprung

Hierbei trainierst du im Prinzip die gleiche Muskulatur, die du auch beim normalen Ausfallschritt beanspruchst. Allerdings ist dies eine plyometrische Ausführung, welche die Explosivität im Unterkörper erhöht.

AUSFÜHRUNG

1. Stell dich hüftbreit mit angespannter Bauchmuskulatur und einem leichten Hohlkreuz hin und setze den Fuß weit nach vorne. Sobald der vordere Fuß den Boden berührt und die komplette Sohle auf dem Boden aufliegt, so weit nach unten gehen, dass das Knie des hinteren Beines den Boden berührt.
2. Aus dieser Stellung heraus hochspringen und in der Luft die Beinposition wechseln.
3. So lange weitermachen, bis keine explosiven und koordinierten Sprünge mehr möglich sind. Wichtig ist bei plyometrischen Übungen, nicht bis zur totalen Erschöpfung zu gehen. Es geht vielmehr darum, gezielt die schnellen Muskelfasern zu aktivieren. Mit fortschreitender Ermüdung werden diese immer stärker durch die langsamen Muskelfasern unterstützt, was wir vermeiden wollen. Das Ziel besteht deswegen nicht darin, so viele Wiederholungen wie möglich zu absolvieren, sondern von Training zu Training die Explosivität zu steigern.

Zugleich solltest du die plyometrischen Übungen eher an den Anfang des Haupt-Trainingsblocks direkt nach dem Warm-up legen, wenn die schnellen Muskelfasern noch frisch sind.

TIPP

Du solltest vor plyometrischen Übungen wie dem Ausfallschritt mit Sprung bereits gut aufgewärmt sein, um das durch die explosive Ausführung erhöhte Verletzungsrisiko zu minimieren.

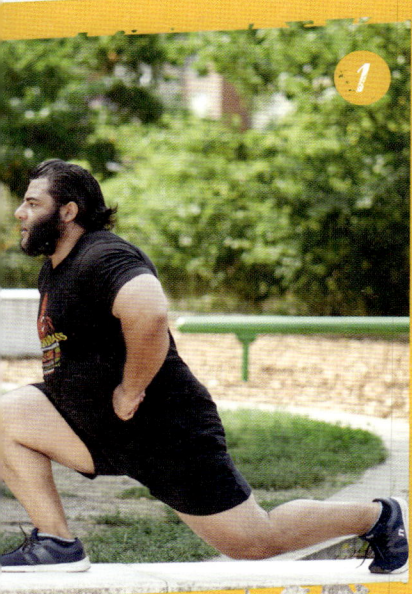 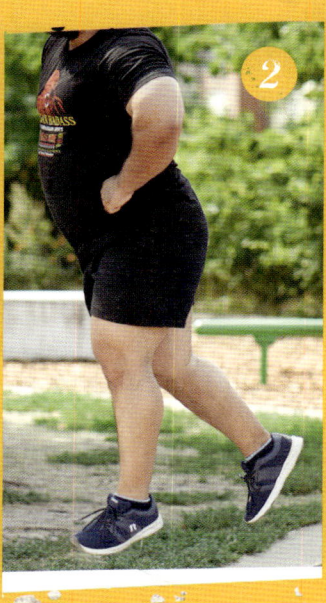 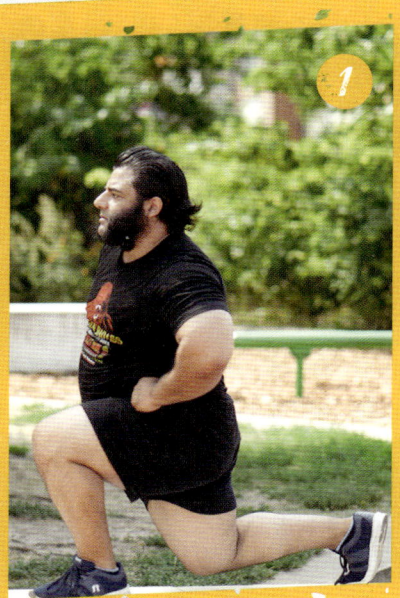 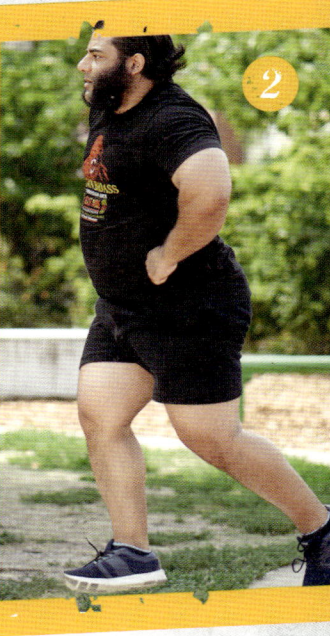

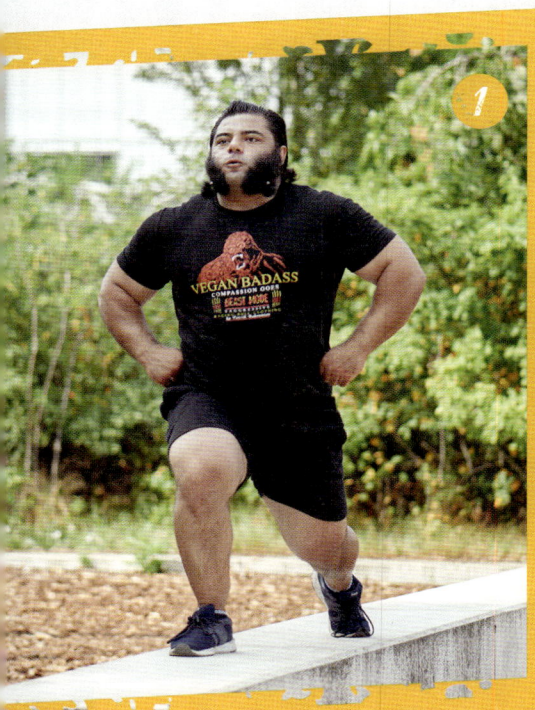 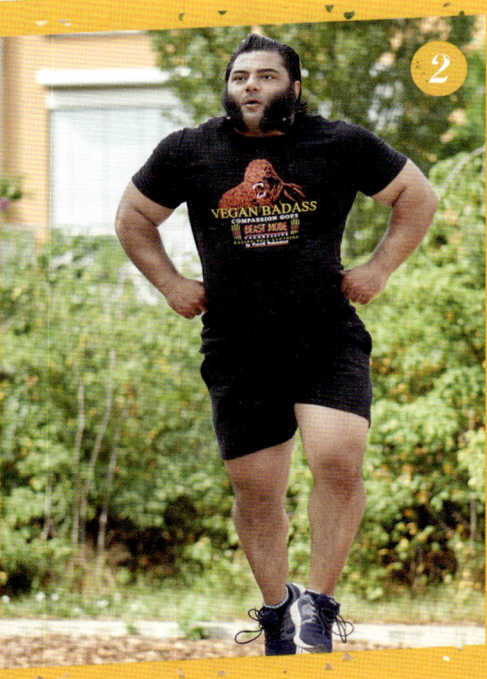 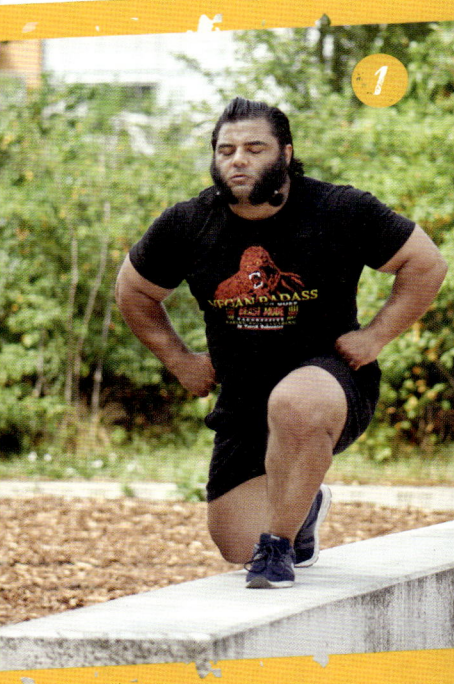

KLIMMZÜGE

Die Mutter aller Eigengewichtsübungen für den Rücken kann je nach Variation auch für fortgeschrittene Athleten noch eine echte Herausforderung darstellen. In der einfachsten Form geht es schlicht und ergreifend darum, sich primär mithilfe der Rücken- und Armmuskulatur an einer Stange hochzuziehen. Tatsächlich ist noch eine Vielzahl weiterer Muskeln an dieser Bewegung mit beteiligt, wie etwa die Brust- und Bauchmuskulatur. Sie sorgen für die nötige Körperspannung und Stabilität, um die Bewegung effizient ausführen zu können.

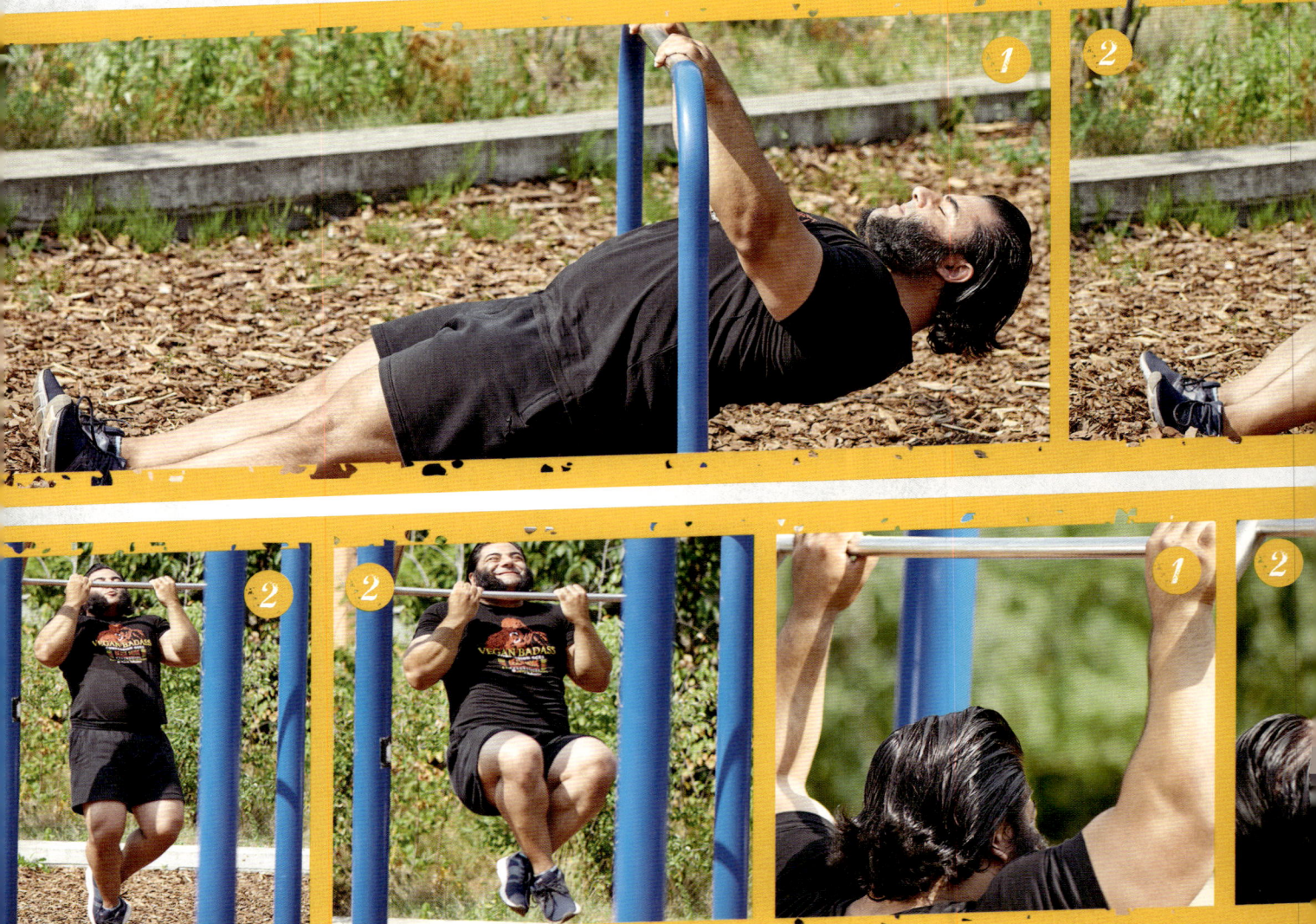

AUSFÜHRUNG

1. In der Standardvariante hängst du mit einem deutlich mehr als schulterbreiten Obergriff an der Klimmzugstange. In der Ausgangsposition sind die Armen gestreckt. Die Rückenmuskulatur ist dadurch maximal gedehnt.
2. Jetzt den Körper hochziehen, sodass der Brustkorb der Stange möglichst nahe kommt.
3. Wenn der höchstmögliche Punkt erreicht ist, den Körper kontrolliert wieder in die Ausgangsposition absenken. Danach mit der nächsten Wiederholung weitermachen.

TIPP

Durch den Klimmzug im Untergriff kannst du auf den Klimmzug im Obergriff hintrainieren. Dabei setzt du die Hände weniger als schulterbreit voneinander entfernt auf die Stange. Der Untergriff bezieht den Bizeps stärker mit ein, was das Hochziehen erleichtert. Gleichzeitig sprichst du damit die tiefe Rückenmuskulatur stärker an, und weniger den Latissimus. Der Untergriff stellt auch eine gute Variationsmöglichkeit für alle dar, die zwar mit dem Standardklimmzug im Obergriff gut zurechtkommen, aber nach Abwechslung suchen. Dazu lässt sich etwa durch Anbringen von Gewichten am Körper (etwa durch einen Gewichtsgürtel) den Widerstand erhöhen, um ein intensiveres Training mit überschaubaren Wiederholungszahlen zu ermöglichen.

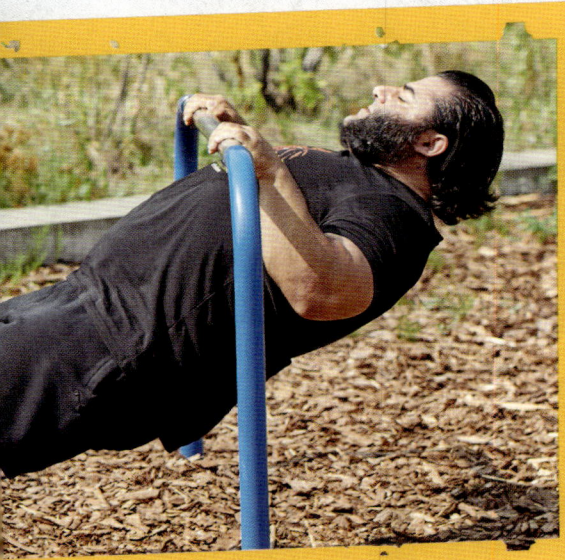
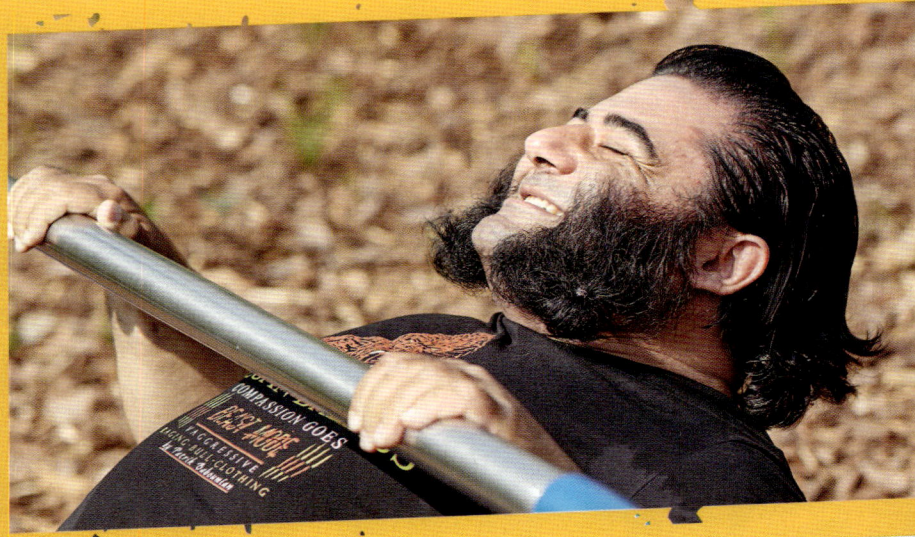
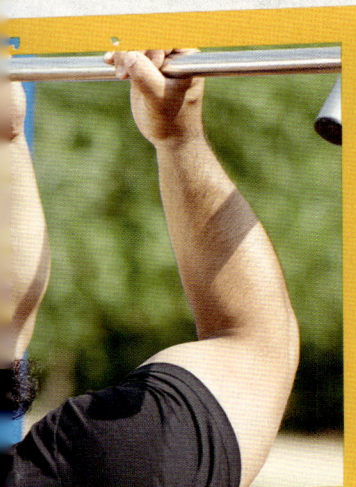
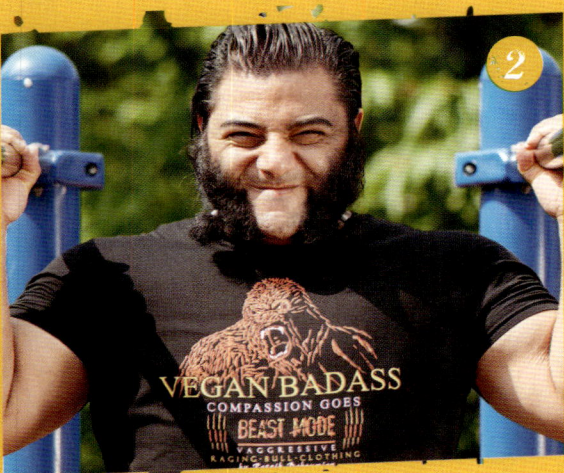
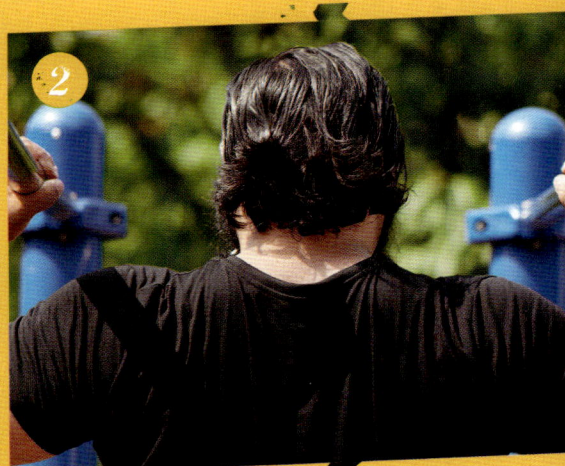

BEINHEBEN
an der Stange

Eine sehr effektive Übung zur Kräftigung der geraden Bauchmuskulatur.

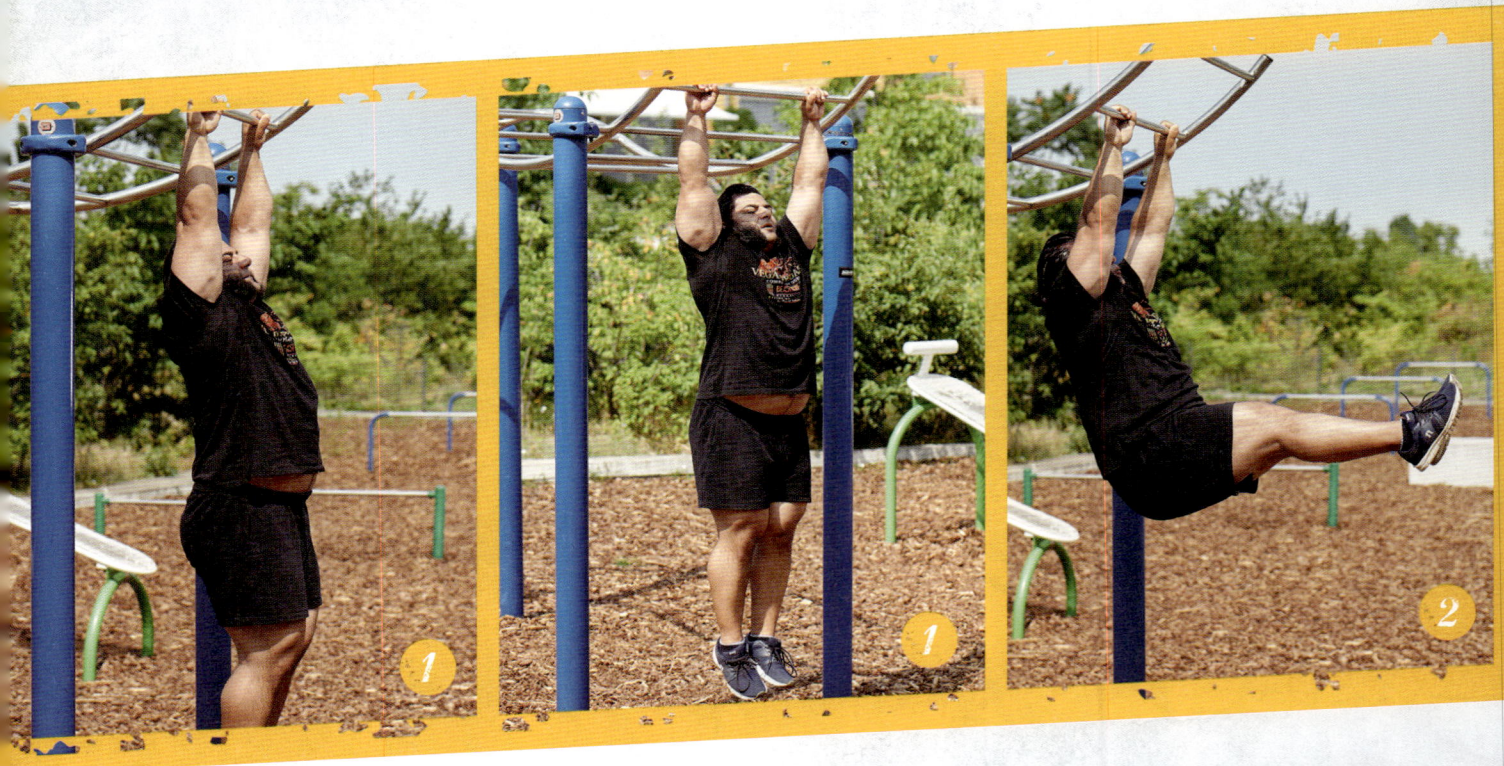

AUSFÜHRUNG

1. Du hängst anfangs mit gestreckten Armen an der Klimmzugstange und hebst die Füße vor dem Körper so weit wie möglich an, während du die Beine gestreckt lässt.
2. Wenn du bei langsamer Ausführung den Punkt höchster Kontraktion in der Bauchmuskulatur erreicht hast, die Beine langsam wieder absenken und den Bewegungsablauf wiederholen.

TIPP

3. Es gelingt dir nicht, die Übung mit gestreckten Beinen auszuführen? Dann kannst du die Beine beim Hochziehen auch beugen, um das Knieheben an der Stange zu trainieren.

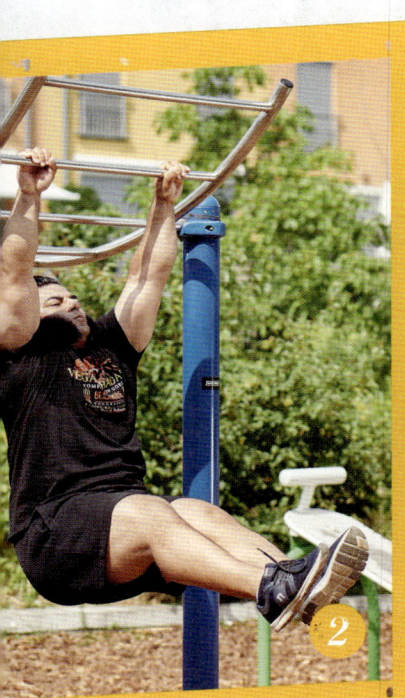
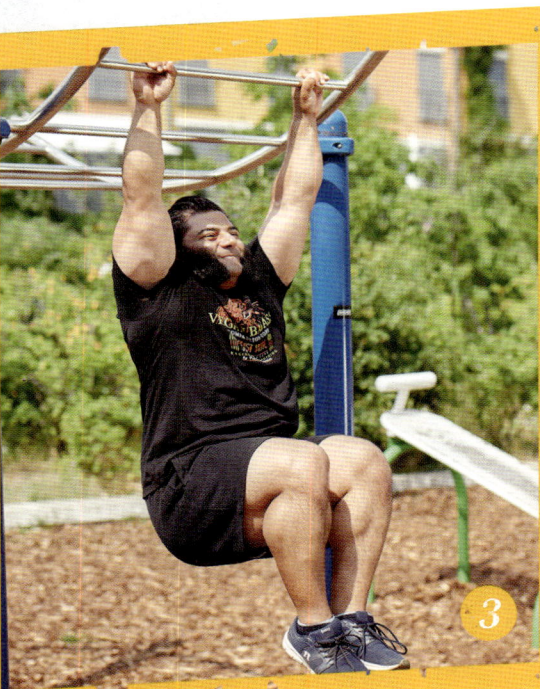
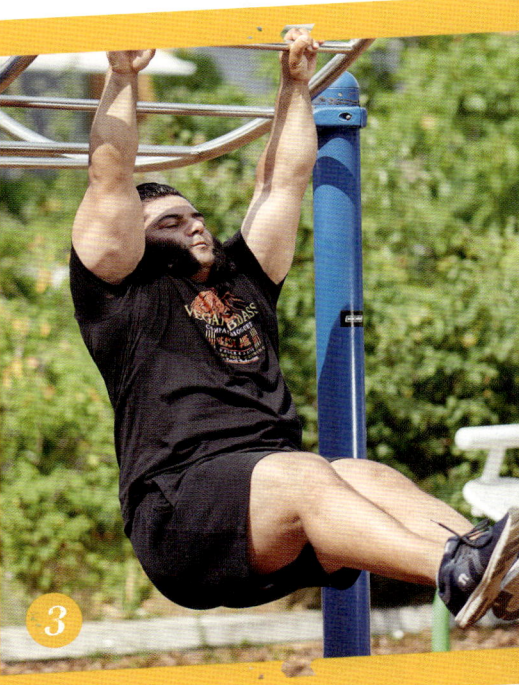

UNTERARMSTÜTZ

Eine effektive statische Übung zur Kräftigung der tief liegenden Stützmuskulatur des Rumpfes (sog. Core).

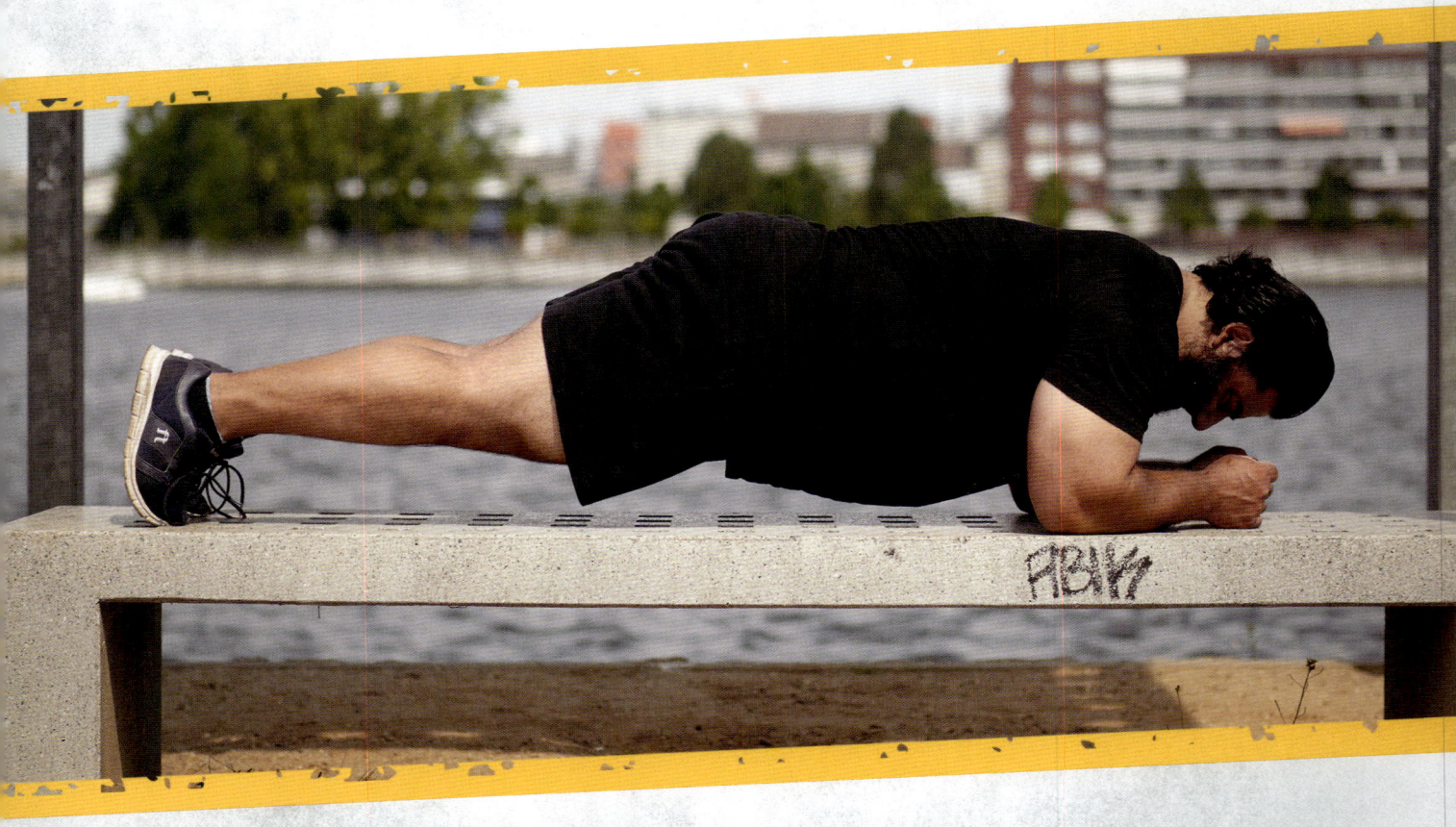

AUSFÜHRUNG

Die Zehen wie beim Liegestütz aufstellen und die Unterarme am Boden ablegen. Die Ellbogen befinden sich direkt unterhalb der Schultern. Den Blick zum Boden richten und den Rücken gerade halten. Versuchen, diese Position so lange wie möglich zu halten. Wenn das zu leicht ist, kannst du abwechselnd die Füße oder die Ellbogen leicht anheben und so die Belastung steigern. Es ist auch möglich, einen Fuß und den Ellbogen der Gegenseite abwechselnd hochzuheben. Wichtig ist, dass der Rumpf immer stabil und gerade bleibt.

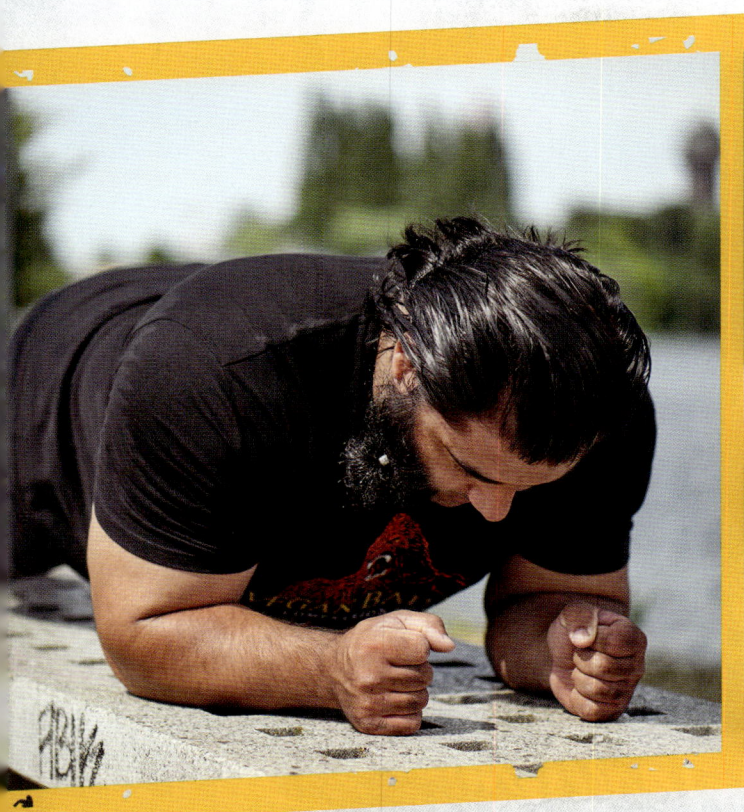
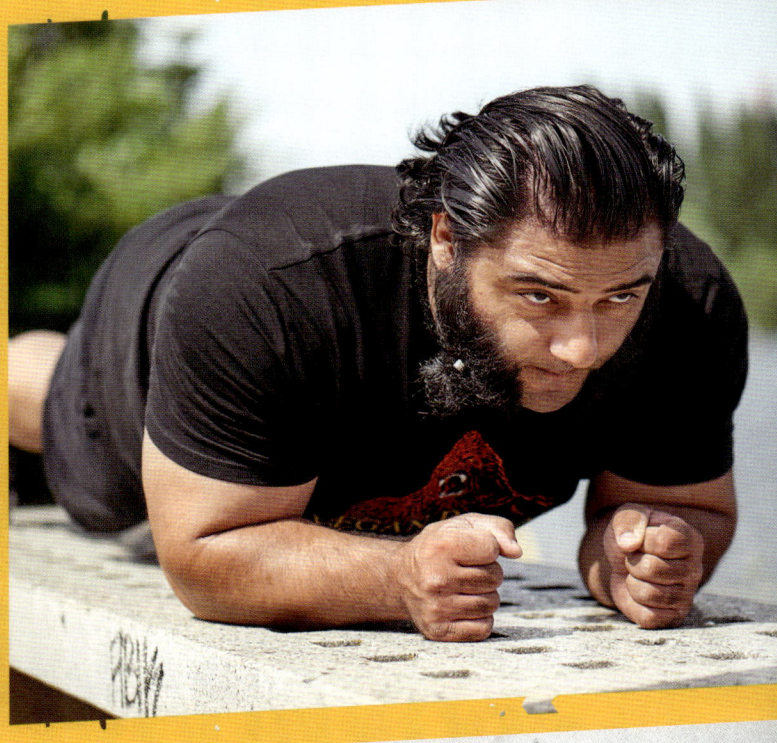

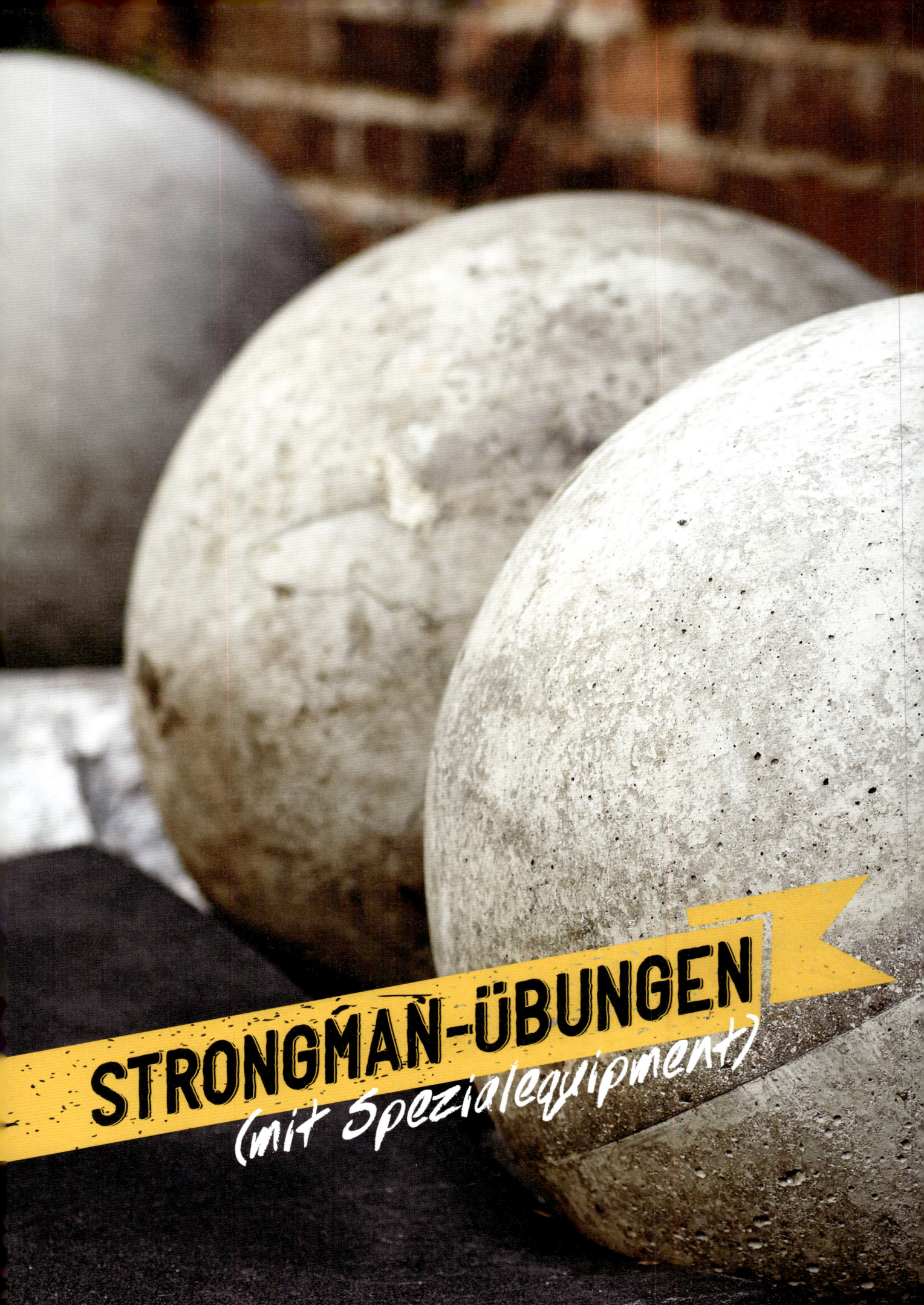

STRONGMAN-ÜBUNGEN
(mit Spezialequipment)

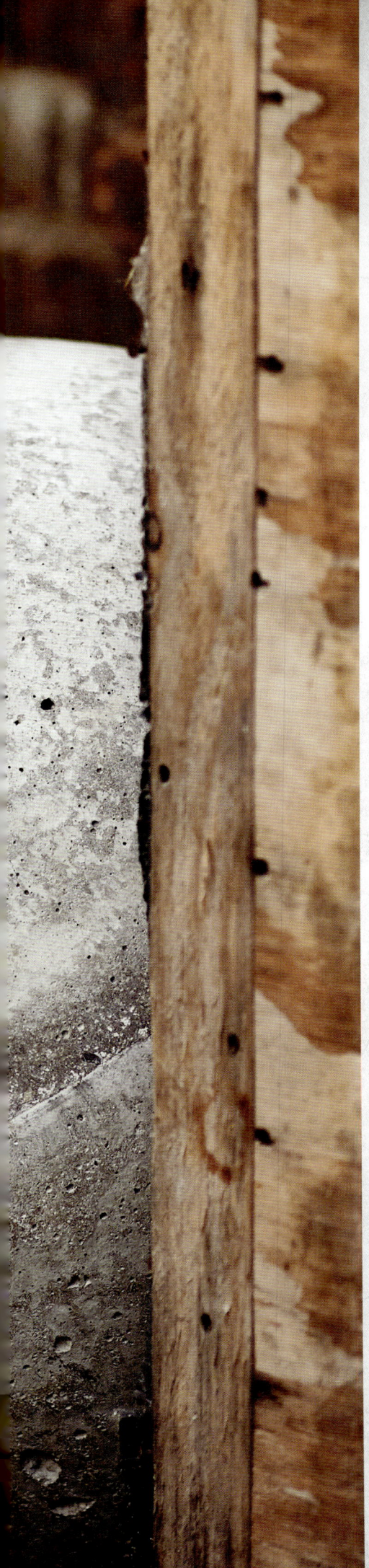

Das Strongman-Training erfreut sich in den Vereinigten Staaten schon seit über zehn Jahren einer immer größeren Beliebtheit. Es ist eine funktionale Alternative zum klassischen Hanteltraining für Football-Spieler und andere Sportler, bei denen die Körperkraft einen entscheidenden Faktor darstellt. Die CrossFit-Welle, die in den letzten Jahren auch nach Deutschland herübergeschwappt ist, hat gleichzeitig zu einer immer größeren Verbreitung der Strongman-Übungen geführt. Das CrossFit hat nämlich viele Übungen aus dem Strongman übernommen und der breiten Masse zugänglich gemacht. Was dabei oft vergessen wird: Strongman-Workouts sind nicht nur eine prima Abwechslung zum langweiligen Freihanteltraining im Kraftraum. Sie orientieren sich daneben auch meist wesentlich stärker an den anatomischen Begebenheiten des menschlichen Körpers. Damit bieten sie natürlichere Bewegungsabläufe, die effektiver und sicherer zugleich sind. Die Übungen sind für jeden Sportler interessant, der für seine Sportart Kraft aufbauen möchte, ohne an Schnelligkeit einzubüßen.

Somit ist das Strongman-Training auch für jeden Athletik-Coach oder Personal Trainer interessant, der seinen Klienten etwas Besonderes bieten möchte. Die Workouts bringen nicht nur Abwechslung und Spaß in den Trainingsalltag. Sie sind zudem auch sehr effektiv und können bei guter Überwachung auch die Kraftentwicklung deutlich vorantreiben. Das Wichtigste aber: Es werden keine realitätsfremden Bewegungsabläufe trainiert wie oft beim klassischen Krafttraining. Mit Strongman-Einheiten baust du vielmehr absolut funktionale Kraft auf, von der du auch im Alltag profitierst.

LOGLIFT

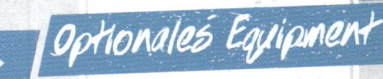

Optionales Equipment

Gewichthebergürtel
Handgelenksbandagen
Ellbogenwärmer

Das Hochwuchten von Baumstämmen ist vielleicht die Strongman-Übung, mit der du die meisten Muskelgruppen auf einmal trainierst. Die Hauptphase des klassischen Loglift ist ein Oberkörpertraining. Aber bis du den Stamm in der Position zum Ausstoßen hast, musst du ihn zunächst vom Boden auf die Oberschenkel und dann in einer Art Curlbewegung hoch zur Brust bewegen. Dabei werden der Rückenstrecker, die Gesäßmuskulatur, die Oberschenkelrückseite und der Bizeps beansprucht. Liegt der Log dann auf der Brust, kommt die gesamte Rumpfmuskulatur zum Einsatz. Sie sorgt für die nötige Stabilität zum Ausstoßen. Beim Hochdrücken beförderst du mit einer explosiven Bewegung den Stamm von Brusthöhe über den Kopf, indem du die Arme streckst. Bei diesem Teil der Bewegung sind der Trizeps und die Schultermuskulatur gefragt. Um den Log dann schließlich in seiner Endposition über dem Kopf zu stabilisieren, musst du nochmals ordentlich Core-Power aufbringen. Das macht den Loglift gleichzeitig zu einer effektiven Bauchübung. Es gibt verschiedene Varianten des Loglift mit entsprechenden Vor- und Nachteilen. Zunächst schauen wir uns die effizienteste Variante an, die auch die besten Loglifter der Welt am häufigsten trainieren. Besonders bei Rekordversuchen ist dies die kontrollierteste und effektivste Variante.

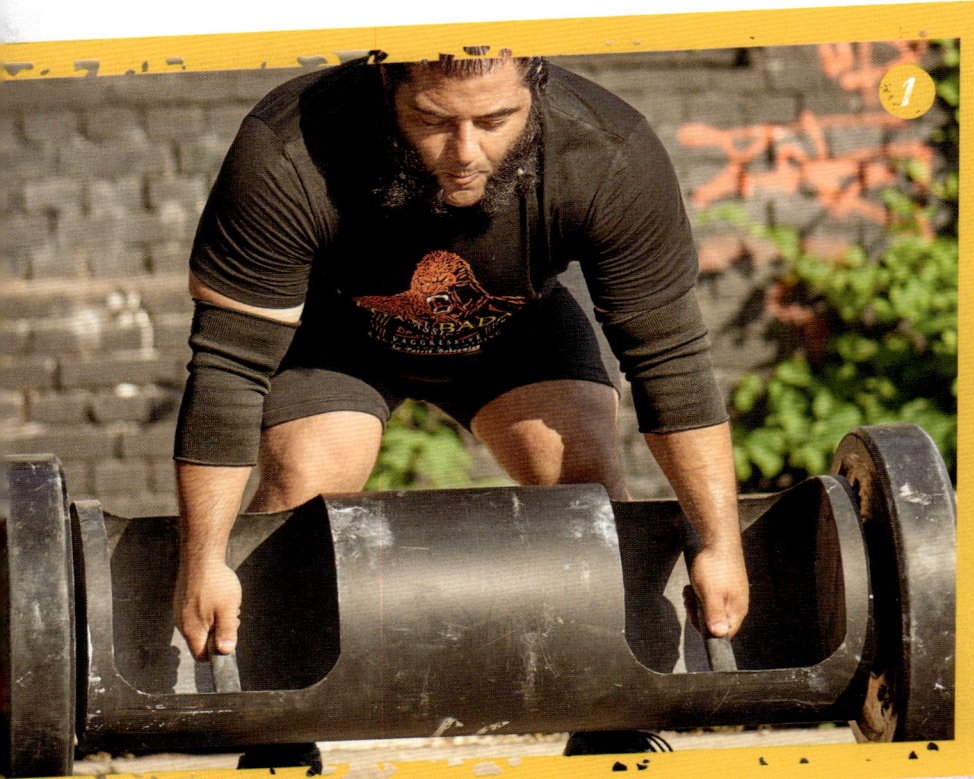
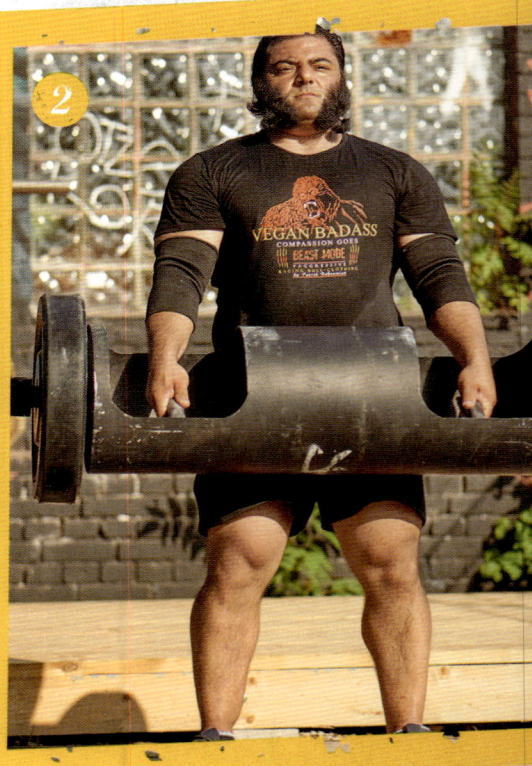

STANDARD-LOGLIFT

Der Baumstamm liegt auf seitlich positionierten Ablageflächen, die dir genug Platz lassen, um das Gewicht im schulterbreiten Stand hochstemmen zu können. Als Ablagefläche eignen sich Reifen (ohne Felge), Paletten oder Gummimatten. Der Baumstamm sollte auf der Ablage etwa 20 Zentimeter Abstand vom Boden haben.

AUSFÜHRUNG

1. Zu Beginn die Hände etwa mittig auf die Griffe im Log setzen.
2. Anschließend den Körper aufrichten und den Log bis etwa auf Hüfthöhe hochziehen. Dabei darauf achten, dass der Rücken stets gerade bleibt. Einen Rundrücken gilt es unbedingt zu vermeiden. Die Arme sind leicht angespannt, um den Stamm besser kontrollieren zu können.
3. Im nächsten Schritt wieder etwas in die Knie gehen und mit angespanntem Bizeps das Gewicht weiter vor dem Oberschenkel festhalten. Die Übergangsposition entspricht einer Hocke mit dem Baumstamm auf den Oberschenkeln.
4. Anschließend unter Einsatz der Brustmuskulatur den Log hochziehen. Die Handgelenke sind gestreckt, sodass sich der Log so weit wie möglich vor dem Körper befindet, ohne den Kontakt zur Brustmuskulatur zu verlieren.
5. Aus dieser Position den Körper aufrichten und den Log dabei mithilfe des Bizeps und der Handgelenke zum Körper drehen, um schließlich in leicht nach hinten gelehnter Haltung mit dem Log auf dem oberen Brustkorb zum Stehen zu kommen.

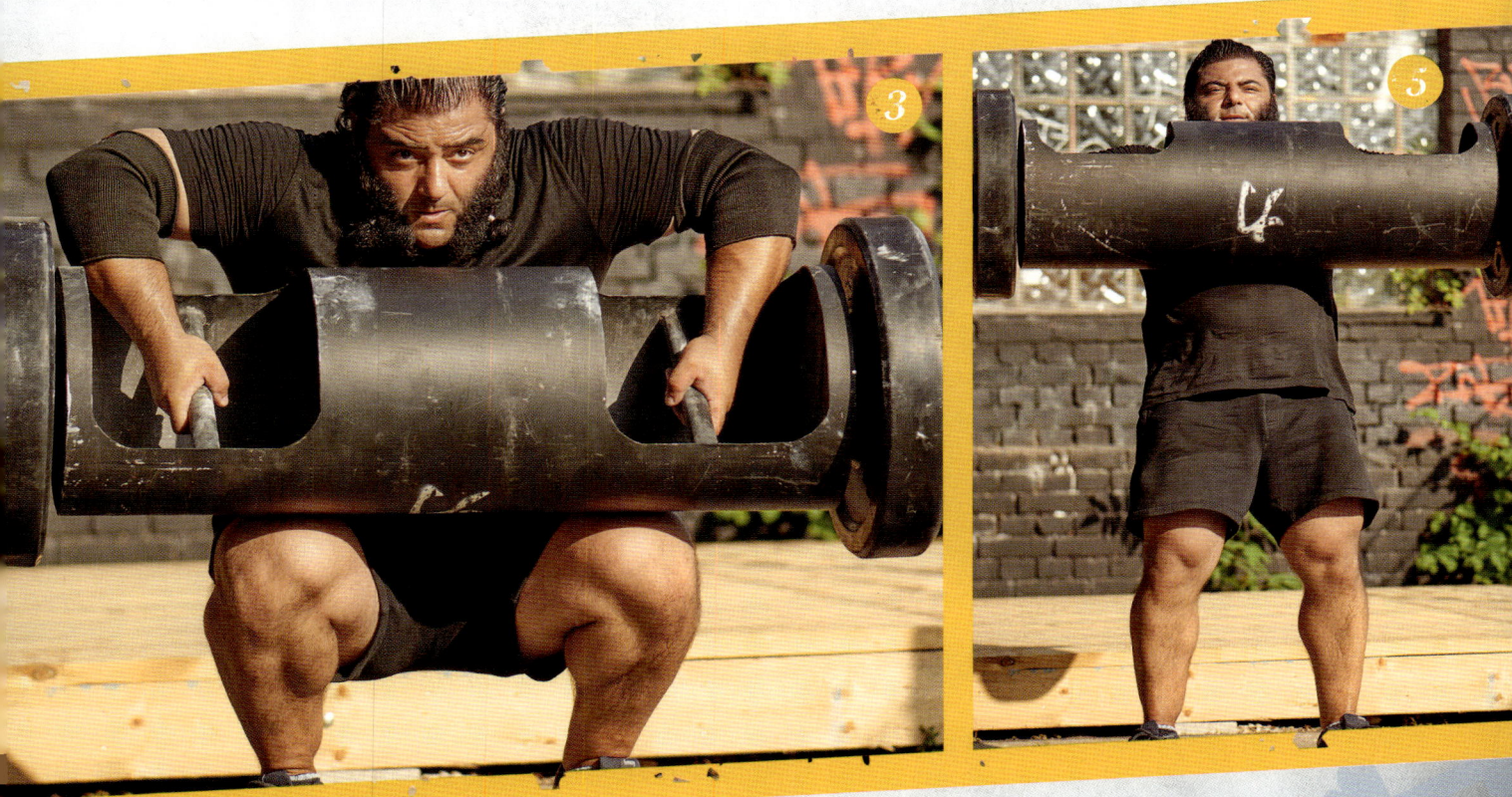

6. Nachdem du den Stand stabilisiert hast und das Gewicht kontrolliert auf dem Brustkorb ruht, baust du Spannung auf, während du nochmals tief einatmest.
7. Als Nächstes ausatmend den Log mit einer explosiven Bewegung über den Kopf nach oben befördern. Während der Aufwärtsbewegung den Körper aus der leichten Rückwärtsneigung in die aufrechte Position unter den Stamm bringen.
8. Das Gewicht mit ausgestreckten Armen kontrollieren und die Position kurz halten.
9. Zum Abschluss den Log kontrolliert wieder zum Brustkorb absenken und schließlich mit einer negativen Curlbewegung wieder in die Position vor dem Oberschenkel bringen. Den Stamm am Ende wieder ablegen.

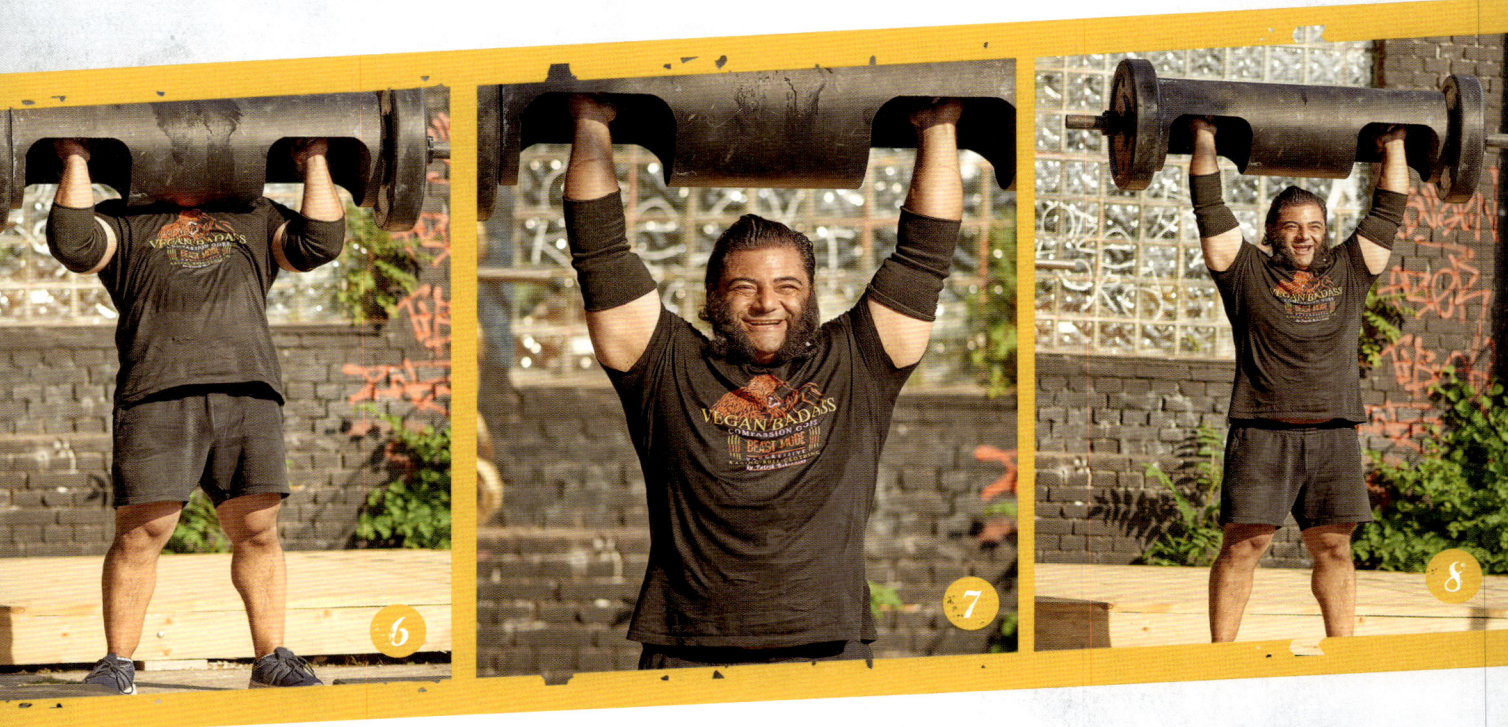

LOGLIFT (VIPER-STYLE)

Die Viper-Variante ist besonders gut geeignet, um Zeit einzusparen. Etwa, wenn beim Wettkampf in einem bestimmten Zeitraum so viele Wiederholungen wie möglich zu absolvieren sind.

AUSFÜHRUNG

Die Ausführung entspricht grundsätzlich den Standardvarianten. Allerdings kommst du nicht mehr komplett in die Hocke, wenn sich der Log vor der Hüfte befindet. Du gehst nur so tief nach unten, dass du die Hüfte nutzen kannst, um die Aufwärtsbewegung einzuleiten.

Diesen Impuls nutzt du dann, um den Log in einer flüssigen Bewegung direkt über dem Kopf nach oben zu wuchten. Dabei ist es wichtig, dass der gesamte Körper dynamisch arbeitet, um den Schwung von unten bis ganz nach oben mitzunehmen. Andernfalls »verhungert« der Log auf den letzten Zentimetern. Diese Technik solltest du erst üben, wenn du bereits einige Monate Erfahrung mit der Standardtechnik hast und diese perfekt beherrschst. Am Ende den Log mit einer negativen Curlbewegung wieder in die Position vor dem Oberschenkel bringen. Den Stamm am Ende wieder ablegen.

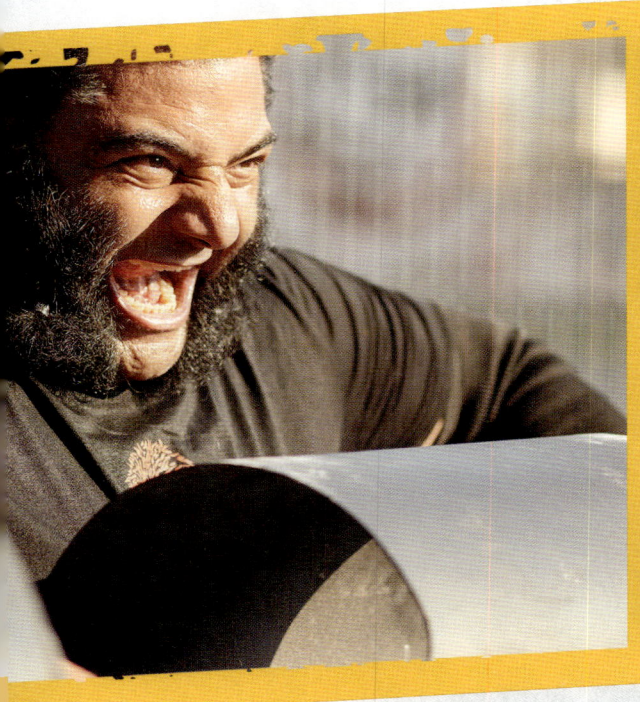
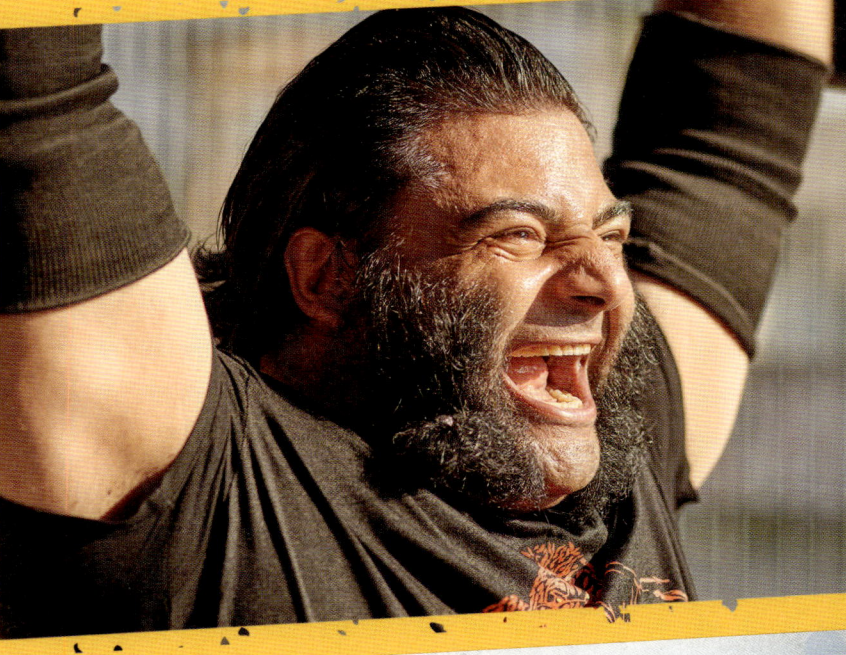

YOKE WALK

Das Yoke ist ein mit Gewichten beladener Metallständer mit einer Stange, die in der Regel wesentlich dicker ist als eine Langhantelstange. So ist es möglich, wesentlich schwerere Gewichte zu bewältigen als etwa bei der Kniebeuge, weil sich die Stange nicht so stark in den Nacken gräbt.

Es gibt wahrscheinlich keine effektivere Übung als den Yoke Walk, um die Core-Power zu erhöhen. Bauchmuskeln, Rückenstrecker, Gesäß und die gesamte Beinmuskulatur werden auf effektive, funktionelle und natürliche Weise trainiert. Dabei stellt der Yoke Walk eine natürlichere Trainingsmethode für den Unterkörper dar als etwa die Kniebeuge. Hier benutzt du die Beine dazu, wofür sie in erster Linie da sind: zum Laufen. Allerdings haben beide Übungen ihre Daseinsberechtigung (mehr dazu im Teil »Natürliches vs. künstliches Training«).

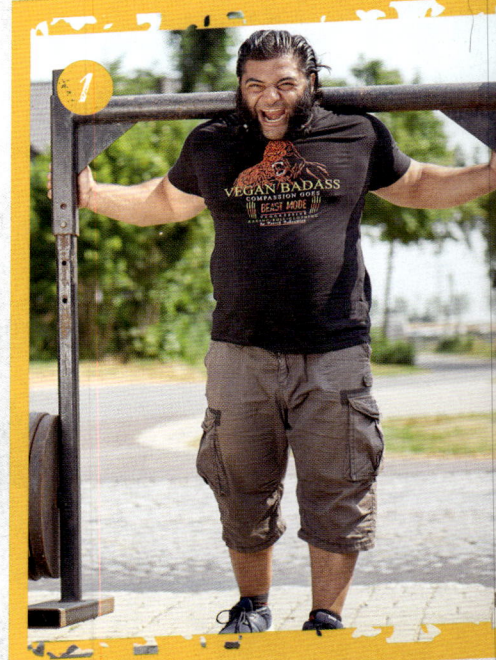

Optionales Equipment

Gewichthebergürtel
Wadenwärmer

AUSFÜHRUNG

1. Das Yoke zunächst anheben und mithilfe der Hüft- und Rumpfmuskulatur unter Kontrolle bringen.
2. Dann beginnst du mit dem Yoke auf dem Rücken in kleinen Schritten vorwärts zu laufen. Die Hände greifen dabei seitlich an die »Schenkel« des Yoke, um das Gerät zusätzlich zu stabilisieren. Je weniger das Gewicht ins Schwingen gerät, desto effektiver und schneller kannst du dich mit dem Yoke bewegen, worin beim Wettkampf bei laufender Uhr das Hauptziel besteht. Dabei ist es wichtig, trotz aller Anstrengung die Hüfte nicht zu steif zu machen. Sie sollte vielmehr wie eine Autofeder die Stöße beim Laufen abfangen, sodass diese nicht aufs Yoke übertragen werden. Ansonsten fängt das Trainingsgerät nämlich an zu schwanken. Wie so oft gilt auch hier: Übung macht den Meister. Das Gute dabei ist, dass du beim Training ganz nebenbei eine stabile Rumpfmuskulatur bekommst.

TIPP

Für einen schnellen Start kannst du statt mit paralleler Fußhaltung bereits in Schrittposition starten. Allerdings solltest du das erst versuchen, wenn du das Laufen mit dem Yoke bereits gut beherrschst.

Der Yoke Walk ist eine gute Übung für Ballsportler, die an ihrer Körperkraft arbeiten möchten. Er kann bei Bedarf auch mit einem Schlitten kombiniert werden, der mit einem Seil befestigt wird, um das Laufen ohne eine zu große Belastung der Wirbelsäule zu erschweren.

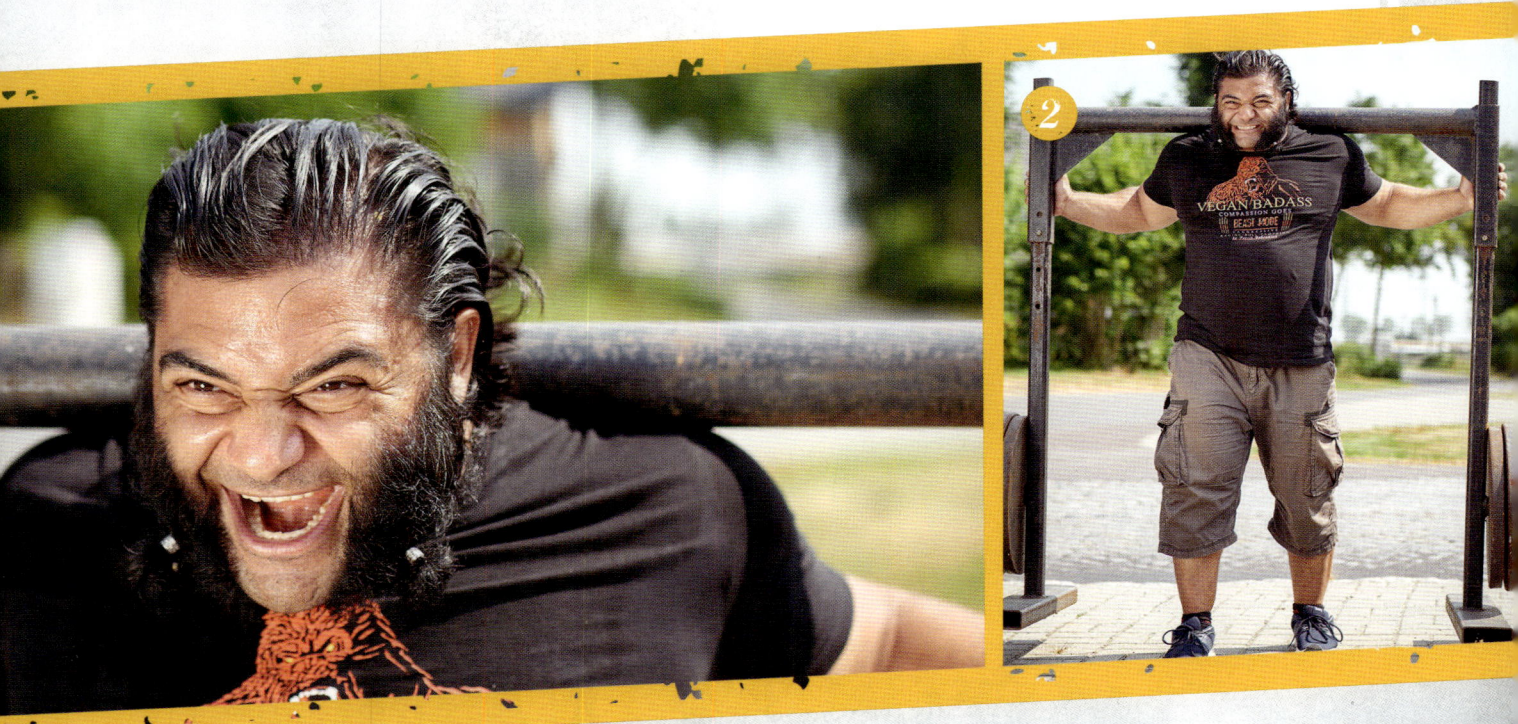

WHEEL FLIP

Der Wheel Flip ist die perfekte Ganzkörperübung zum gleichzeitigen Aufbau von Ausdauer, Koordination und Explosivität. Am stärksten werden dabei die Rückenmuskulatur und der Bizeps beansprucht. Unter Wettkampfsportlern ist das Reifenwuchten (auch Tire Flip genannt) als Bizepskiller gefürchtet, weil sich dabei zahlreiche Athleten im Eifer des Gefechtes mit mangelhaftem Equipment (z. B. stark abgefahrene Reifen ohne Profil) oder mangelhafter Technik bereits den Bizeps gerissen haben. Daher ist der Wheel Flip keine Übung für Anfänger, sondern eher für fortgeschrittene Athleten geeignet. Im Idealfall kennst und beherrschst du bereits andere Strongman-Übungen. Der Reifen sollte mindestens 200 Kilo wiegen, damit du dich bei der Ausführung gegen den Reifen lehnen kannst, ohne dass er wegrutscht. Ich möchte hier zwei Varianten für unterschiedliche Einsatzgebiete bzw. sportliche Disziplinen vorstellen.

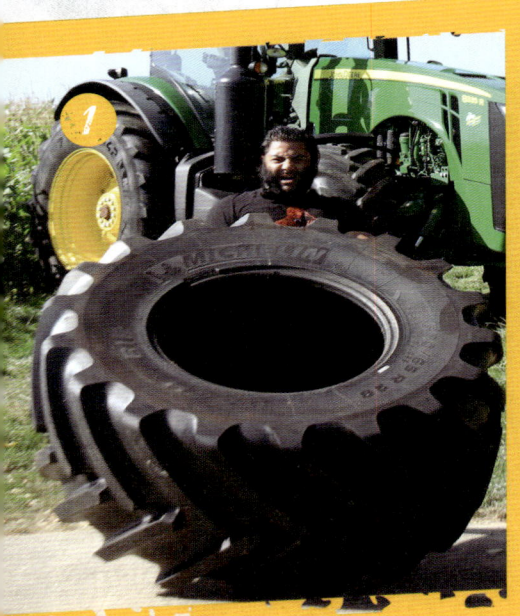
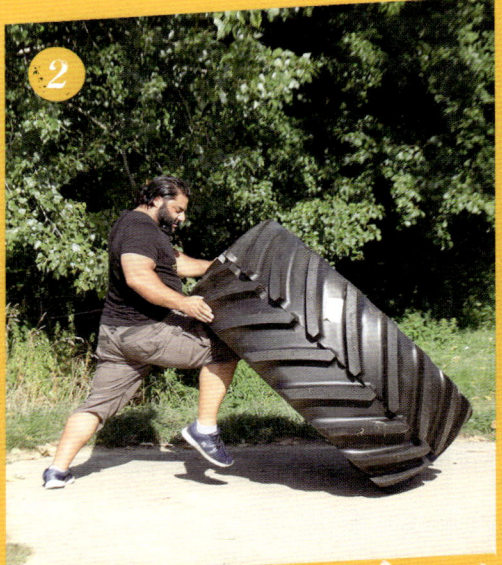
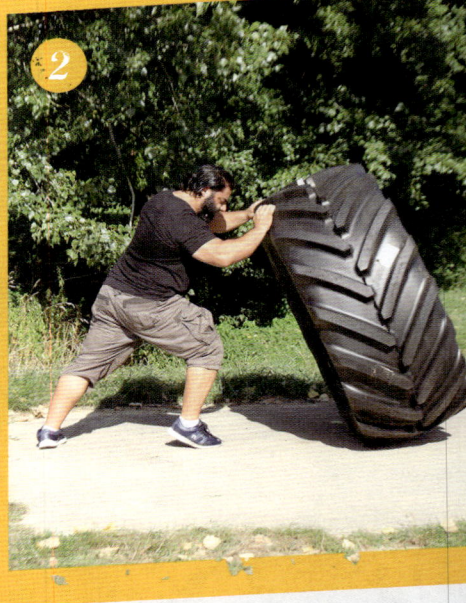

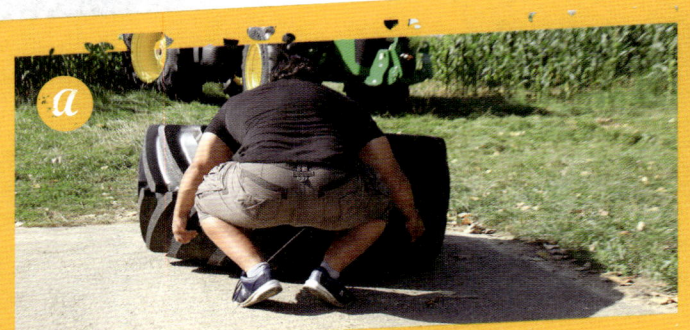
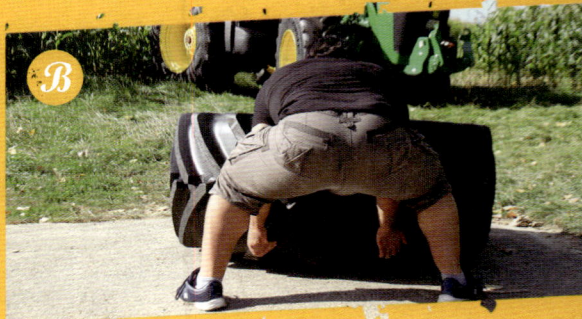

AUSFÜHRUNG A
fürs Training mit leichten Reifen (große Sportler)

1. Geh so nah wie möglich an den Reifen heran und komm im etwa schulterbreiten Stand in die Hocke, um die Hände mit einem breiten Griff am Reifen anzusetzen. Wenn der Reifen ein ausgeprägtes Profil hat, solltest du das ausnutzen.

   Jetzt den Brustkorb gegen den Reifen drücken und versuchen, das Gewicht gleichzeitig mit den Händen anzuheben. Der Angriffswinkel sollte dabei 45 Grad betragen (siehe Abbildung). Das heißt, dass du den Reifen gleichzeitig auf die Kante schiebst und hebst.

2. Wenn du ihn weit genug angehoben hast, nimmt das Gewicht ab, dass du mit den Händen halten musst.

   Sobald sich der untere Rand etwa auf Hüfthöhe befindet, versetzt du dem Reifen mit dem rechten Knie einen Stoß (Linkshänder mit dem linken Knie) und schiebst ihn so ein Stück höher. Gleichzeitig die Handhaltung vom Unter- in den Obergriff wechseln, sodass du den Reifen nur noch umwerfen musst.

3. Sobald der Reifen ruhig daliegt, beginnt der Ablauf von vorne.

AUSFÜHRUNG B
fürs Training mit schweren Reifen (kleine Sportler)

1. Du stehst auch hier möglichst nah am Reifen. Allerdings sind die Füße diesmal deutlich weiter als hüftbreit positioniert. Die Hände setzt du bei dieser Variante nicht außerhalb der Beine auf den Reifen, sondern ziemlich weit innen (enger als Standbreite).

   Auch hier zunächst auf einen sicheren Griff achten. Nun wie bei der Standardvariante den Reifen leicht anheben und unter Zuhilfenahme der Brustmuskulatur möglichst weit hochdrücken.

2. Sobald sich der untere Rand des Reifens deutlich über Hüfthöhe befindet, fängst du das Gewicht mit den Unterarmen auf. Da du hiermit deutlich tiefer unter den Reifen kommst, kannst du ihn mit einem weiteren Schub so weit aufstellen, dass du ihn direkt umwerfen kannst. Bei extrem schweren Gewichten ist diese Variante für die meisten Athleten die einzig funktionierende Alternative. Mit der Entdeckung dieser Technik habe ich es geschafft, beim Wheel Flip aus einer meiner schwächsten Übungen eine meiner Stärken zu machen. Wenn der Reifen schwer genug ist, bin ich mit dieser Technik fast unschlagbar.

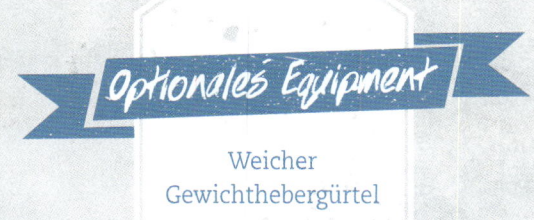

Optionales Equipment

Weicher Gewichthebergürtel

FARMER'S WALK

Der Farmer's Walk ist die vielleicht natürlichste unter den funktionalen Kraftübungen. Hierbei werden klassische Beton- oder Stahlkoffer an einem Griff über eine bestimmte Strecke getragen. Der Farmer's Walk (zu Deutsch auch als »Koffertragen« bezeichnet) ist die optimale Ganzkörperübung zum Training der gesamten Beinmuskulatur inklusive Gesäß, der Körpermitte, der kompletten Rückenpartie inklusive der Nackenmuskulatur, des Bizeps und natürlich der Unterarmmuskulatur. In der Basisausführung ohne Tragehilfen entwickelst du mit dem Farmer's Walk automatisch eine beeindruckende Griffkraft, die man deinen Unterarmen ansieht.

HINWEIS

Im Handel werden die unterschiedlichsten Hantelvarianten angeboten. Für das Training sind Geräte mit Gewichtsaufnahme optimal, da du dich damit langsam hocharbeiten kannst. Wer es im Training besonders bequem haben möchte und dafür gerne etwas mehr bezahlt, kann außerdem darauf achten, dass die Hanteln Standfüße haben.

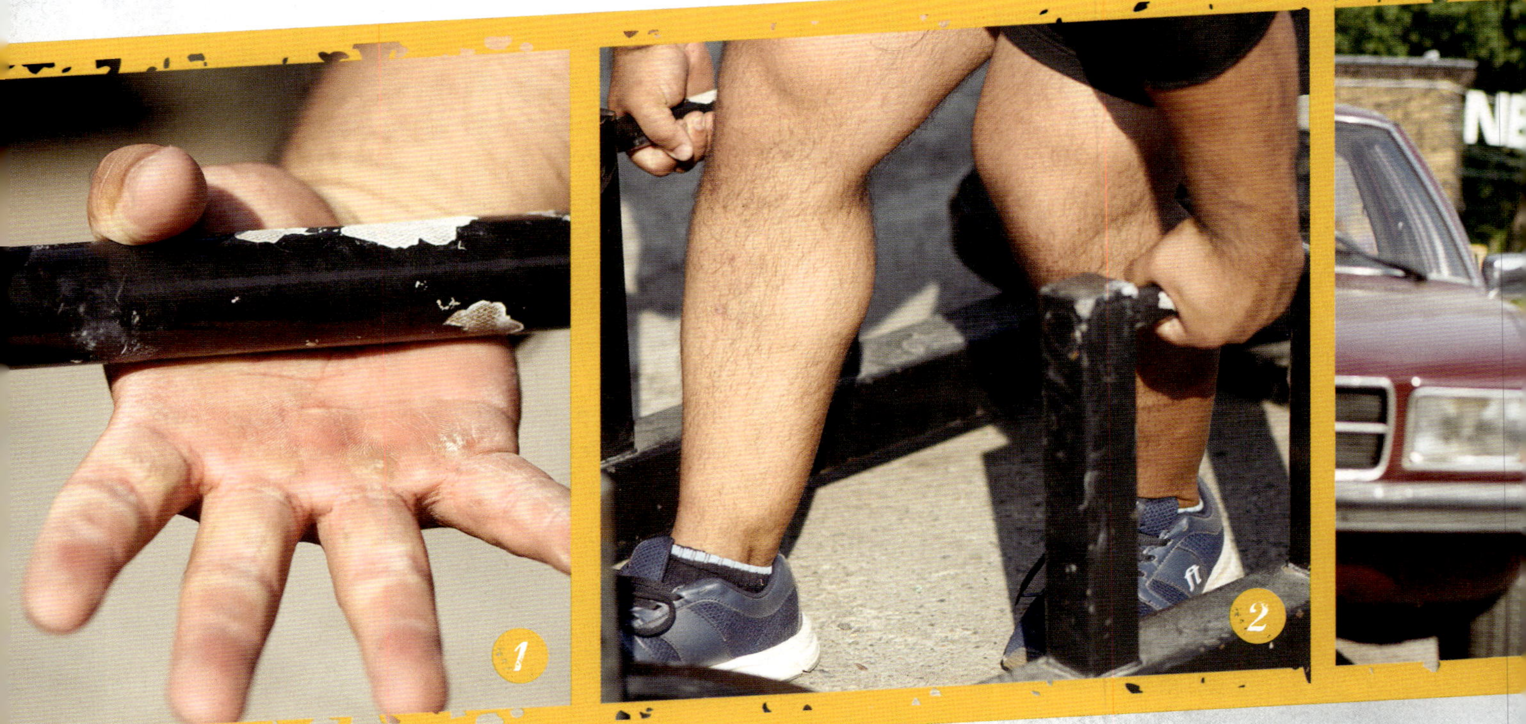

AUSFÜHRUNG

1. Du packst zu Beginn den Griff in der Mitte, um besser die Balance zu halten. Die Füße stehen parallel nebeneinander, etwas weniger als schulterbreit voneinander entfernt.
2. Dann hebst du die Gewichte möglichst überwiegend unter Einsatz der Beinmuskulatur an, in den aufrechten Stand.
3. Danach läufst du mit kleinen Schritten los. Je flüssiger und weicher die Laufbewegung ist, desto weniger Erschütterungen kommen bei den Händen an, und desto effizienter arbeitest du. Zusätzlich kannst du durch Anspannen der Rücken- und Nackenmuskulatur eine zusätzliche »Stoßdämpfung« erreichen, die sich ebenfalls positiv auf die Leistung auswirkt.
4. Um mit den Hanteln zu wenden, solltest du ebenfalls die Nackenmuskulatur und den oberen Rücken anspannen, um die Gewichte dabei optimal zu kontrollieren. Das Wenden mit den Hanteln ist eine hervorragende Koordinationsübung.

TIPP

Wer die Hanteln bereits gut im Griff hat, kann am Start schon die Schrittstellung einnehmen und so beim Anheben direkt zum ersten Schritt übergehen. Das ermöglicht einen schnelleren Start, wenn du beim Wettkampf gegen die Uhr läufst. Für sehr geübte Athleten gibt es außerdem noch eine anspruchsvolle Technik, die einen Raketenstart ermöglicht, allerdings auch ein gewisses Unfallrisiko mit sich bringt. Hier gehst du an der Startlinie etwa 30-40 Zentimeter vor den Gewichten in Position, sodass du beim Starten die Hanteln hinten hochziehst. Wenn die Hanteln den Boden verlassen, schwingen sie automatisch nach vorne. Wenn du dann bereits weit genug oben bist, bekommst du dadurch einen Schub nach vorn. Wer hier aber zu langsam oder unerfahren ist, kann auch böse stürzen. Die Technik empfiehlt sich also wirklich nur für geübte Athleten.

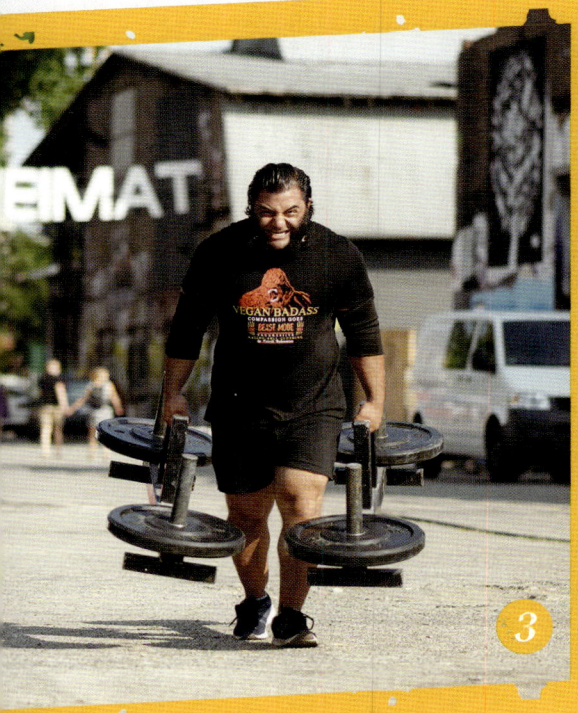

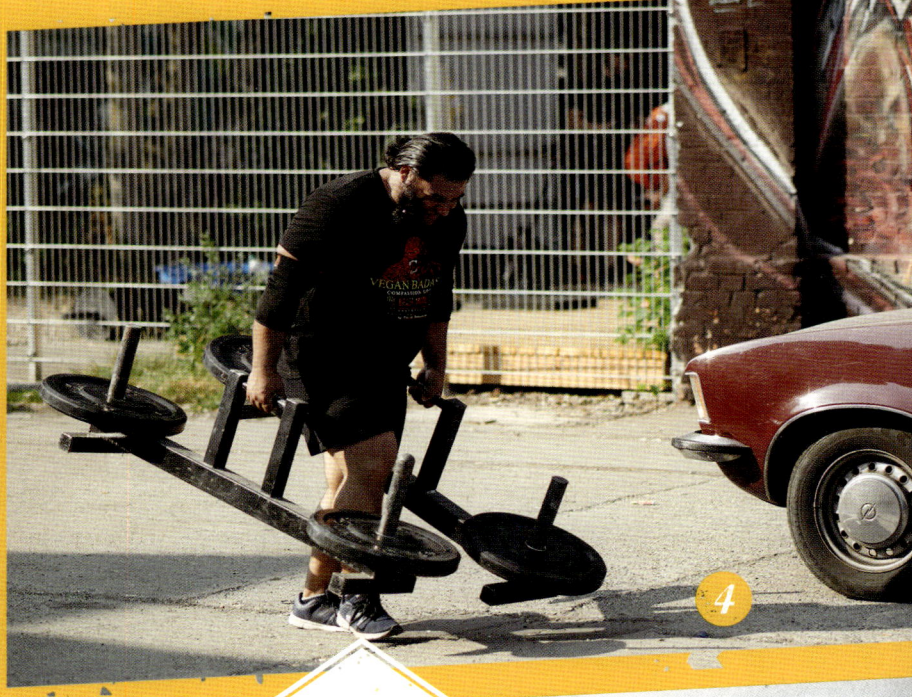

Equipment

Gewichthebergürtel

LOADING

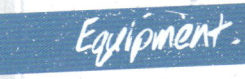

Equipment

Gewichthebergürtel

Das Loading ist ein sehr funktionales Training für die Rücken- und Gesäßmuskulatur. Besonders, wenn der Gegenstand auf eine Plattform auf Brusthöhe oder mehr bugsiert werden muss, ist für den letzten Teil der Bewegung der Gluteus maximus von enormer Bedeutung. Mögliche Objekte fürs Hochheben sind Atlas Stones, Sandsäcke, Bierfässer, Natursteine, Ambosse und vieles mehr. Der Fantasie sind eigentlich keine Grenzen gesetzt.

AUSFÜHRUNG

Beim Loading geht es darum, Gegenstände vom Boden auf ein Podest oder eine ähnliche Ablage zu befördern. Manchmal musst du dabei das betreffende Objekt zusätzlich über eine bestimmte Strecke tragen.

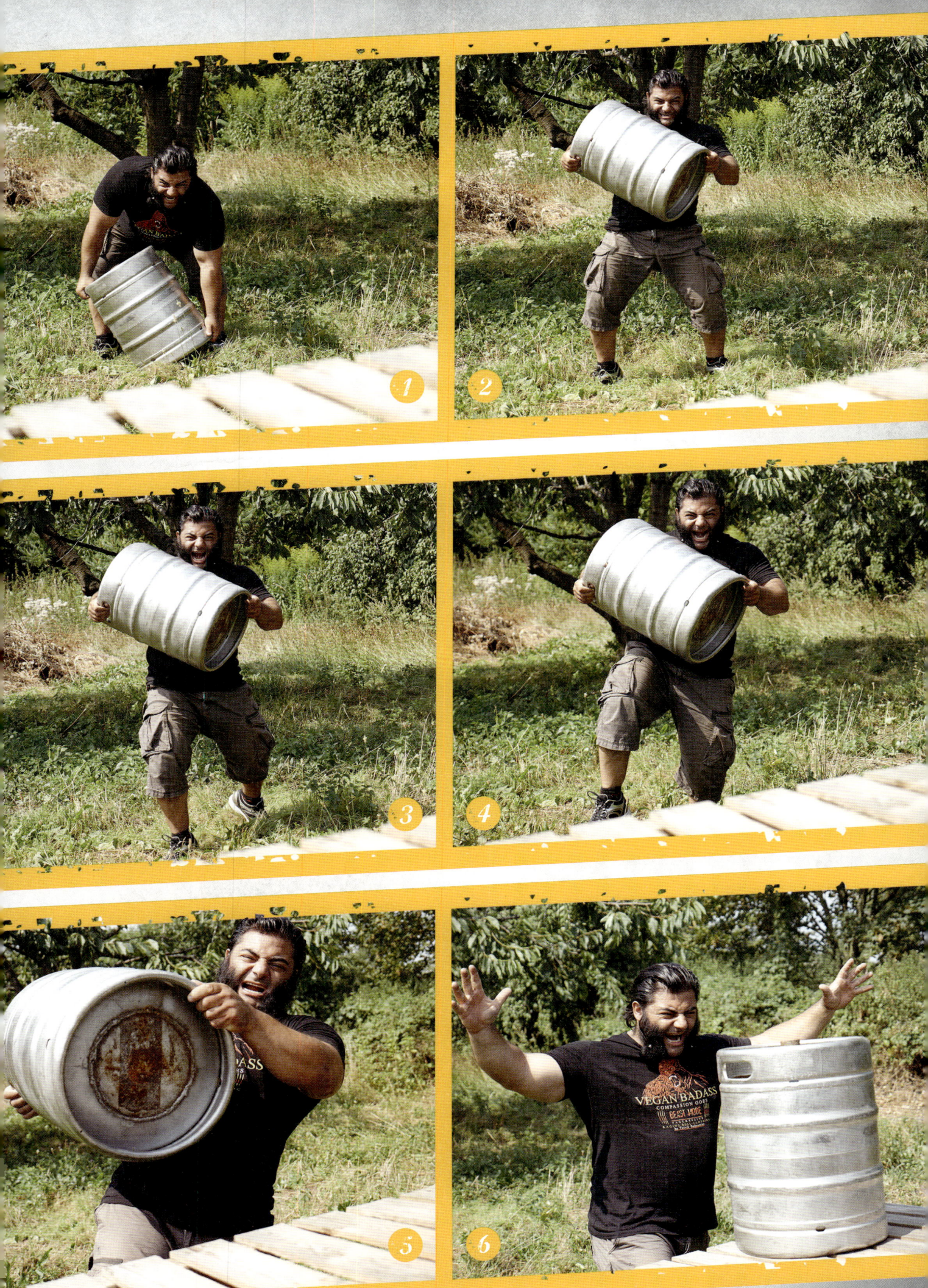

CONAN'S WHEEL

Beim Conan's Wheel nimmst du eine beladene Stange in die Arme, deren anderes Ende aufliegt und drehbar gelagert ist. Durch die Fixierung der Stange an einem Ende läufst du dabei im Kreis, was optisch an eine Szene aus dem Film »Conan der Barbar« erinnert. Darin treibt Arnold Schwarzenegger als Conan durch bloße Muskelkraft ein Mühlrad an. Allerdings wird im Gegensatz zu der Filmszene beim echten Conan's Wheel das »Rad« nicht geschoben, sondern getragen. Setzt der Athlet ab, gilt der Versuch als beendet. Das Conan's Wheel ist ein sehr effektives Training für sämtliche Muskeln der Körperrückseite und zusätzlich den Bizeps, der die Stange über die gesamte Dauer hinweg trägt.

HINWEIS

Wer kein Conan's Wheel besitzt, kann die Übung problemlos mit einem Yoke nachstellen. Dazu das Yoke etwas über Bauchhöhe einstellen. Jetzt mit überkreuzten Armen das Gerät auf Brusthöhe hochheben. Dabei ist es wichtig, den Bizeps nur statisch einzusetzen. Das heißt: Er verhindert es lediglich, dass das Gewicht zu Boden fällt, hebt es aber nicht aktiv an.

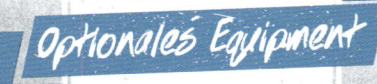

Gewichthebergürtel

AUSFÜHRUNG

1. Für die Übung anfangs mit bereits angespannten Armen unter dem Yoke in Position gehen. Dafür etwas in die Knie gehen und das Yoke anschließend anheben. Hierzu den Körper leicht nach hinten beugen und gegen den Widerstand aufrichten.

2. Sobald das Gewicht unter Kontrolle ist, mit möglichst gleichmäßigen Schritten loslaufen. Versuch dabei, ein Schwingen des Yokes so weit wie möglich zu vermeiden. Je weiter du dich beim Laufen nach hinten lehnst, desto mehr arbeiten der Rückenstrecker und die Gesäßmuskulatur, während der Bizeps entlastet wird. Je aufrechter du läufst, desto mehr muss der Bizeps leisten, während die Muskeln der Körperrückseite entlastet werden. Durch Herumexperimentieren findest du hier die für dich persönlich optimale Körperhaltung.

TIPP

Alle Angaben sind analog auch auf das Training mit einem echten Conan's Wheel übertragbar. Der Unterschied liegt lediglich in der Tatsache, dass du bei der Originalübung im Kreis läufst und bei der Yoke-Variante eine gerade Strecke zurücklegst.

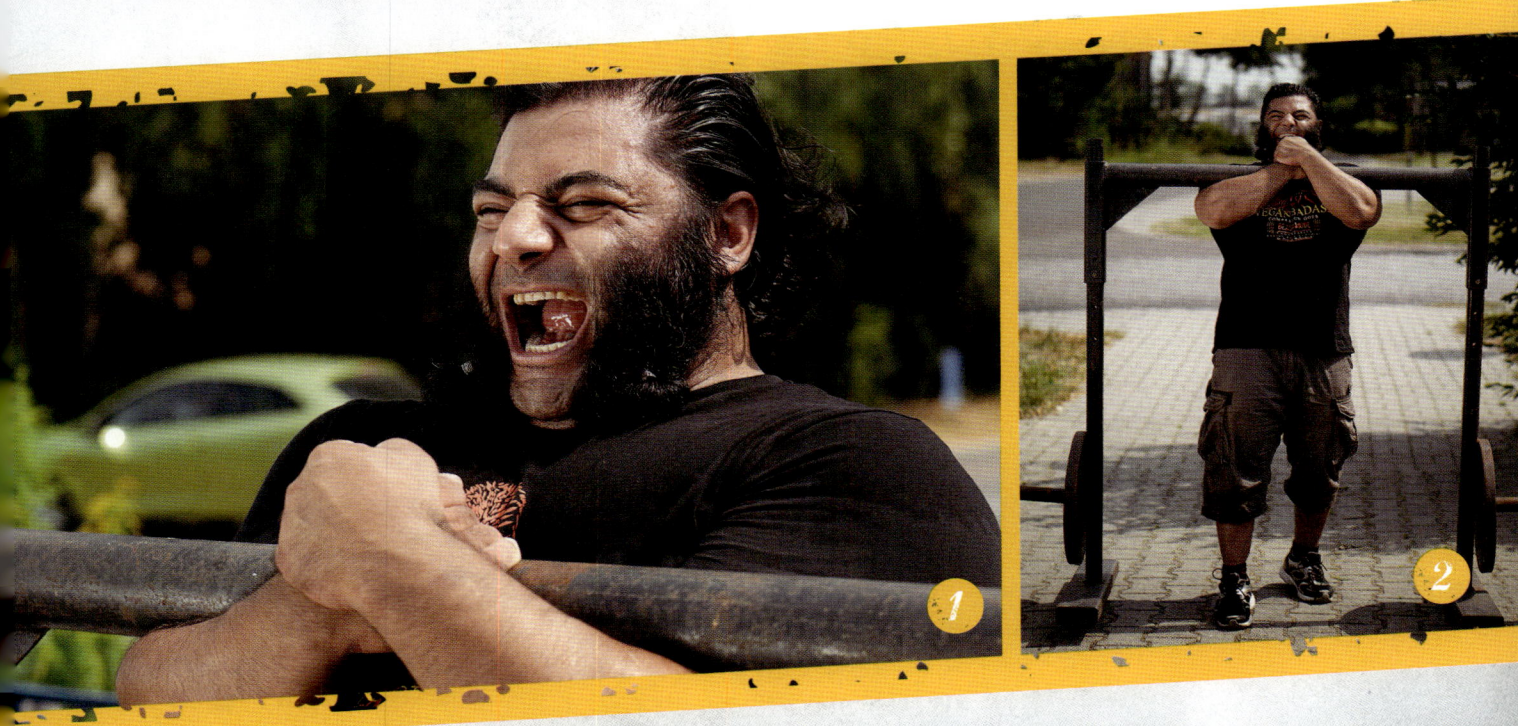

ARM OVER ARM

Durch die Komplexität der Übung ist der Arm over Arm das ideale Training, um gleichzeitig die Koordination und Kraft zu verbessern. Besonders beansprucht werden die komplette Rücken- und Beinmuskulatur sowie die Arme. Je nach Dauer der Belastung ist auch die Wirkung der Übung auf die Ausdauer nicht zu unterschätzen. Das Arm over Arm ist damit eine optimale funktionale Kraftübung für Kampfsportler, die damit gleich mehrere Fliegen mit einer Klappe schlagen können.

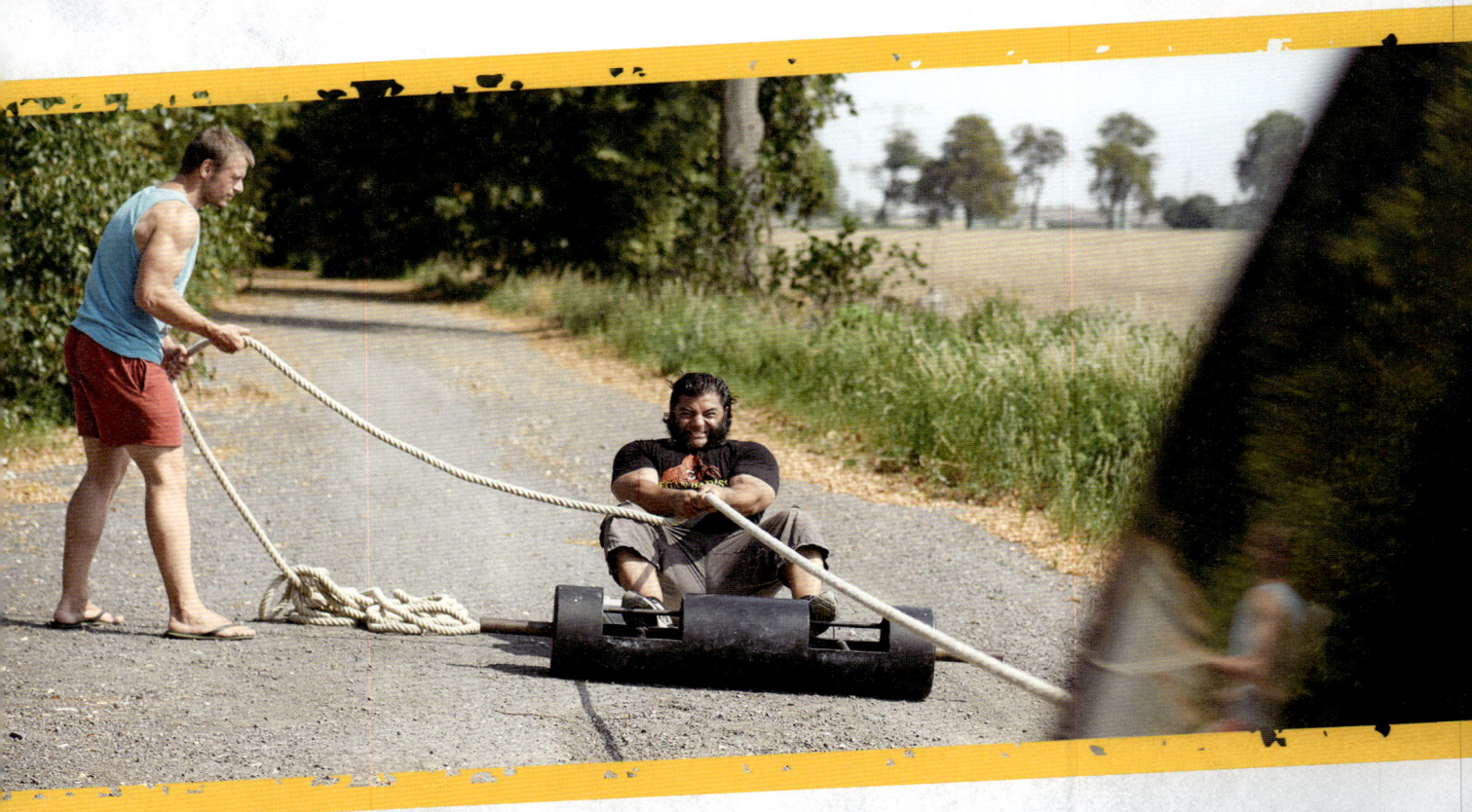

AUSFÜHRUNG

Der Arm over Arm ist eine Variante des Truck Pull (LKW-Ziehens) bei dem du im Gegensatz zur klassischen Variante nicht mit einem Geschirr vor den LKW gespannt wirst, sondern das Gefährt sitzend mit einem Seil ziehst. Um vernünftig trainieren zu können, brauchst du mindestens einen Trainingspartner, der dir das Seil immer wieder aus dem Weg schafft, während du mit dem Ziehen beschäftigt bist. Zum Ziehen kannst du Kfz in allen Größen und Ausführungen verwenden. Beim PKW kannst du die Handbremse leicht anziehen, um den Widerstand zu erhöhen. Wenn du kein Fahrzeug zur Verfügung hast, kannst du auch einen mit Gewichten bestückten Schlitten verwenden. Wer auch keinen Schlitten hat, kann sich aus einem Reifen einen Ersatz basteln.

Equipment

Seil (ca. 20 Meter)

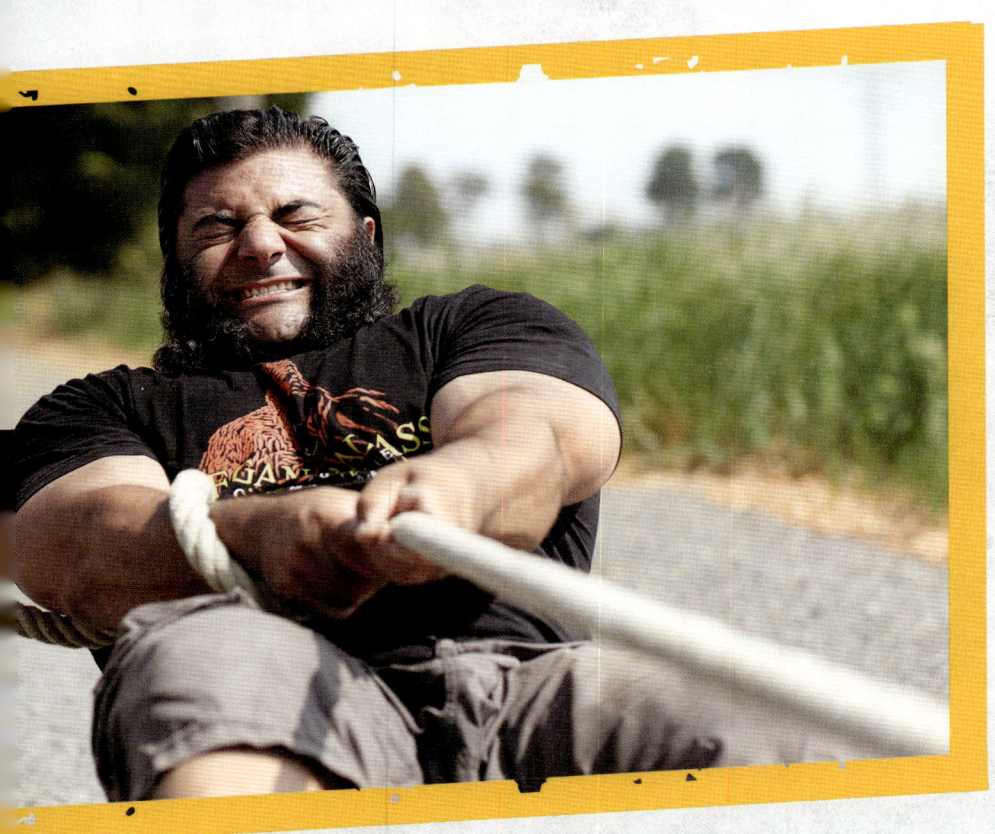

TRUCK PULL/PUSH

Nach dem Arm over Arm kommen wir zur klassischen Variante des Truck Pull. Der Truck Pull/Push ist in sämtlichen Varianten ein effektives und funktionales Training für die Beinmuskulatur und dabei insbesondere für die Waden. Auch die Körpermitte wird bei den offiziellen Varianten effektiv trainiert. Zudem kannst du die Übung auch hervorragend als hochintensives Intervalltraining nutzen, um die Lunge richtig zum Keuchen zu bringen.

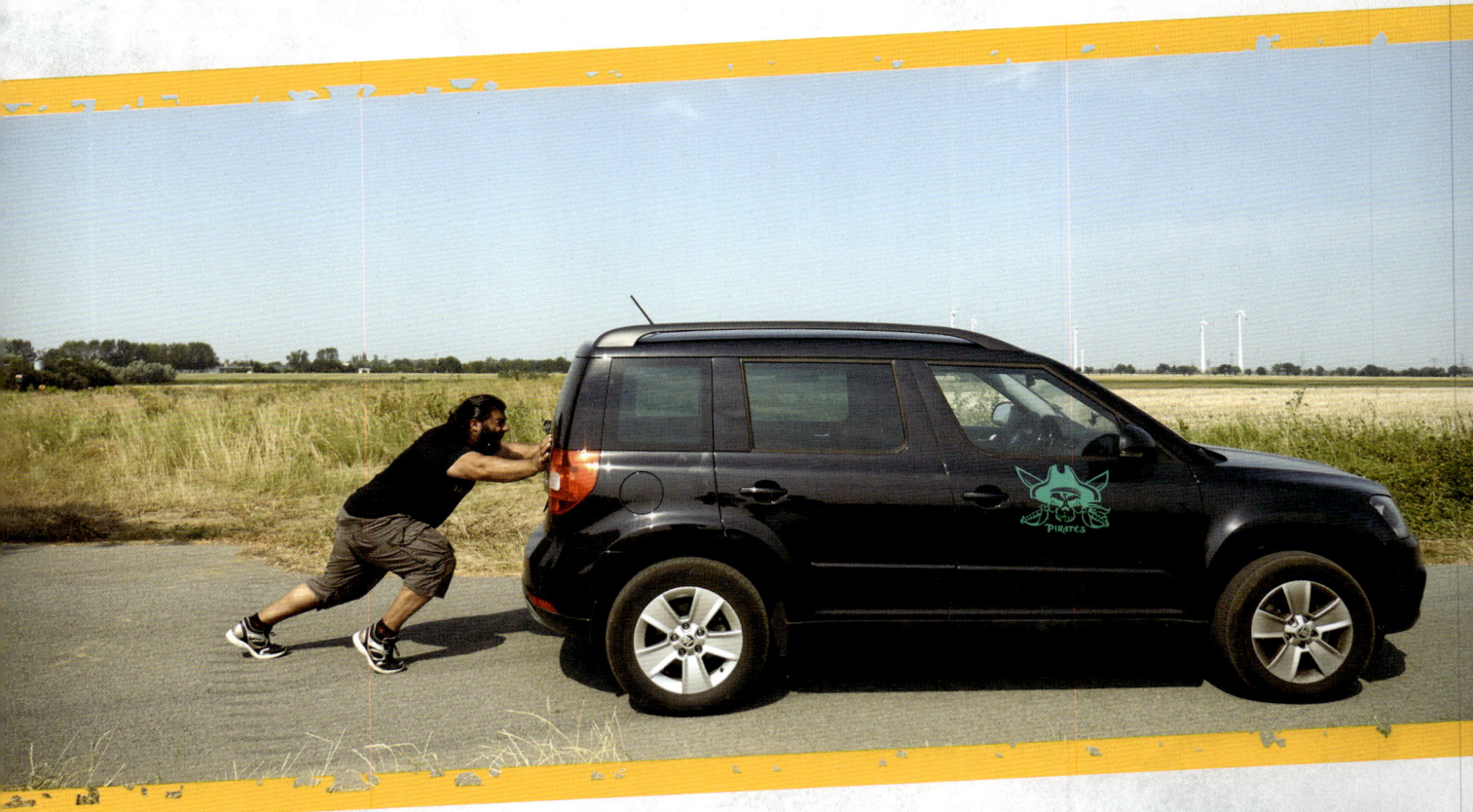

AUSFÜHRUNG

Bei dieser Übung bist du mit einem Geschirr (alternativ Rundschlingen aus dem Baumarkt) vor einen LKW gespannt und ziehst diesen hinter dir her. Wer keinen Zugang zu einem Lastwagen hat, kann auch mit einem PKW arbeiten. Hier kannst du entweder an einer leichten Steigung trainieren, um den Widerstand zu erhöhen, oder die Handbremse leicht anziehen. Wer keine Lust hat, sich erst Equipment zu besorgen, kann sich damit behelfen, dass er das Fahrzeug einfach schiebt, statt es zu ziehen.

Equipment

Geschirr
Rundschlingen

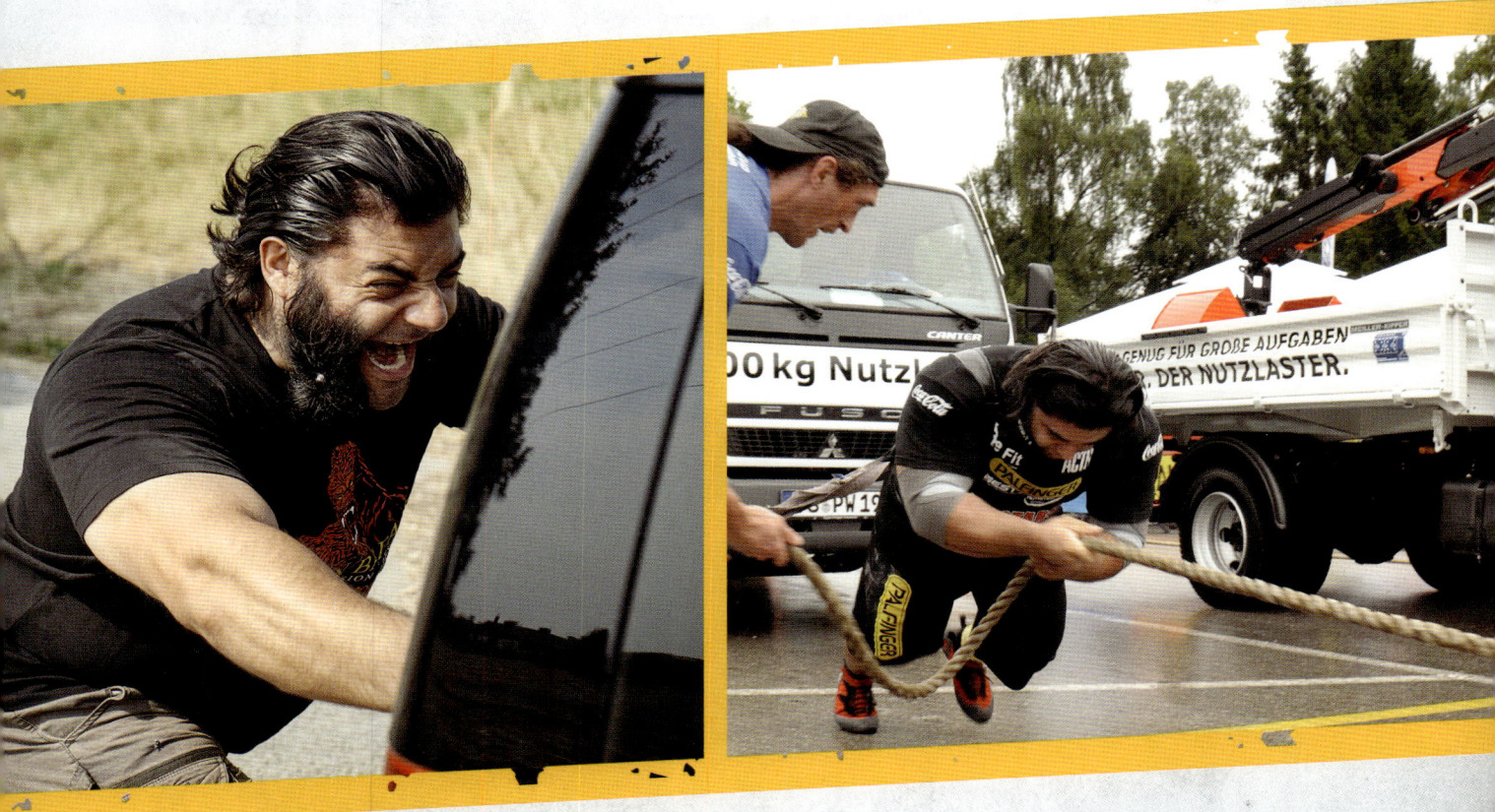

KEG LIFT

Optionales Equipment

Weicher Gewichthebergürtel
Rutschfeste Handschuhe
Handgelenksbandagen

Der Keg Lift sieht auf dem ersten Blick aus wie eine gewöhnliche Überkopfübung, bei der man davon ausgehen würde, dass sie hauptsächlich die Schultermuskulatur beansprucht. Tatsächlich ist aber einer der wichtigsten Zielmuskeln beim Keg Lift der Rückenstecker. Er ist mitverantwortlich für den nötigen Schwung, um das Fass in Bewegung zu setzen und so hoch zu befördern, dass danach die Oberkörpermuskulatur übernehmen kann. Zunächst gilt es, ein geeignetes Trainingsgerät zu besorgen. Das einfachste ist wohl ein 50-Liter-Pfandfass, wobei der Pfand sozusagen der Preis für dein neues »Fitnessgerät« ist. Danach musst du das Fass öffnen und anschließend mit Wasser (65 Kilo), Kies (85 Kilo) oder Splitt (100 Kilo) befüllen. Am Ende das Fass wieder verschließen, fertig ist das Trainingsgerät. Ich empfehle, immer mit rutschfesten Handschuhen zu trainieren, da du mit der linken Hand sonst keinen sicheren Griff hast. Die Handschuhe tragen zur Sicherheit beim Training bei.

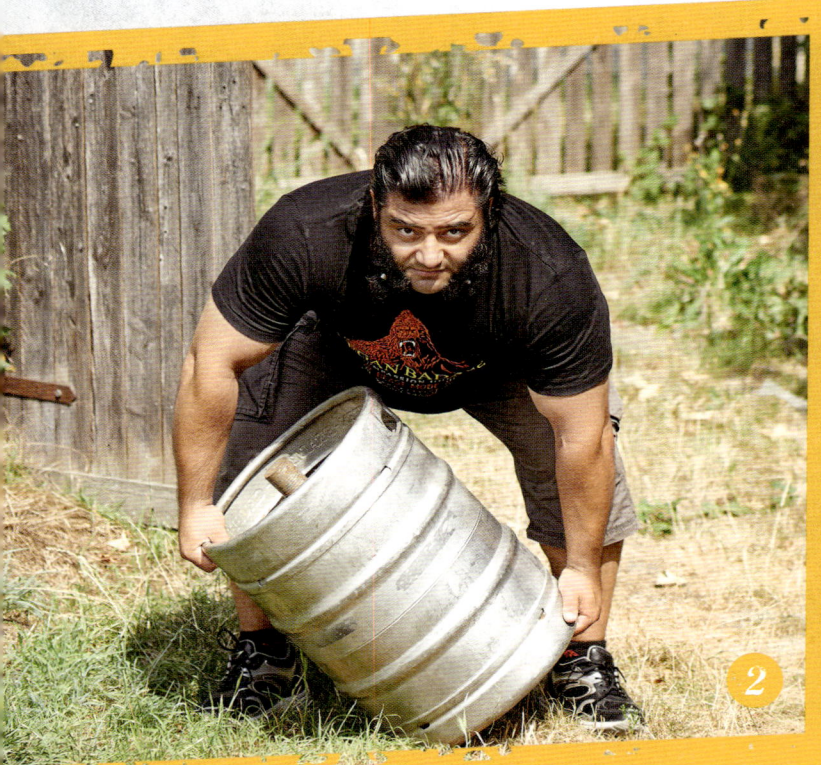

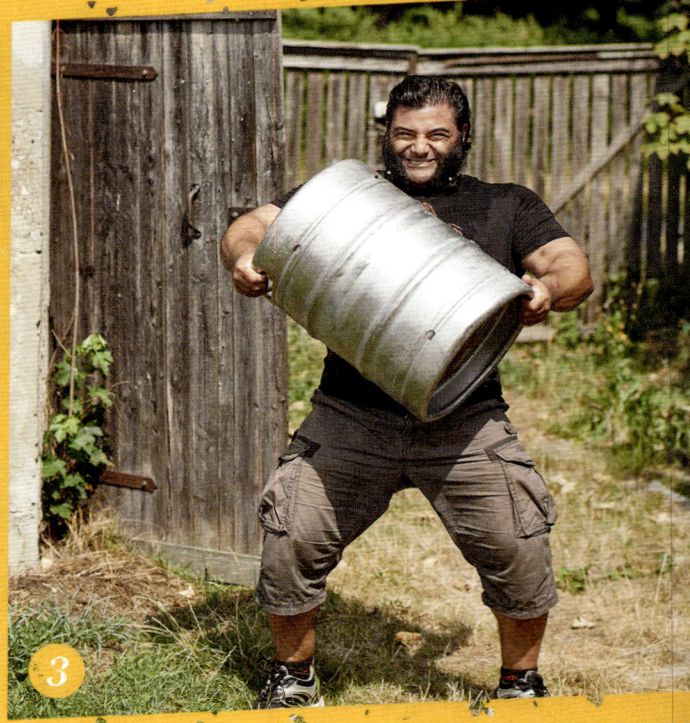

AUSFÜHRUNG

① In der Ausgangsposition steht das Fass auf einer circa 10 Zentimeter dicken Gummimatte.

② Jetzt vor dem Fass in Position gehen und seitlich auf den Rand kippen. Dafür musst du es mit der rechten Hand entsprechend zur Seite ziehen. Die linke Hand greift nun an den so freigewordenen Rand am Boden. Du hältst das Fass nun an schräg gegenüberliegenden Punkten fest.

③ Anschließend kommst du in einen breiten und stabilen Stand so weit wie möglich über dem Fass und gehst so weit in die Hocke, dass der Brustkorb das Fass berührt. Die Arme sind angewinkelt und die Bizepsmuskeln angespannt. So kannst du das Fass während der anschließenden explosiven Bewegung möglichst nah am Körper nach oben führen.

④ Auf Brusthöhe das Gewicht umsetzen, um direkt in die Position zum Ausstoßen überzugehen.

⑤ Die Arme strecken, um das Fass über den Kopf stemmen. Die Ausführung ähnelt dem Loglift im Viper-Style. Um die Dynamik und Explosivität zu erreichen, die es braucht, um das Fass in einer durchgehenden Bewegung über den Kopf zu befördern, must du dich unter dem Fass entsprechend dynamisch und explosiv bewegen. Dafür ist eine zugleich flexible als auch starke Hüft- und Bauchmuskulatur erforderlich, die den letzten Teil der Bewegung unterstützt. Der anfängliche Schwung kommt aus dem Rückenstrecker, der Gesäßmuskulatur und den Beinbeugern.

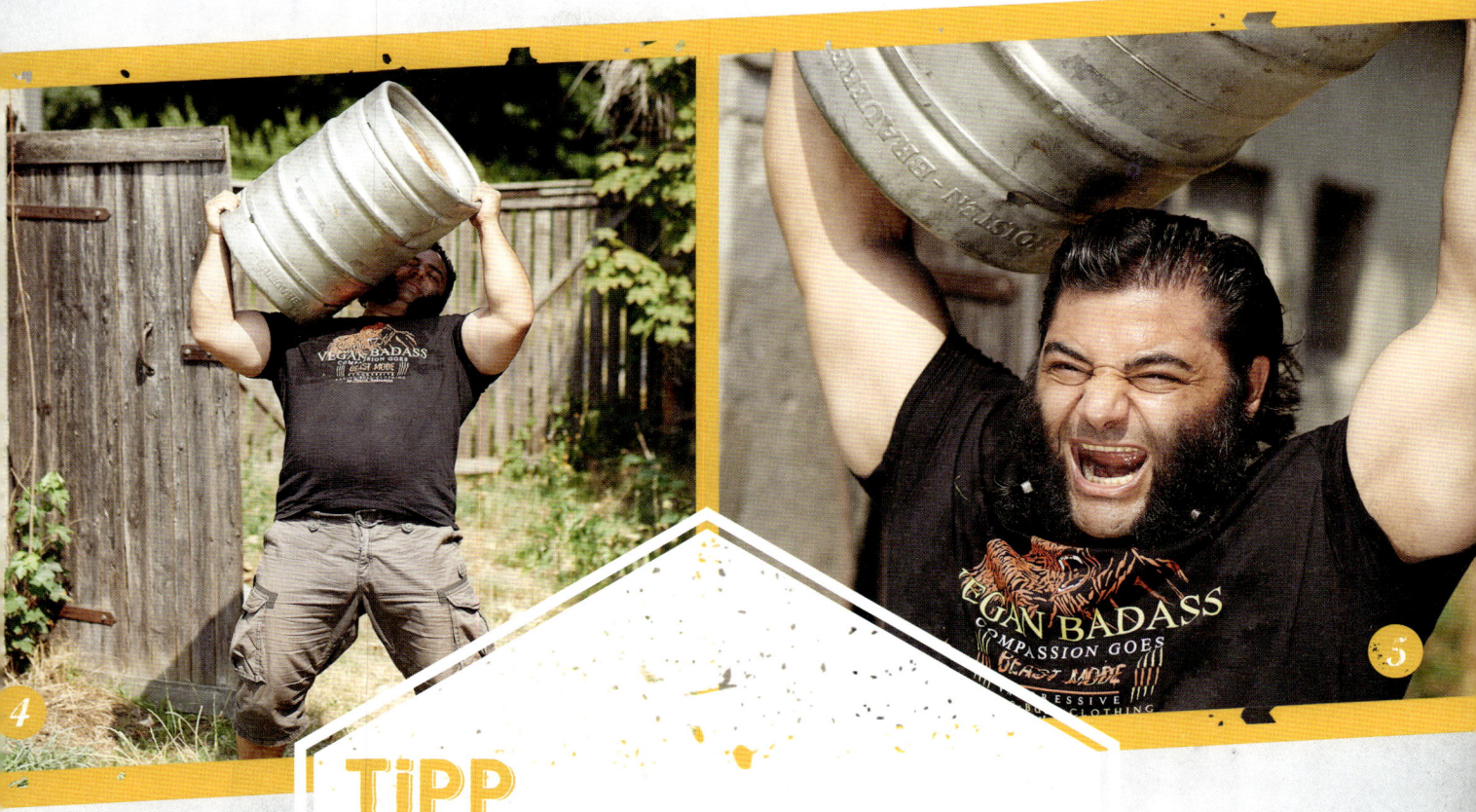

TIPP

Es empfiehlt sich, einen weichen, dünnen Gürtel zu verwenden, der nicht im Weg ist, wenn du das Fass möglichst nah am Körper nach oben bewegst. Wenn du einen dickeren Gürtel benutzt, solltest du unbedingt die Vorderseite durch ein kleines Handtuch oder Ähnliches polstern, um Quetschungen zu vermeiden.

Baboumian YOKE LIFT

Wie bereits beim Conan's Wheel erwähnt kannst du das Yoke sehr gut für andere Übungen zweckentfremden. Eine weitere Möglichkeit bietet dabei der von mir erfundene Yoke Lift, der dem Tresor-Stemmen im Wettkampf ähnelt. Hier wird das Yoke nicht getragen, sondern gestemmt. Ein Vorteil dabei ist, dass das Gewicht nicht so tief fällt und so eine etwas niedrigere Unfallgefahr besteht als bei anderen Überkopfübungen. Der niedrige Schwerpunkt des Gewichts macht den Yoke Lift zudem zu einer besonders effektiven Überkopfübung zur Stärkung der Core-Power. Außerdem kann das Gewicht nie tiefer als bis knapp unter Brusthöhe fallen. Das sorgt für ein besonders angenehmes Trainingsgefühl, was wiederum die Motivation steigert.

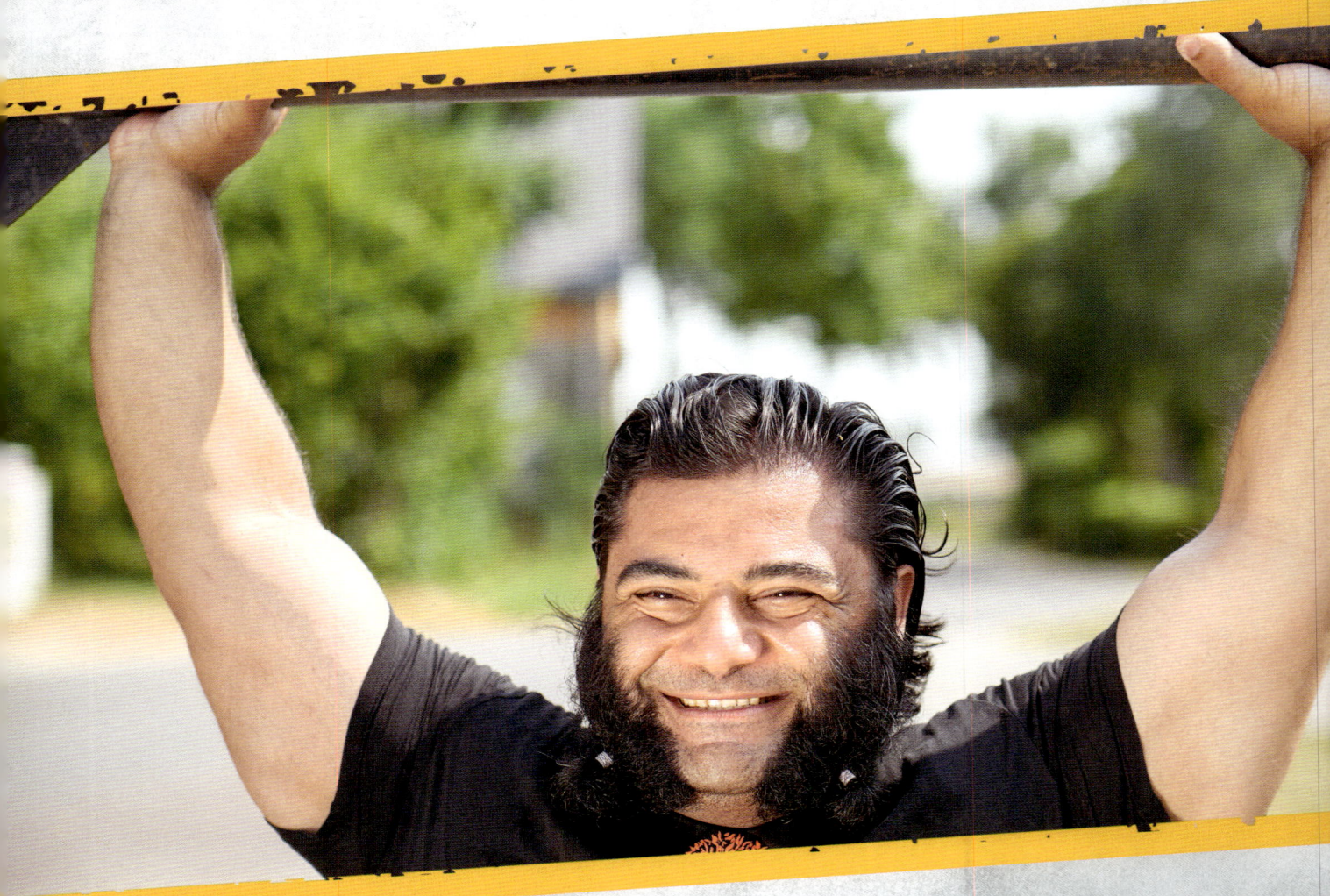

AUSFÜHRUNG

1. Idealerweise nimmst du die horizontale Verbindung zwischen den beiden Yoke-Streben etwa schulterbreit in die Hände, während der Yoke noch am Boden ruht.
2. Dann unters Yoke kommen, um das Gewicht anzuheben und in den aufrechten stabilen Stand zu kommen. Es befindet sich in dieser Position oberhalb des Brustkorbs. Der Oberkörper ist dabei etwas nach hinten geneigt. Das erlaubt es dir, das Yoke über der Brustmuskulatur zu stabilisieren.
3. Als Nächstes das Yoke durch Strecken der Arme kontrolliert über den Kopf führen. Gleichzeitig den Oberkörper nach vorne unter das Yoke schieben, sodass du in der Endposition mit gestreckten Armen und aufrechtem Oberkörper unter dem Gewicht stehst und das Yoke kontrollierst.
4. Danach das Gestell kontrolliert in die Ausgangsposition absenken und wieder von vorn anfangen.

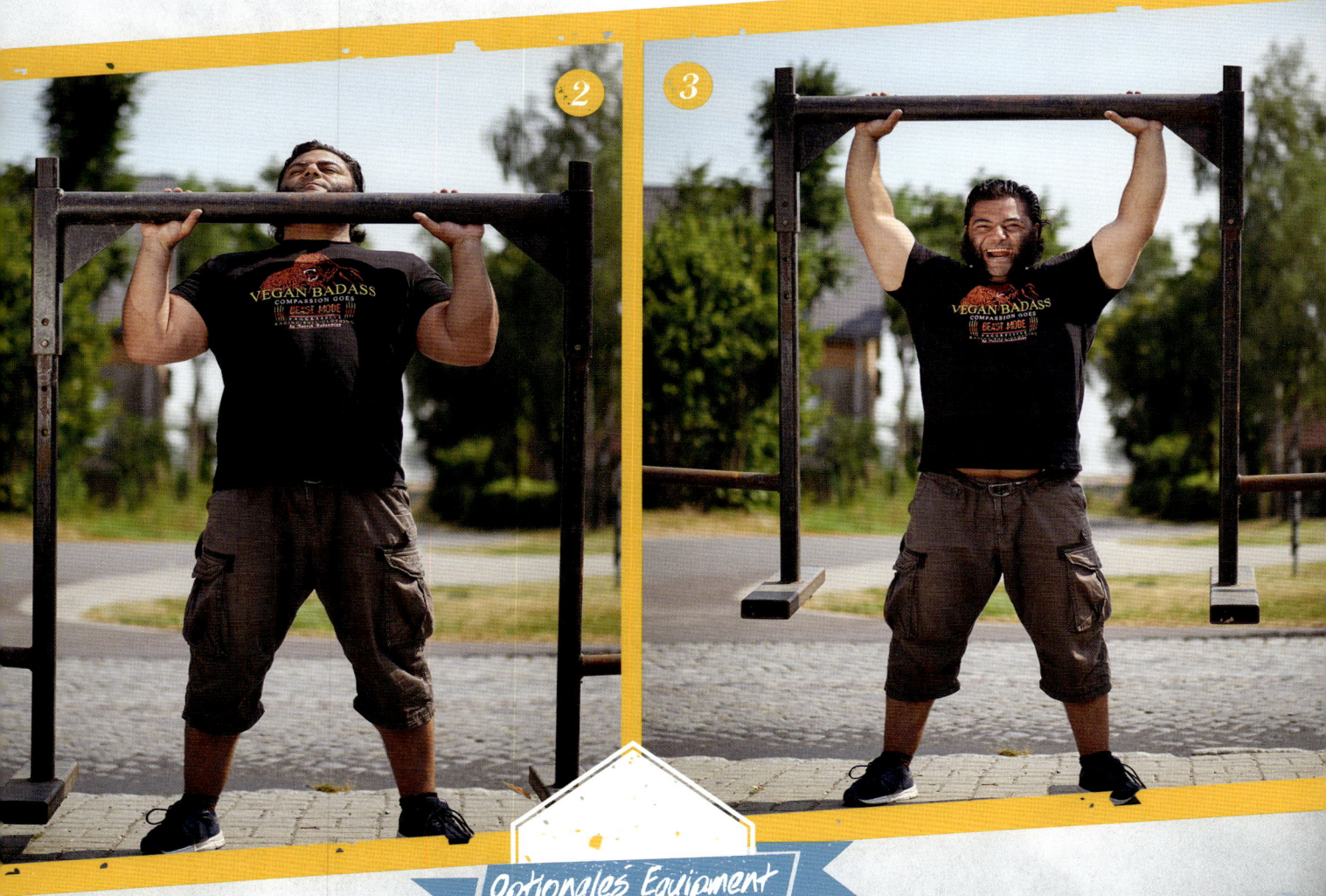

Optionales Equipment

Gewichthebergürtel
Handgelenksbandagen
Ellbogenwärmer

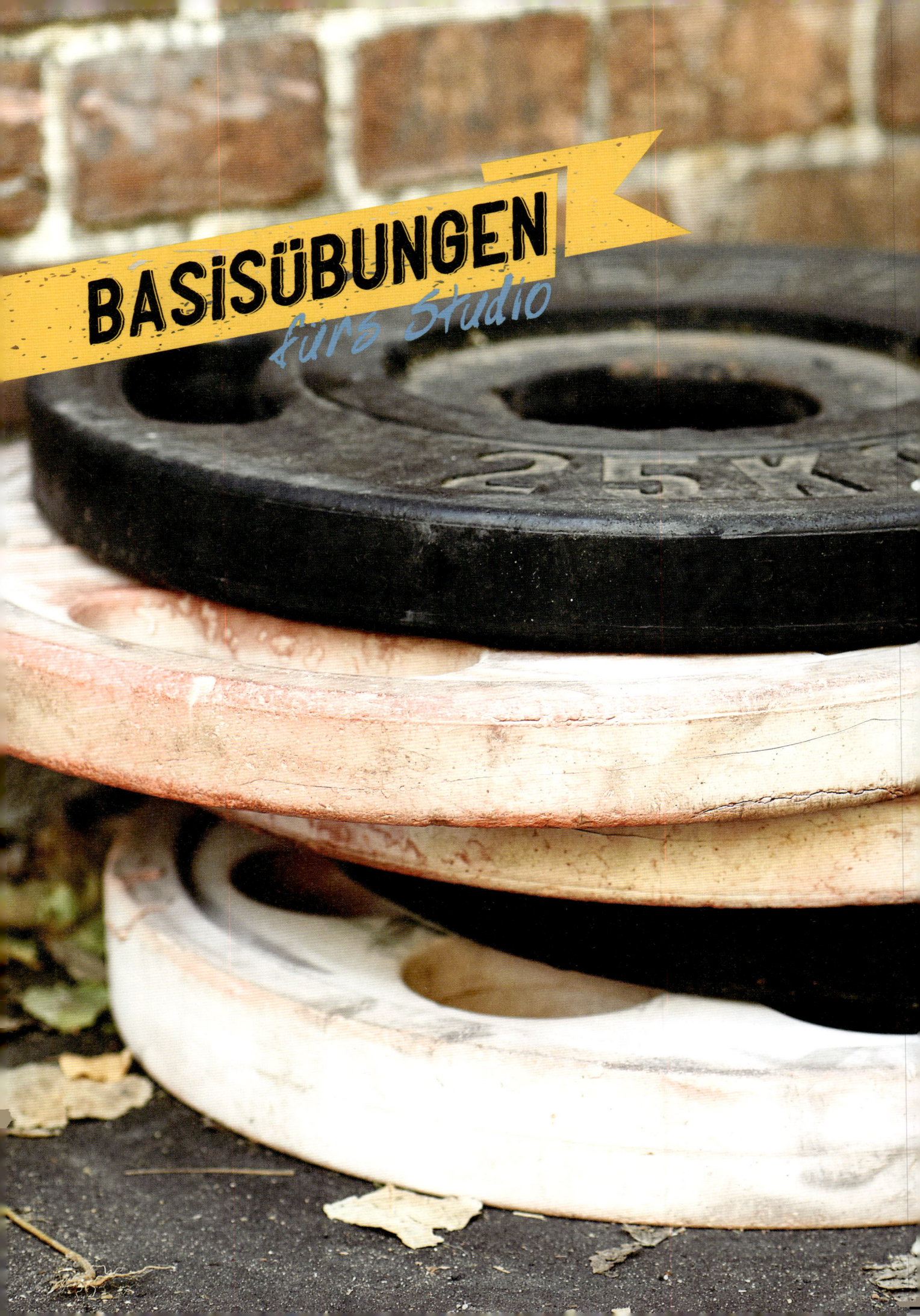

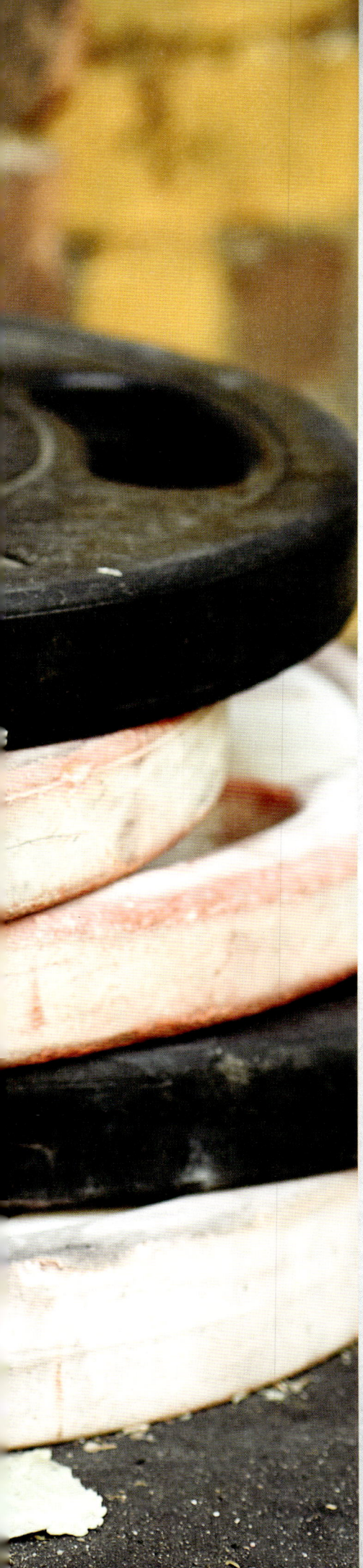

Die folgenden Workout-Vorschläge zählen mit zu den effektivsten Hantelübungen zum Aufbau von Kraft und Muskelmasse. Übungen wie das Kreuzheben und die Kniebeuge sind nicht umsonst seit Jahrzehnten bei Powerliftern, Bodybuildern, Ringern, Footballspielern und vielen anderen Schwerathleten so beliebt.

So effektiv diese Übungen auch sind, so schädlich können sie auch sein, wenn du sie ohne eine sinnvolle Trainingsplanung und Betreuung durch erfahrene Trainingspartner oder Trainer verwendest. Daher empfehle ich, sich vor Trainingsbeginn immer eingehend mit der richtigen Ausführung vertraut zu machen. So vermeidest du es, dass sich gleich zu Beginn Fehler einschleichen, die du dir später nur schwer wieder abgewöhnen kannst und die das Verletzungsrisiko erhöhen.

Die hier aufgeführten Varianten beziehen alle gleich mehrere Gelenke mit ein. Sie fordern dich auf natürliche und anatomisch sinnvolle Art und Weise. Konzentrations-Curls und sonstige Isolationsübungen wirst du hier nicht finden. Uns geht es ja darum, funktional und effizient zu trainieren, und nicht darum, nutzlose Muskelberge übereinander zu schichten.

Viele der hier aufgeführte Übungen eignen sich nicht für Jugendliche, die sich noch im Wachstum befinden. In diesem Alter ist es immer vernünftiger, erst einen Trainer zu fragen, bevor man sich für eine Übung aus dieser Kategorie entscheidet.

KREUZHEBEN

In puncto Kraftzuwächse ist das Kreuzheben das Nonplusultra. Dies ist der wohl simpelste und zugleich effektivste Bewegungsablauf zur Vorbereitung auf viele andere Kraftübungen. Das Kreuzheben ist das Mittel der Wahl, um das Kraftfundament für ein späteres Strongman-Training zu legen. Es trainiert die Rückenmuskulatur, Teile der Beinmuskulatur, die gesamten Stabilisatoren und die Nacken- und Armmuskulatur. Die Übung ist weit komplexer und vielfältiger als es zunächst den Anschein hat. Vor allem, wenn du ein Auge für die wichtigen Details hast, die den Unterschied zwischen Erfolg und Misserfolg sowie einer physiologisch optimalen und einer potenziell gesundheitsgefährdenden Ausführung machen.

Es gibt zwei Varianten des Kreuzhebens. Bei der Standardversion sitzen die Hände außerhalb der Beine auf der Stange. Bei der Sumo-Variante hingegen ist der Griff enger, während die Stellung der Füße so ähnlich aussieht wie bei einem Sumoringer. Ich werde hier nur die Standardvariante darstellen, da ich die Sumo-Variante für eine unnatürliche Bewegung halte, die zudem weniger effektiv ist, was den Kraftaufbau angeht.

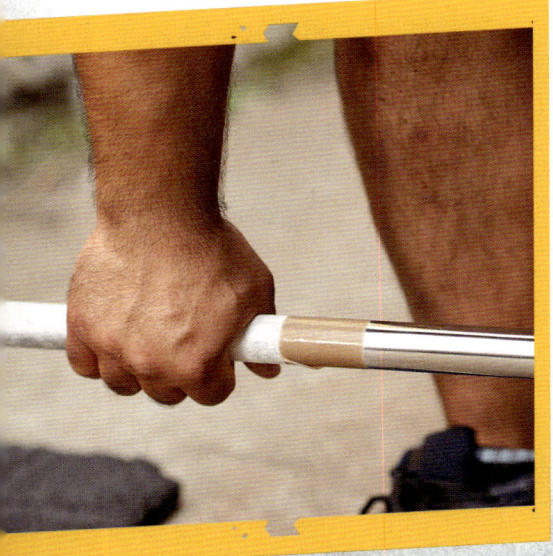

TIPP

Wenn der Griff zum limitierenden Faktor wird, gibt es prinzipiell zwei Strategien, um das Problem zu beheben. Die erste Möglichkeit besteht darin, den sogenannten Kreuzgriff zu verwenden. Hierbei setzt du eine Hand im Untergriff und die andere im Obergriff auf die Stange. So ist dafür gesorgt, dass sich die Hantel nicht durch einen einseitigen Griff aus den Händen herausdreht. Der Nachteil ist, dass du bei dieser Methode den Körper nicht mehr perfekt symmetrisch trainierst, was auf Dauer natürlich ungünstig ist. Deshalb solltest du bei dieser Ausführung regelmäßig die Griffrichtung der Hände wechseln.

Eine weitere Option ist der Einsatz von Zugschlaufen. Dabei legst du dir die Schlaufen zunächst um die Handgelenke, wo du sie festzurrst. Das andere Ende wickelst du am geplanten Griffpunkt um die Stange, sodass du die um die Stange gewickelte Schlaufe mit in den Händen hältst (siehe Bild).

AUSFÜHRUNG

1. Die Füße etwas weniger als schulterbreit voneinander entfernt hinter der Langhantel aufsetzen.
2. Jetzt die Knie so weit beugen, dass du mit den Händen zur Langhantel kommst. Die Hände etwas außerhalb der Füße auf die Stange setzen (siehe Bild).
3. Nun die Hantel nach Möglichkeit hauptsächlich unter Einsatz der Beinmuskulatur anheben. Dafür musst du tief in die Knie gehen und den Rücken möglichst gerade lassen. Den Oberkörper so gut es geht aufrecht halten und den Kopf in den Nacken legen. Auf die Art die Langhantel knapp vor den Schienbeinen bis über Kniehöhe hochziehen. Erst dann übernimmt der Rückenstrecker den Rest der Aufwärtsbewegung erledigt, den sogenannten Lockout.
4. In der Endposition stehst du aufrecht da. Die Schultern sind nach hinten gezogen, der Brustkorb ist gestreckt und die Knie sind durchgedrückt.
5. Zum Abschluss den Bewegungsablauf umkehren die Hantel kontrolliert wieder absenken.

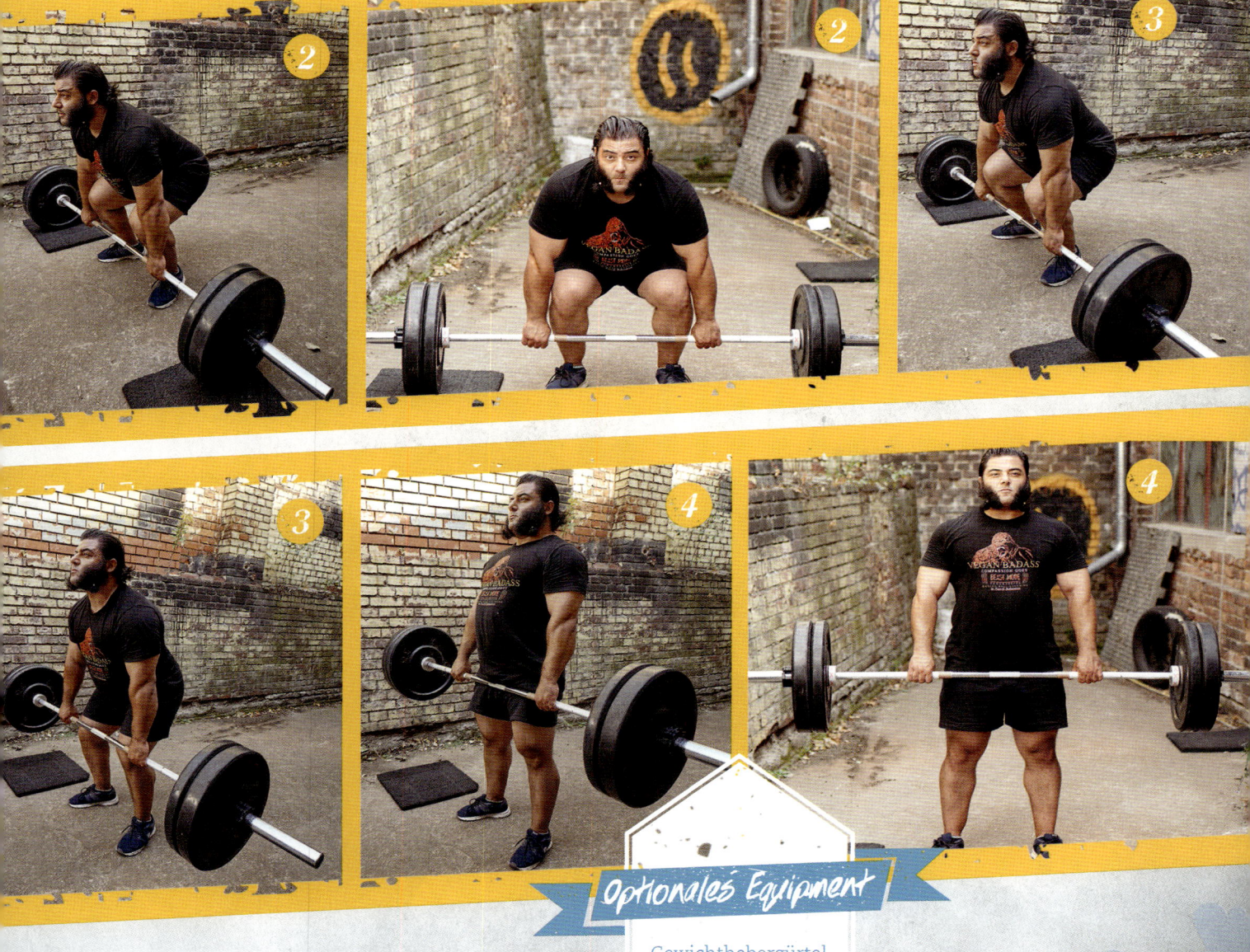

Optionales Equipment

Gewichthebergürtel
Zugschlaufen

KNIEBEUGE

Die Kniebeuge ist die wohl einzige Übung, die in Sachen Grundkraftentwicklung und Masseaufbau mit dem Kreuzheben mithalten kann. Während das Kreuzheben ein wenig mehr auf die Rückenmuskulatur abzielt, nimmt die Kniebeuge hauptsächlich die gesamte Beinmuskulatur in Beschlag. Letztlich werden aber auch hier sowohl die Bein- als auch die Rückenmuskulatur effektiv angesprochen. Außerdem liegt die Belastung beim Kreuzheben am stärksten auf den Beinbeugern. Bei der Kniebeuge hingegen ist der Beinstrecker (der Quadrizeps) der am stärksten involvierte Zielmuskel. Daneben ist die Kniebeuge auch die wahrscheinlich effektivste Übung für die Gesäßmuskulatur. Beim Bauch-Beine-Po-Programm kommt keiner daran vorbei (es sei denn, die Übung ist aus gesundheitlichen Gründen nicht möglich).

Bei der Kniebeuge sind sehr viele Muskeln dauerhaft in Aktion. Dazu musst du für die Übung die Konzentration hochfahren, während das Herz-Kreislauf-System auf Hochtouren läuft. Die Kniebeuge ist damit nicht nur eine der effektivsten, sondern auch eine der unangenehmsten Übungen. Sie trennt sozusagen die Spreu vom Weizen, wenn es um Willenskraft und Disziplin geht.

Ich empfehle, immer mit Ständer oder Powerrack zu arbeiten, damit du beim Muskelversagen keine Verletzungen riskierst. Das freie Training außerhalb des Ständers und ohne einen erfahrenen Trainingspartner ist nicht zu empfehlen. Du kannst dabei niemals so hart arbeiten wie in einem Kniebeugenständer.

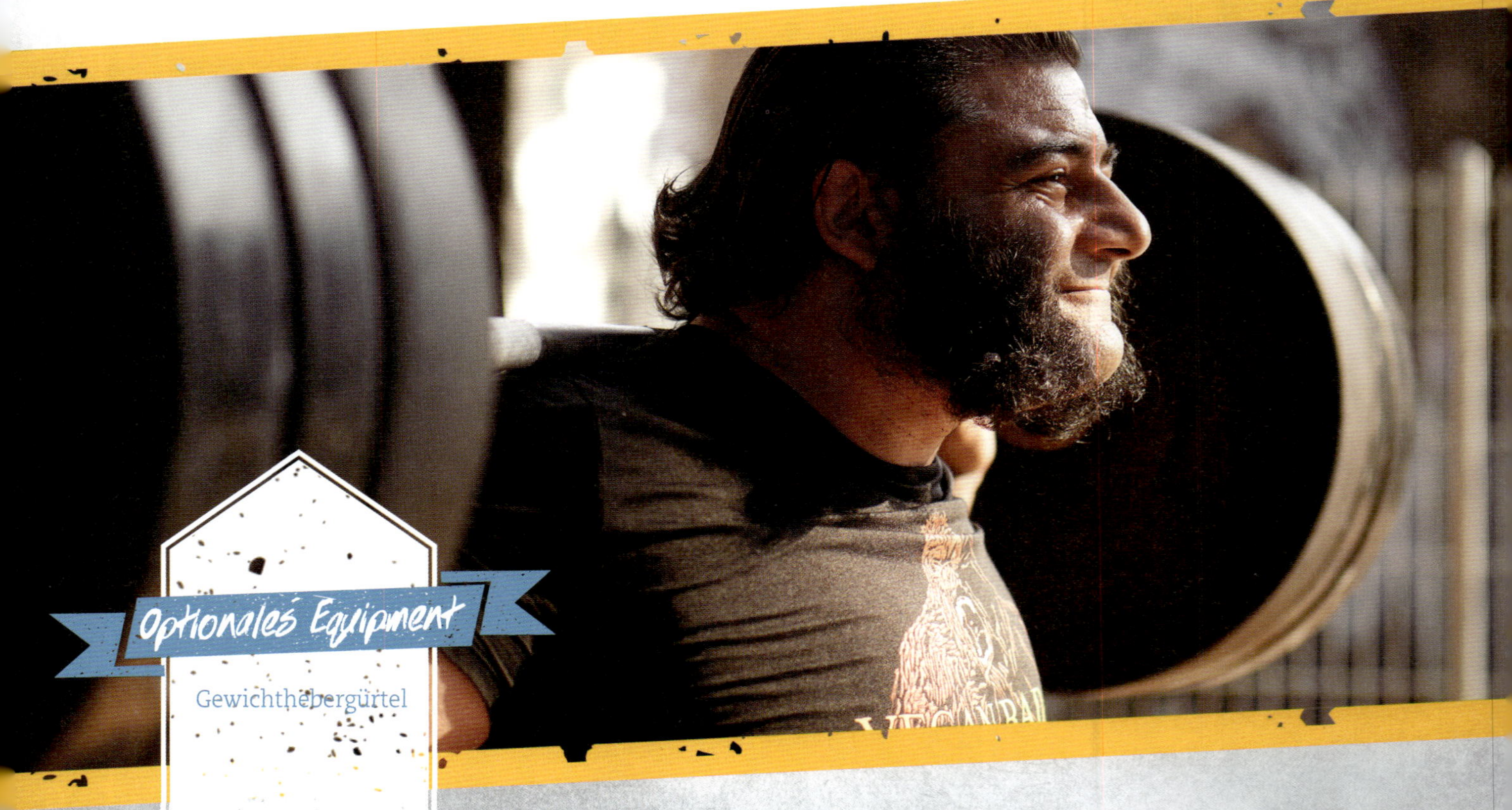

Optionales Equipment

Gewichthebergürtel

Richtig Assistieren

Im folgenden Abschnitt möchte ich außerdem beschreiben, wie du bei der Kniebeuge richtig assistierst. Im Idealfall ist der assistierende Trainingspartner annähernd gleich groß oder größer als der Sportler an der Hantel. Zur Kontrolle der Übung stellst du dich hinter deinen Kollegen, mit Blick auf den Rücken des Trainingspartners. Der Abstand zwischen euch ist gerade so groß, dass der Trainierende zu keinem Punkt der Ausführung mit dem Helfer in Kontakt kommt. Dabei ist zu beachten, dass sich das Gesäß am unteren Punkt der Bewegung noch nach hinten bewegt. Zum Ausgleich geht der Helfer ebenfalls in die Knie. Er macht praktisch parallel zum Sportler an der Stange die Übung mit. Dabei befinden sich die Arme des »Assistenten« immer unterhalb der Achseln und die Hände vor der Brust des Trainingspartners. Wenn nötig, kann der Helfer so jederzeit eingreifen, indem er mit den Händen von unten das Gewicht stützt. Dabei soll die Unterstützung immer von unten im nahezu senkrechten Angriffswinkel erfolgen. So ist sichergestellt, dass du deinen Trainingspartner nicht aus dem Gleichgewicht bringst. Wenn nötig können zur zusätzlichen Sicherheit noch zwei weitere Helfer an den beiden Enden der Langhantel positioniert werden, um bei Bedarf zusammen mit dem Hauptassistenten das gesamte Gewicht übernehmen zu können. Wenn mehrere Leute assistieren, sollte sichergestellt sein, dass das Team gut eingespielt ist. Wenn einer der Helfer an der Seite nämlich eingreift, ohne dass die anderen mitmachen, kann es für den Sportler in der Mitte extrem gefährlich werden.

AUSFÜHRUNG

1. Die Hände deutlich mehr als schulterbreit auf die Langhantel setzen. Dann unter die Stange kommen, um sie auf dem oberen Rücken zu positionieren.
2. Als Nächstes mit angespannter Core-Muskulatur und einem leichten Hohlkreuz unter der Langhantel in Position gehen, um das Gewicht durch Aufrichten des Körpers sicher aus dem Ständer zu heben.
3. Wenn du mit der Langhantel auf der Schulterrückseite und im oberen Rücken einen stabilen Stand gefunden hast, einen Schritt zurückgehen. So verschaffst du dir etwas Platz zum Ablegen.
4. Die Füße jetzt schulterbreit voneinander entfernt aufsetzen und in die Knie gehen. Dabei versuchen, den Rücken gerade zu halten – was nicht unbedingt heißt, dass der Oberkörper aufrecht ist. Es ist sogar notwendig, sich bei der Abwärtsbewegung etwas nach vorne zu beugen, damit das Gewicht sicher auf dem Rücken liegenbleibt (siehe Bild). Wichtig ist auch, während der Ausführung darauf zu achten, dass die Knie auf die Füße ausgerichtet sind. Ein Ausweichen der Knie nach innen oder außen ist zu vermeiden. Dazu sollten die Füße parallel nebeneinander auf dem Boden stehen. Die Fußspitzen weisen dabei gerade nach vorne.
5. Die Abwärtsbewegung am tiefsten Punkt stoppen, den du erreichen kannst, ohne die Kontrolle über das Gewicht zu verlieren. Wo dieser Punkt liegt, ist von Sportler zu Sportler verschieden. Du kommst nicht weiter nach unten als bis zur waagerechten Haltung der Oberschenkel? Dann solltest du am besten mit einem Sportarzt oder einem kompetenten Trainer reden. Gut möglich, dass du bei der Ausführung Fehler machst. Falls physische Einschränkungen vorliegen, ist außerdem zu überlegen, ob die Kniebeuge für dich persönlich sinnvoll ist. Unter Umständen sind in dem Fall andere Übungen oder Abwandlungen besser geeignet.
6. Nachdem du den tiefsten Punkt erreicht hast, gilt es, das Gewicht mithilfe der Oberschenkel- und Gesäßmuskulatur wieder nach oben in die Ausgangsposition zu bringen. Auch jetzt musst du natürlich weiterhin darauf achten, dass die Knie weder nach außen noch nach innen ausweichen.
7. Wichtig: nach dem Zurückkehren in die Ausgangsposition die Knie nicht komplett durchstrecken. So stellst du sicher, dass die Muskulatur durchweg angespannt bleibt. Außerdem beugst du auf die Art schweren Verletzungen vor, die entstehen können, wenn du die Knie explosiv durchstreckst. Es reicht, wenn du abbremst, kurz bevor die Beine durchgestreckt sind.

TIPP

Es gibt einen Trick, um sicherzustellen, dass der Rücken während des gesamten Ablaufs gerade bleibt: richte den Blick während der gesamten Übung auf einen Punkt über Augenhöhe. Der Körper folgt dem Blick, wodurch der Rücken gerade bleibt.

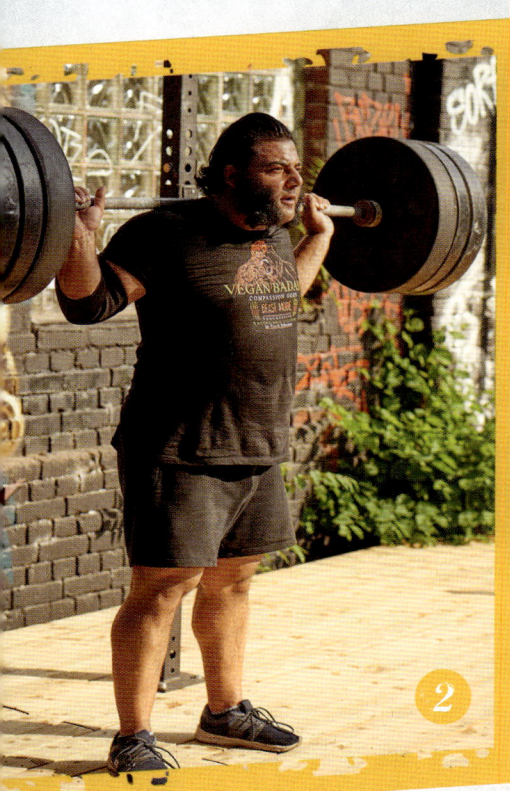
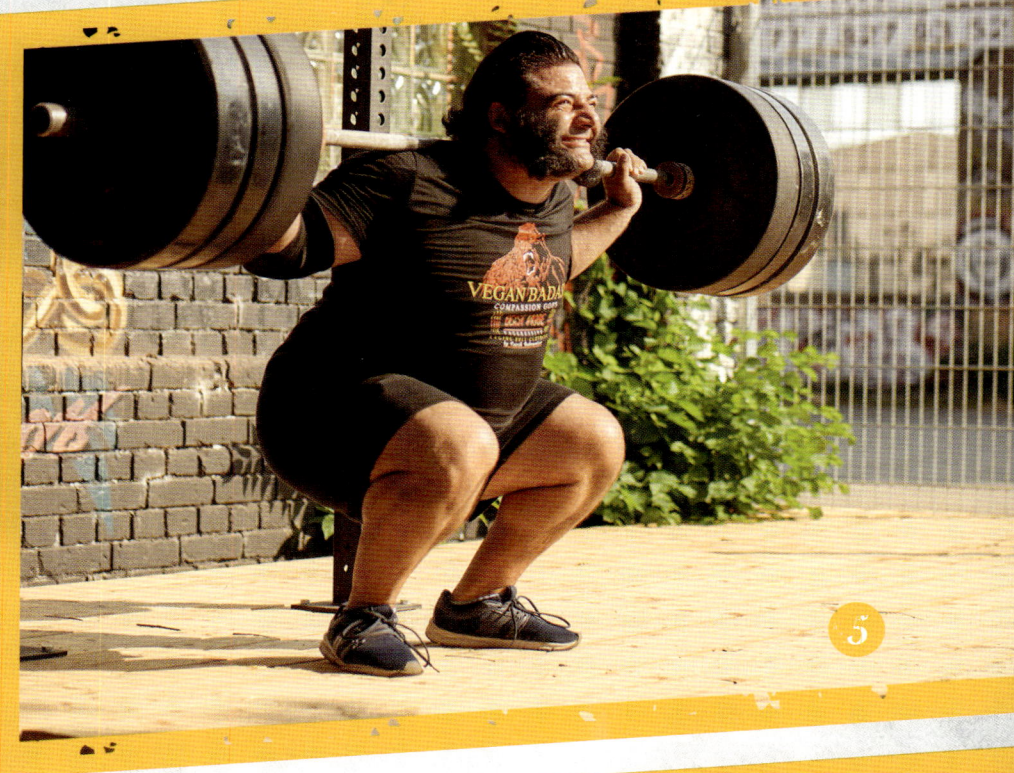
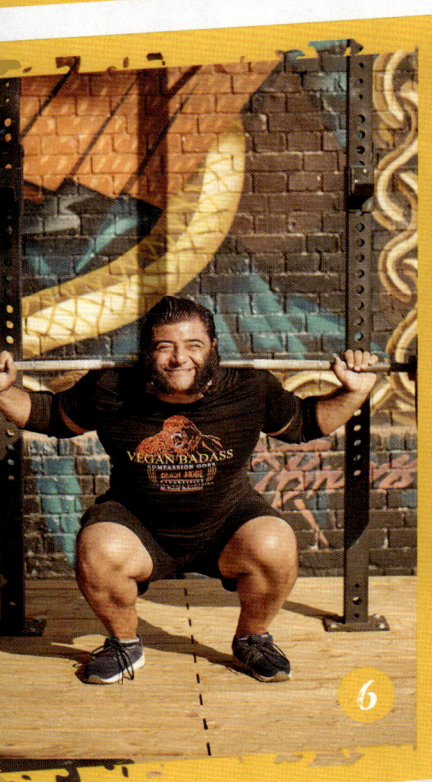
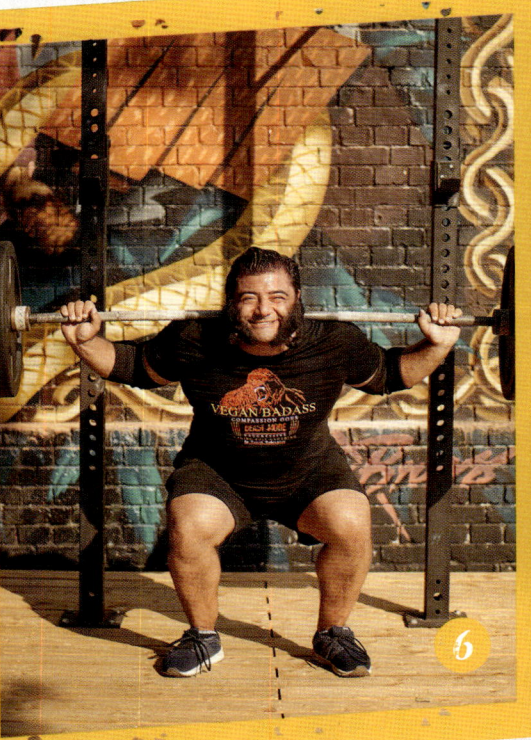
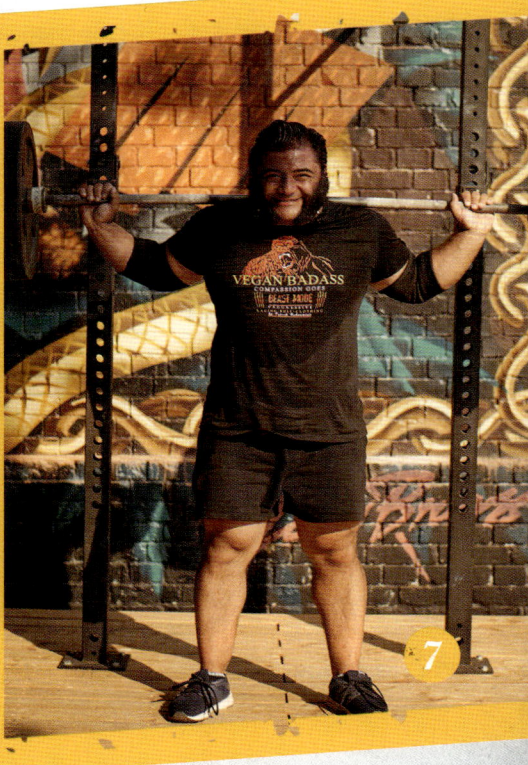

SCHULTERDRÜCKEN

Was für den Unterkörper die Kniebeuge ist, das ist das Schulterdrücken im aufrechten Stand für den Oberkörper: eine tolle Ganzkörperübung, die es dir erlaubt, durch einen relativ natürlichen Bewegungsablauf an Kraft und Masse zuzulegen.

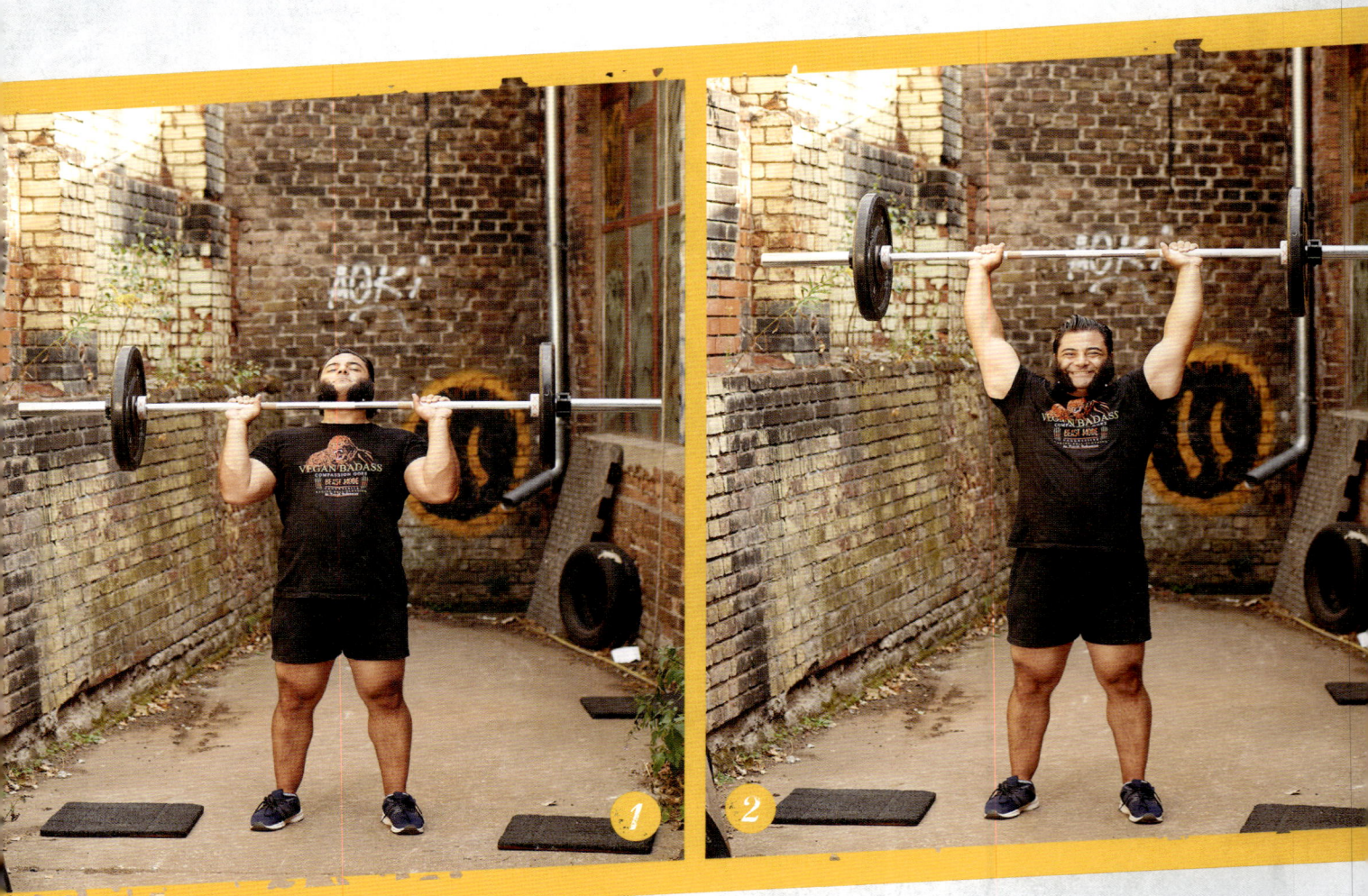

AUSFÜHRUNG

> **Optionales Equipment**
>
> Gewichthebergürtel
> Handgelenksbandagen
> Ellbogenwärmer

1. Anfangs ruht die Langhantel oberhalb der Brustmuskulatur auf dem Oberkörper. Die Arme sind gebeugt, die Hände etwas weniger als schulterbreit voneinander entfernt. Je nachdem, ob du die Übung als isolierte Oberkörper- und Trizepsübung oder als dynamische Powerübung willst, setzt du auch die Beine mit ein. Mit Beineinsatz kannst du den schwersten Teil des Bewegungsablaufs mit Schwung überbrücken. Der Vorteil der Langhantel im Vergleich zu ähnlichen Übungen mit Log oder Yoke (siehe Strongman-Übungen weiter oben): Du kannst hier mit Schwung arbeiten, ohne den Oberkörper in die Rücklage zu bringen. So kannst du den Rücken schonen. Daher ist das Schulterdrücken im Stand die ideale Heranführung an die entsprechenden Strongman-Varianten.

2. Versuche, während des Ausstoßens der Hantel nach oben den Körper möglichst aufrecht zu halten.

3. Nachdem du die Arme gestreckt und die Hantel in der Endposition unter Kontrolle gebracht hast, kehrst du wieder in die Ausgangsposition zurück. Dazu die Hantel kontrolliert sinken lassen. Du kannst die Abwärtsbewegung und den Aufprall der Hantel auf dem Brustkorb auch etwas abdämpfen, indem du beim Aufsetzen leicht mit den Beinen nachgibst. Aber Vorsicht: Diese Technik musst du gut geübt haben, bevor du sie mit großen Gewichten anwendest.

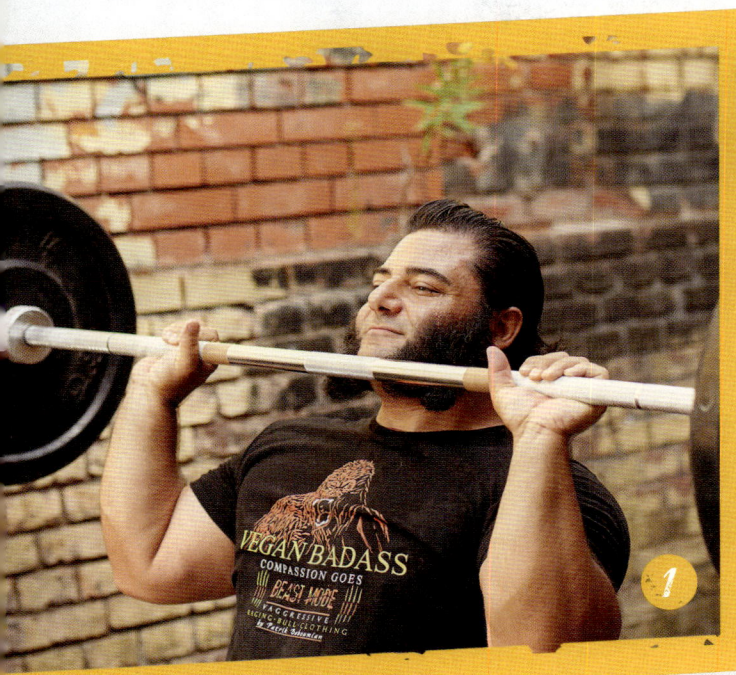
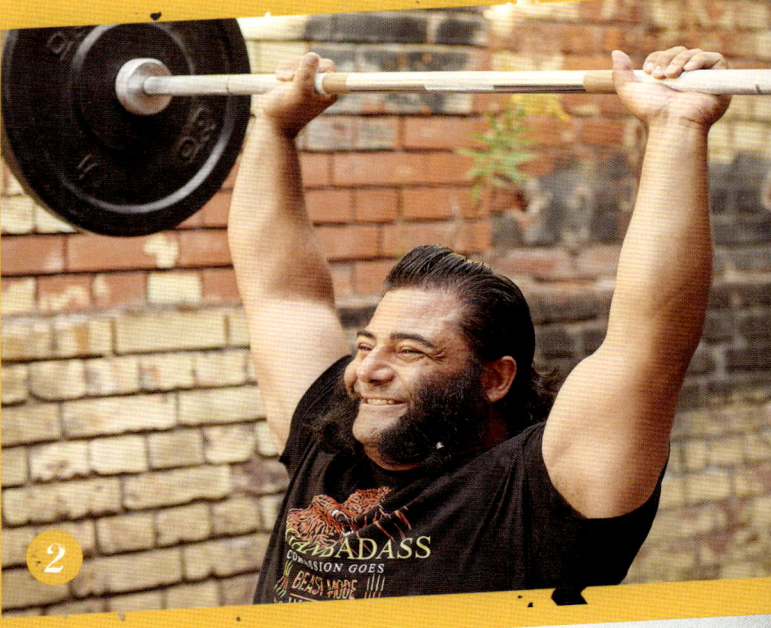

Vornübergebeugtes RUDERN

Diese Übung ist einfach und zugleich effektiv. Sie beansprucht vor allem die tieferen Schichten der Rückenmuskulatur, den gesamten oberen und unteren Rücken und den Bizeps.

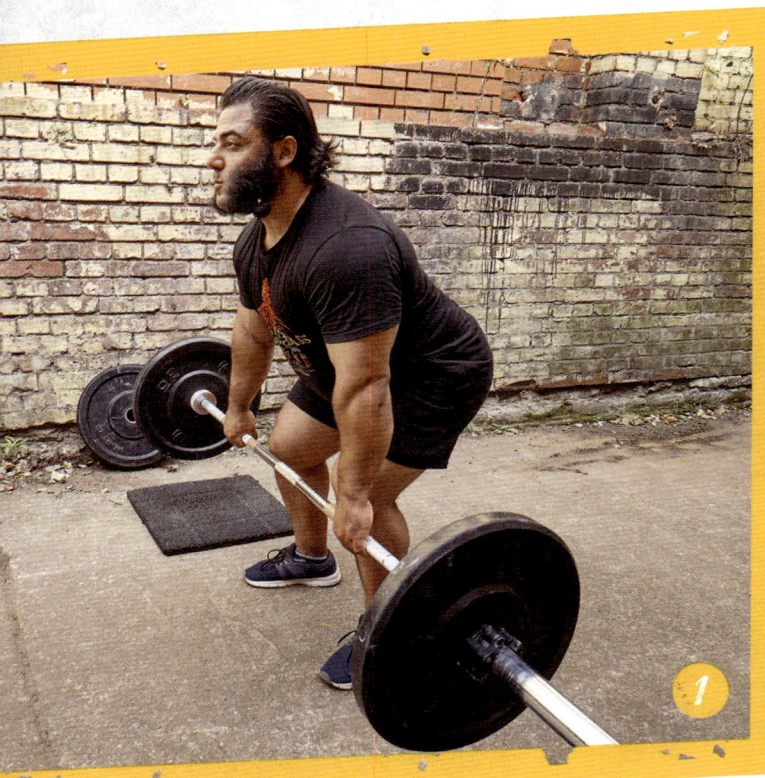
1

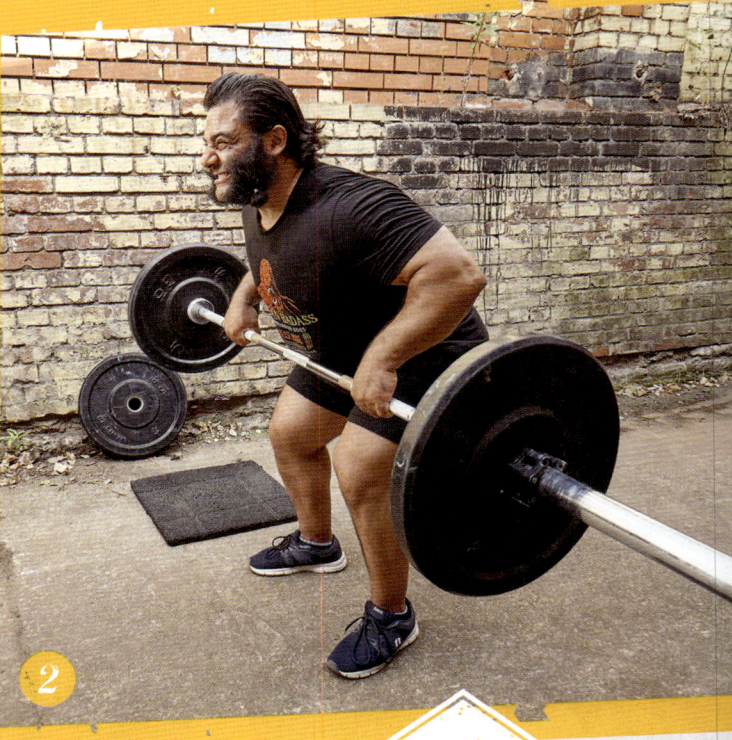
2

Optionales Equipment

Gewichthebergürtel
Zugschlaufen

AUSFÜHRUNG

- Anfangs im stabilen, etwa schulterbreiten Stand den Oberkörper um ca. 45 Grad nach vorne neigen. Zugleich sind die Beine so weit gebeugt, dass du die auf dem Boden liegende Langhantel greifen kannst. Der Rücken ist dabei gerade. Die Griffbreite sollte etwa schulterbreit sein.
- Jetzt das Gewicht so weit zum Brustkorb hochziehen wie möglich. Zur Intensivierung in der Endposition mit der Stange die untere Brustmuskulatur berühren, die Hantel dort kurz festhalten und nochmals bewusst die Rückenmuskulatur anspannen.
- Dann die Hantel wieder so weit nach unten absinken lassen, dass die Arme gestreckt sind. Die Hantelscheiben sollten dabei nicht mehr den Boden berühren, um die Muskelspannung aufrechtzuerhalten.

TIPP

Wenn du willst, kannst du durch den Oberkörper unter Zuhilfenahme der Beine etwas Schwung holen, um etwa am Ende eines Satzes noch einige Wiederholungen mehr zu schaffen, die mit »sauberer« Technik nicht zu bewältigen wären. Eine dynamische und schwungvollere Technik ist in diesem Fall nicht generell falsch. Diese Ausführung entspricht beim Rudern vielmehr dem natürlichen Bewegungsablauf, wodurch du das Gewicht mit größter Effizienz bewegen kannst. Es hängt davon ab, was deine Zielsetzung ist. Wenn du einfach nur an einer Leistungssteigerung bei dieser Übung interessiert bist, ist nichts gegen den Schwung aus der Hüfte einzuwenden. Wenn es aber darum geht, speziell den Rücken und die tiefe Muskulatur in die Mangel zu nehmen, ist eine strikte Technik zielführender.

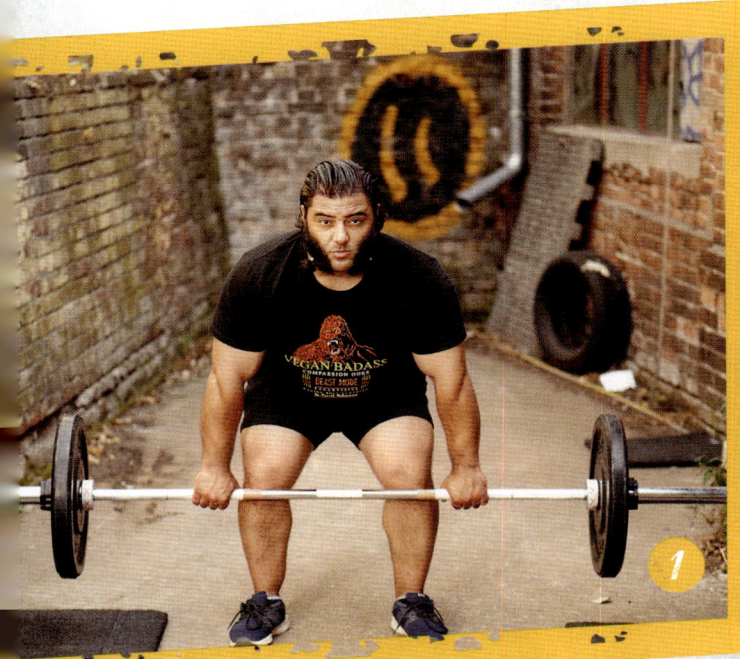
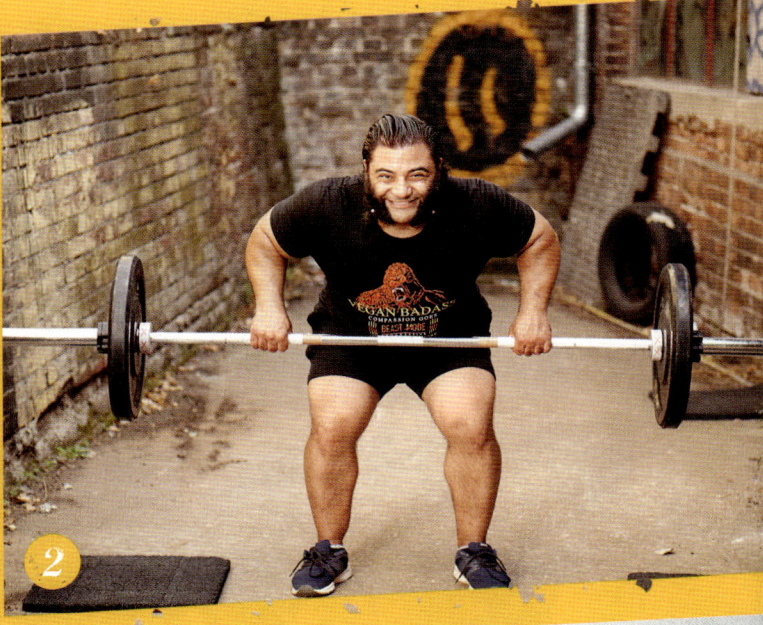

FRONTDRÜCKEN
im Sitzen

Eine Variante des Schulterdrückens auf der Schräg- oder Flachbank. Den toten Punkt im unteren Bereich der Bewegung kannst du hier nicht durch Schwung aus dem Unterkörper heraus überwinden. Im Sitzen läuft in Sachen intramuskulärer und intermuskulärer Koordination unterschwellig ein vollkommen anderes Programm ab, obwohl du oberflächlich betrachtet die gleiche Bewegung ausführst wie im Stand.

Im Sitzen auf der Flachbank nutzt du die Bauchmuskulatur dazu, den Oberkörper gegen den Widerstand aufrecht zu halten. Auf der Schrägbank wird der Oberkörper durch die Bank gestützt, wodurch du die Bauchmuskulatur aus dem Rennen nimmst. Bei der Variante auf der Schrägbank kannst du größere Gewichte bewegen und so die Schultermuskulatur am härtesten bearbeiten. Im Powerrack kannst du mittels Teilwiederholungen noch größere Lasten auflegen. Es gab Zeiten, in denen ich diese Übung an einer gesicherten Multipresse bei sehr kleinen Teilwiederholungen ausgeführt habe. Ich bin damals auf bis zu 260 Kilo hochgegangen. Durch diese extreme Beanspruchung habe ich wahrscheinlich den Grundstein für meine späteren Erfolge bei allen Strongman-Übungen gelegt, die eine große Schulterkraft voraussetzen. Allerdings ist nicht gesagt, dass das auch für dich der richtige Weg ist. Wenn du eine weniger widerstandsfähige Anatomie hast als ich, würde ich dir davon dringend abraten. Die meisten Menschen mit einem normal entwickelten passiven Bewegungsapparat wären mit meiner Methodik geradewegs auf einen anatomischen Totalschaden zugesteuert. Daher bitte immer mit Köpfchen trainieren und auf die Signale des Körpers achten!

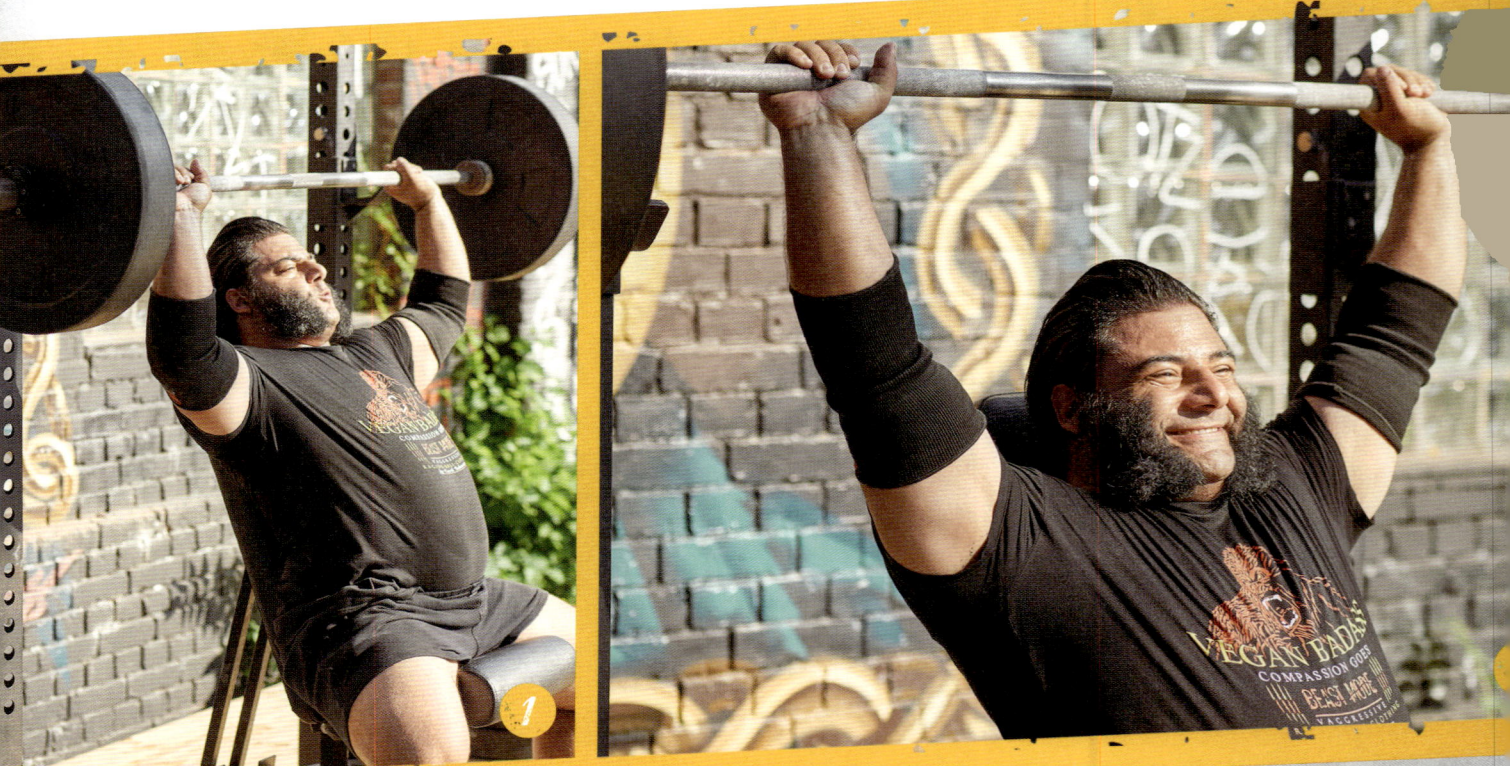

Optionales Equipment

Handgelenksbandagen
Ellbogenwärmer

TIPP

Wenn du auf die Schrägbank gehst, kannst du durch Variation des Neigungswinkels praktisch nahtlos von der Schulterübung zur Brustübung mit nur noch geringer Schulterbeteiligung wechseln. Je flacher die Bank eingestellt ist, desto mehr verschiebt sich die Belastung von den Schultern auf die Brustmuskulatur.

AUSFÜHRUNG

1. Im Unterschied zur Variante im Stand ist die Ausgangsposition die Haltung über dem Kopf mit gestreckten Armen.
2. Die Gewichte dann langsam sinken lassen und im Anschluss dynamisch wieder nach oben stoßen.

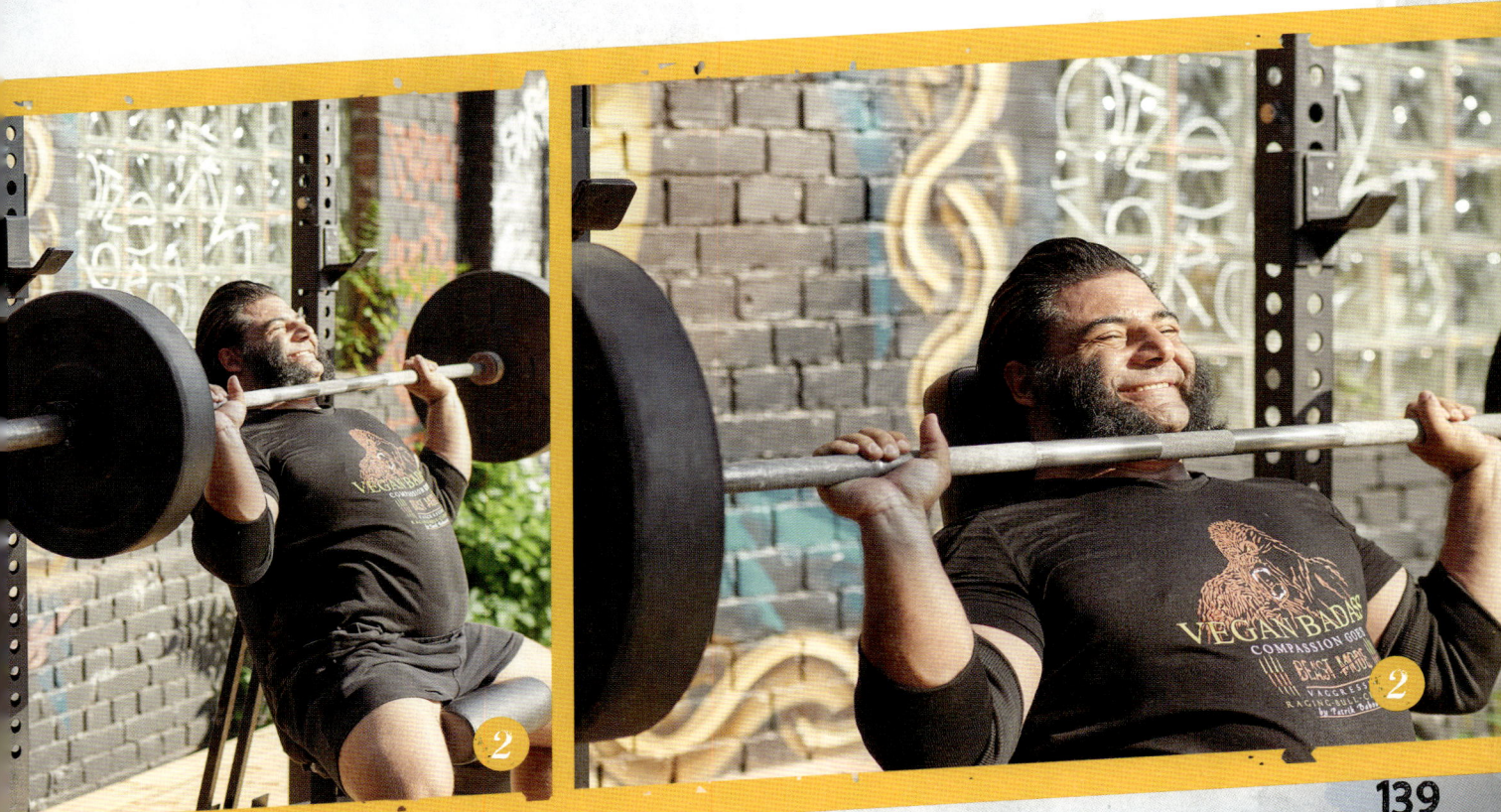

SCHULTERDRÜCKEN
an den Kurzhanteln

Eine weitere Variante ist das Schulterdrücken mit Kurzhanteln. Hier hast du den Vorteil, dass durch die Entkoppelung der beiden Hände ein wesentlich natürlicherer Bewegungsablauf möglich ist. Du kannst diese Übung sowohl im Stand als auch im Sitzen ausführen. Die aufrechte Variante ist immer die natürlichste, während die sitzende Ausführung an einer Schrägbank auch wieder den Einsatz der größten Gewichte und damit die stärkste Beanspruchung der Schultermuskulatur erlaubt. Die stabilste und anatomisch schonendste Art besteht darin, die Gewichte neben dem Kopf nach oben zu führen. Die komplette Bewegung ist eigentlich in der Form nur mit Kurzhanteln möglich. An der Langhantel ist beim Absenken die Stange im Weg, weshalb du dich entscheiden musst, ob du die Hantel nach hinten (Nackendrücken) oder nach vorne (Frontdrücken) sinken lässt. Eine weitere Möglichkeit wäre die Schultermaschine mit einzelnen Griffen. Jedoch ist die Kurzhantelvariante aufgrund der wesentlich größeren Komplexität und der dreidimensionalen Bewegungsfreiheit solchen Maschinen vorzuziehen.

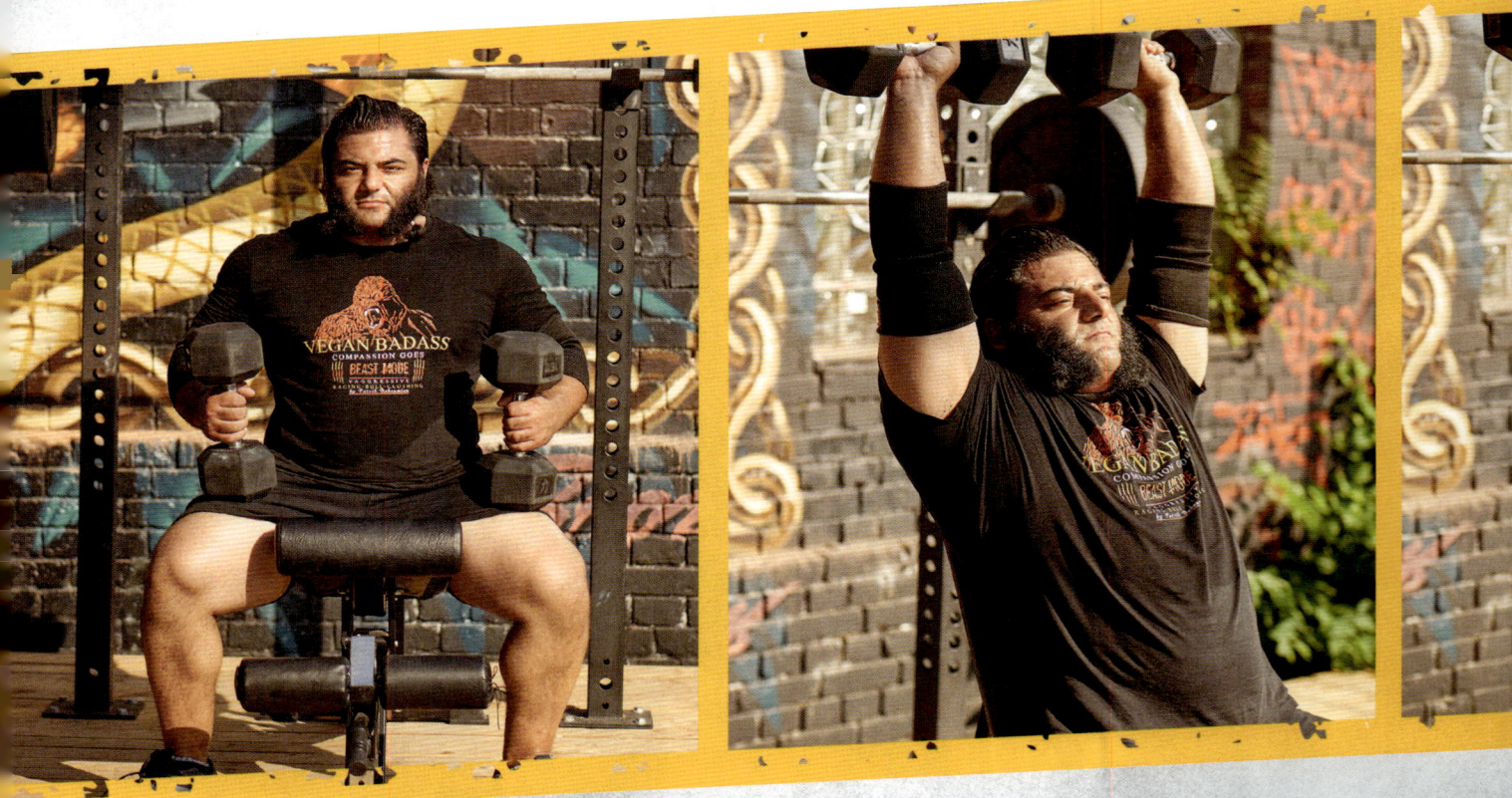

AUSFÜHRUNG

1. Anfangs die Hanteln mit gebeugten Armen oberhalb der Schultern festhalten.
2. Anschließend die Gewichte durch Strecken der Arme nach oben ausstoßen.

TIPP

Über die Drehung der Hände während der Ausführung wird gewöhnlich unglaublich viel Unfug verbreitet. Die Wahrheit ist, dass die Handgelenke bei der Ausführung gedreht werden können, um für eine gewisse Abwechslung zu sorgen. Du kannst die Hände beispielsweise im unteren Teil der Bewegung so drehen, dass die Handflächen zueinander weisen. Im oberen Bewegungsabschnitt kannst du die Hände wiederum parallel zum Oberkörper halten, um die Schultermuskulatur etwas stärker herauszufordern. Auf jeden Fall gibt es aber keinen Grund dafür, warum du dogmatisch an einer bestimmten Ausführung festhalten solltest. Du darfst ruhig herumexperimentieren. Was sich angenehm und effektiv anfühlt, ist meistens auch richtig.

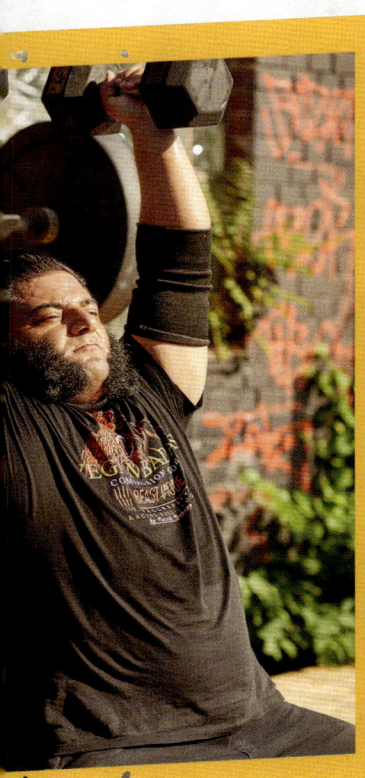
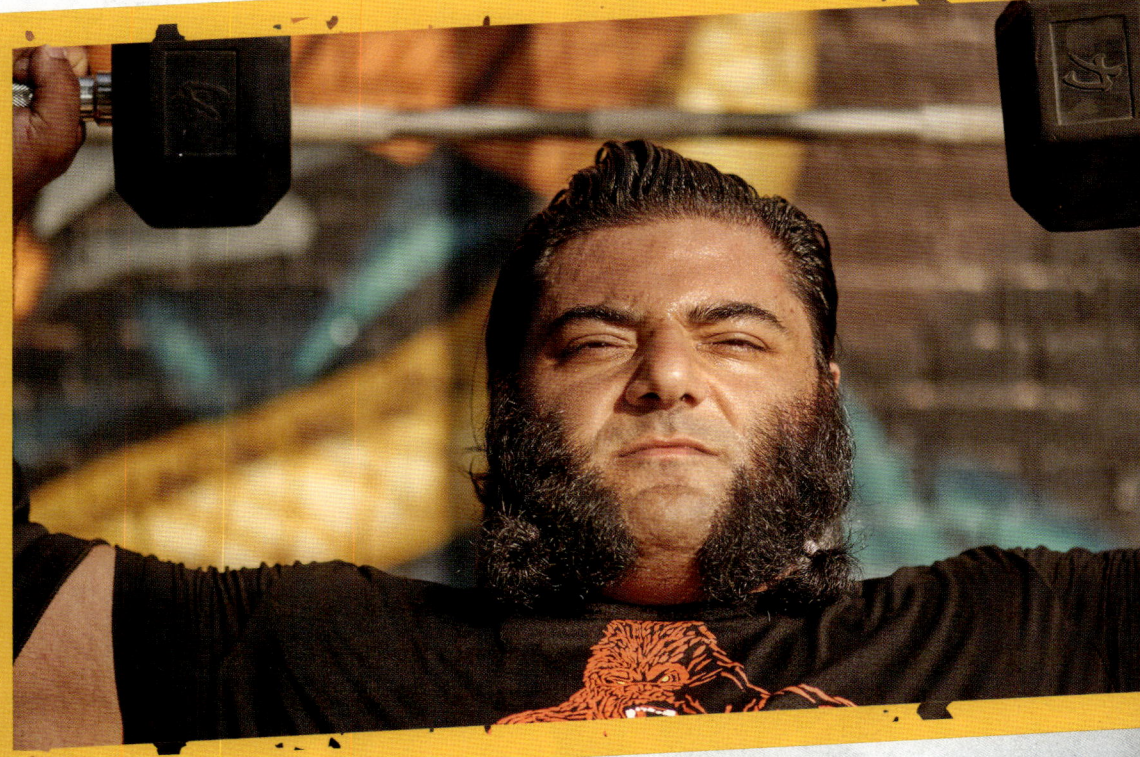

Aufrechtes RUDERN

Optionales Equipment

Gewichthebergürtel
Zugschlaufen

Das aufrechte Rudern ist eine hervorragende Übung für die Schultern und die Nackenmuskulatur. Während die meisten Schulterübungen den Trizeps mittrainieren und zu den Druckübungen zählen, ist das aufrechte Rudern eine Zugübung. Zur Unterstützung setzt du dabei die Armbeuger sowie die Unterarmmuskulatur ein. Damit ist das aufrechte Rudern zur Kombination mit Varianten des Schulterdrückens praktisch prädestiniert. So vermeidest du es, den Trizeps zu überstrapazieren, während du die Schultermuskeln aus verschiedenen Angriffswinkeln heraus bearbeitest.

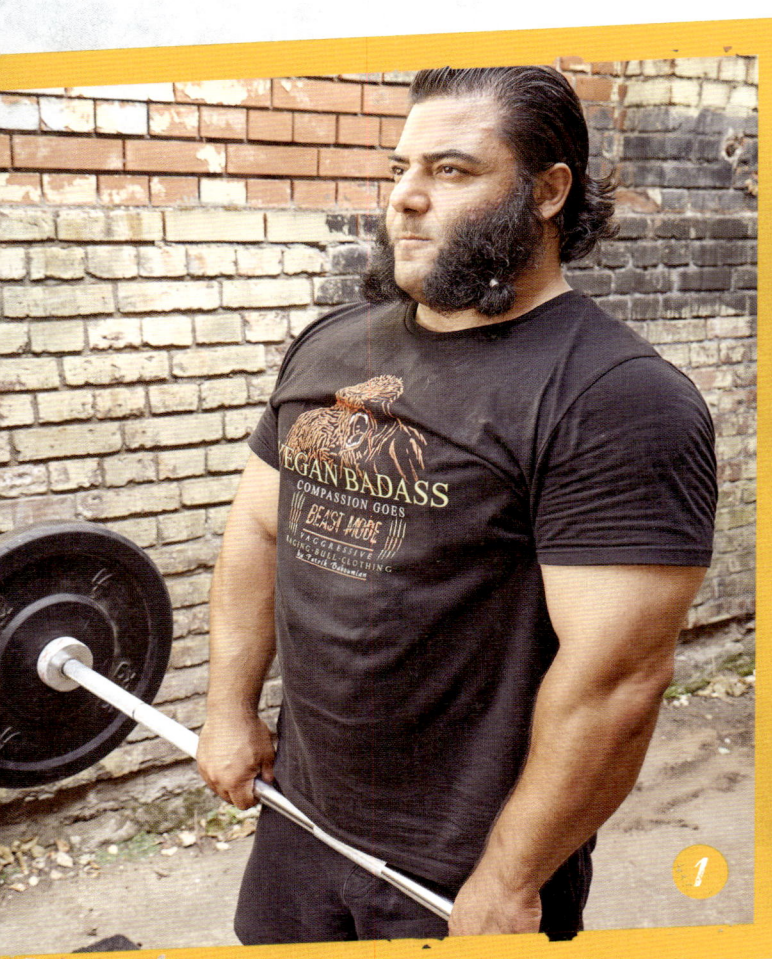

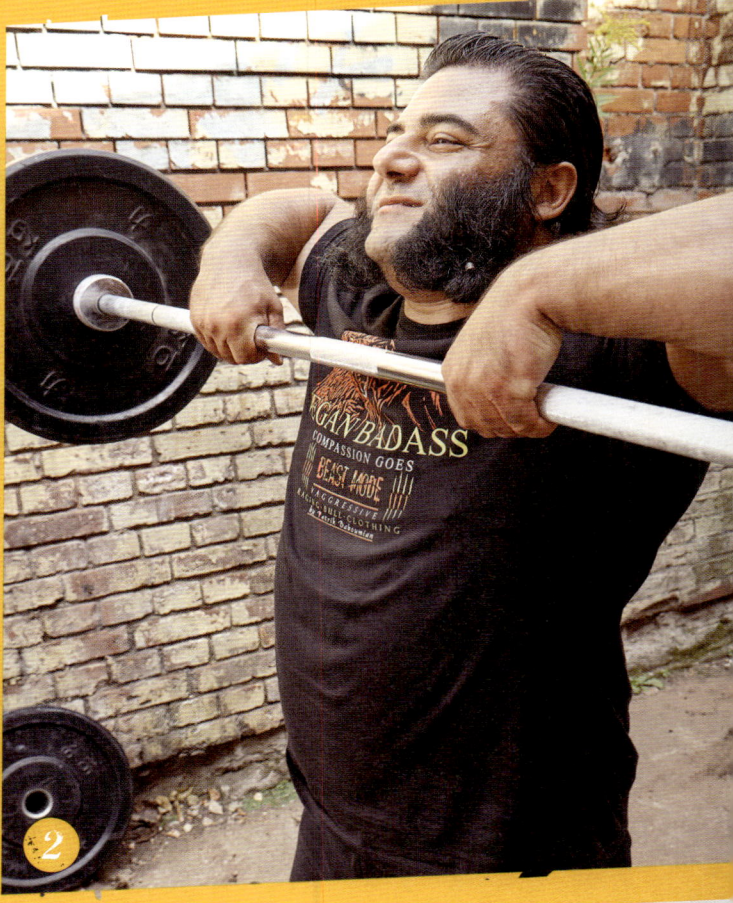

AUSFÜHRUNG

1. Anfangs im aufrechten Stand die Langhantel mit gestreckten und nach unten hängenden Armen deutlich weniger als schulterbreit festhalten. Das Brustbein etwas herausnehmen, sodass der Rücken ein leichtes Hohlkreuz bildet.

2. Nun die Langhantel so weit wie möglich am Körper entlang nach oben ziehen, bis sie das Kinn berührt. Vorsicht! Bei zu explosiver Ausführung kannst du dir hier durchaus wehtun.

3. Nachdem du die Endposition erreicht hast, lässt du die Hantel abermals möglichst nah am Körper entlang wieder zurück in die Ausgangsposition sinken. Wenn du hier mit Schwung arbeiten willst, ist es sinnvoll, die Bewegung oben etwas abzukürzen. So verhinderst du es, dir mit der Hantel unabsichtlich selbst einen Kinnhaken zu verpassen.

TIPP

Generell solltest du hier nur mit Schwung trainieren, wenn du am Ende eines Satzes noch einige erzwungene Wiederholungen dranhängen möchtest. Eine schwungvolle Ausführung würde sonst den eigentlichen Wert der Übung für die Schultermuskulatur zu sehr schmälern.

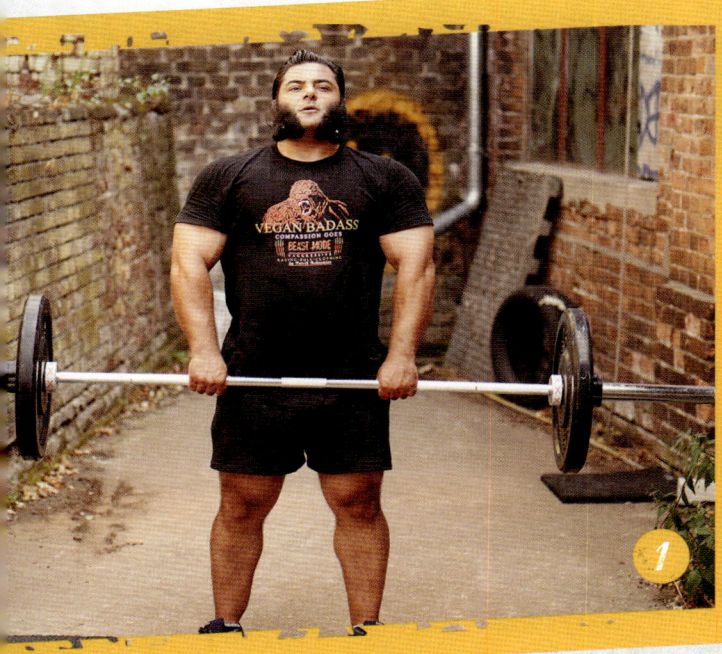
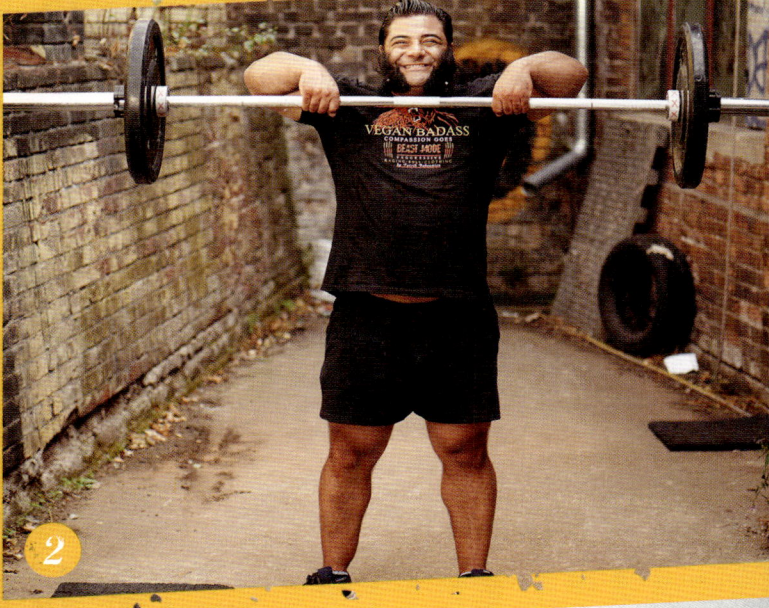

UMSETZEN

Diese Übung entspricht einem Teil des Bewegungsablaufs bei der olympischen Gewichtheberdisziplin des Stoßens.

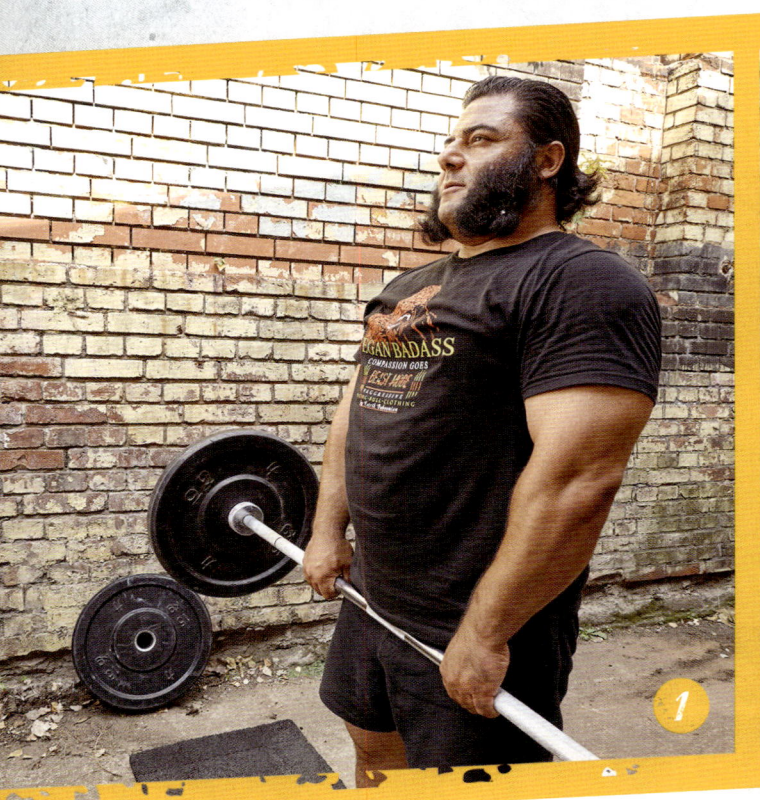
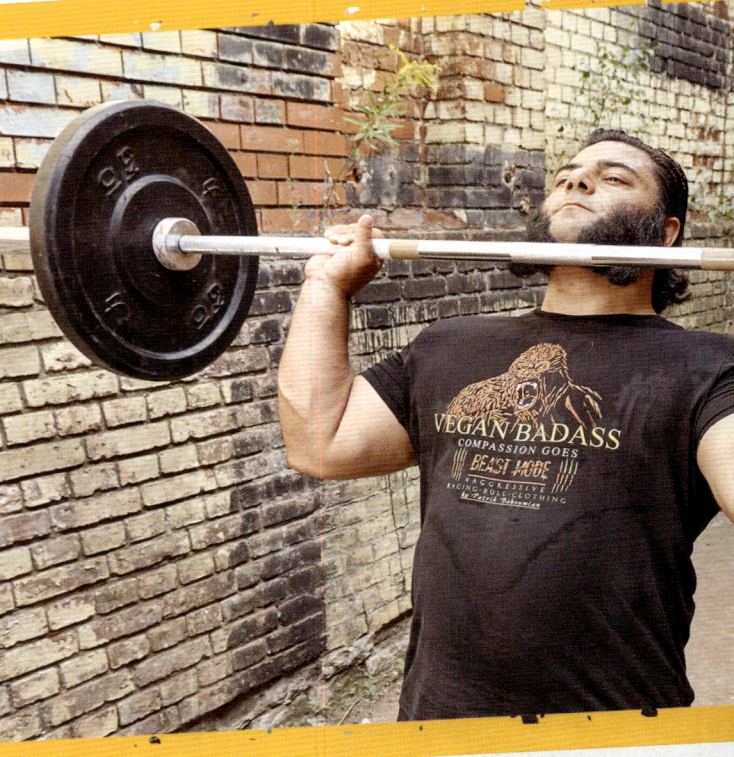

Optionales Equipment

Gewichthebergürtel

TIPP

Aufgrund der Komplexität und der Notwendigkeit einer schwungvollen und sehr dynamischen Ausführung sollten Anfänger diese Übung nur unter der Aufsicht eines erfahrenen Trainers absolvieren.

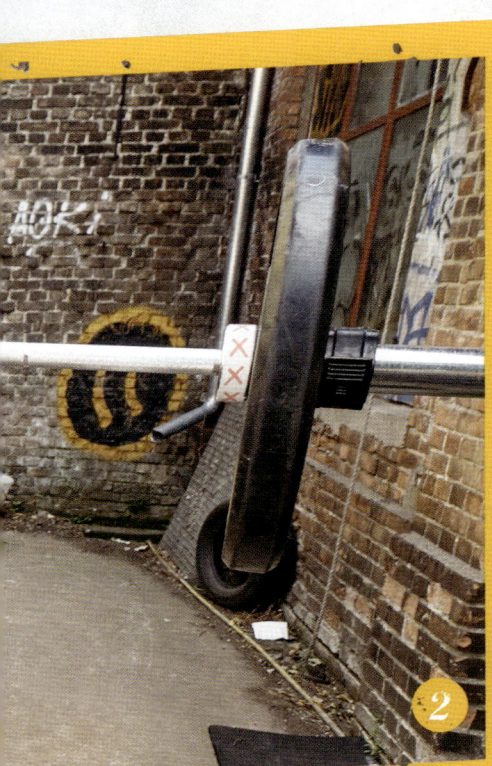
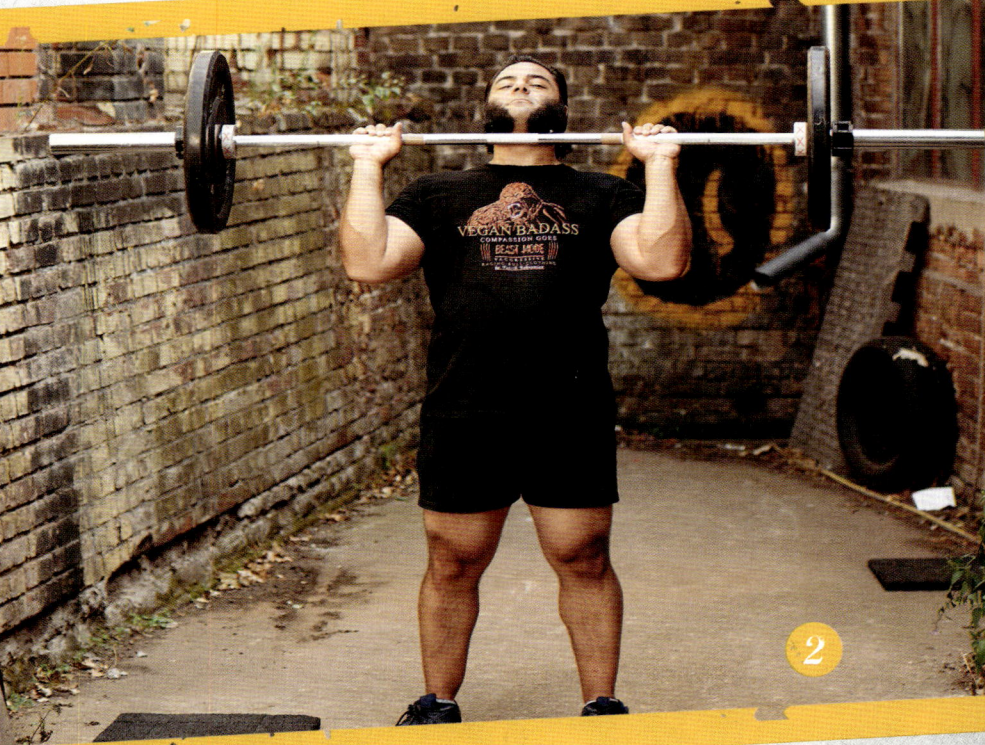

AUSFÜHRUNG

Die Ausgangsposition beim Umsetzen entspricht bis auf den etwas breiteren Griff der Ausgangsposition beim aufrechten Rudern. Auch die Endposition ist zumindest beim Training an der Langhantel gleich. Allerdings bewegst du die Hantel anders als in der Vorübung.

1. Anstatt sie am Körper entlang Richtung Kinn zu ziehen, katapultierst du sie durch einen schwungvollen Impuls aus der Hüfte heraus vom Körper weg und gleichzeitig nach oben.

2. Während die Hantel in Bewegung ist, nutzt du die Zeit, um darunter abzutauchen und vor allem die Ellenbogen unter die Hantel zu bringen. Dabei ziehst du die Hantel wieder heran, sodass sie in der Endposition unterhalb des Kinns auf dem Brustkorb zum Liegen kommt.

3. Anschließend lässt du die Hantel wieder herunter in die Ausgangsposition. Um den Aufprall der Hantel auf dem Oberschenkel beziehungsweise der Hüfte etwas abzudämpfen, gibst du mit der Hüfte etwas nach. Dadurch bremst du das Gewicht schonend ab.

BANKDRÜCKEN
an den Kurzhanteln

Dies ist die einzige Form des Bankdrückens, die ich hier vorstellen werde. Das reguläre Bankdrücken mit der Langhantel halte ich für eine zu künstliche Bewegungsform. Ich bin davon überzeugt, dass viele Verletzungen und Schulterprobleme hauptsächlich durch solche Übungen entstehen. Das Bankdrücken an der Langhantel halte ich mit für die schädlichste Übung, gleich nach dem Nackendrücken. Die Kurzhanteln ermöglichen hingegen durch den zusätzlichen Spielraum der Hände in allen Ebenen eine natürlichere Ausführung. So gehst du vielen Problemen des normalen Bankdrückens aus dem Weg. Hier lassen sich die Brustmuskulatur, der Trizeps und die vordere Schultermuskulatur hervorragend in einer komplexen Bewegung trainieren.

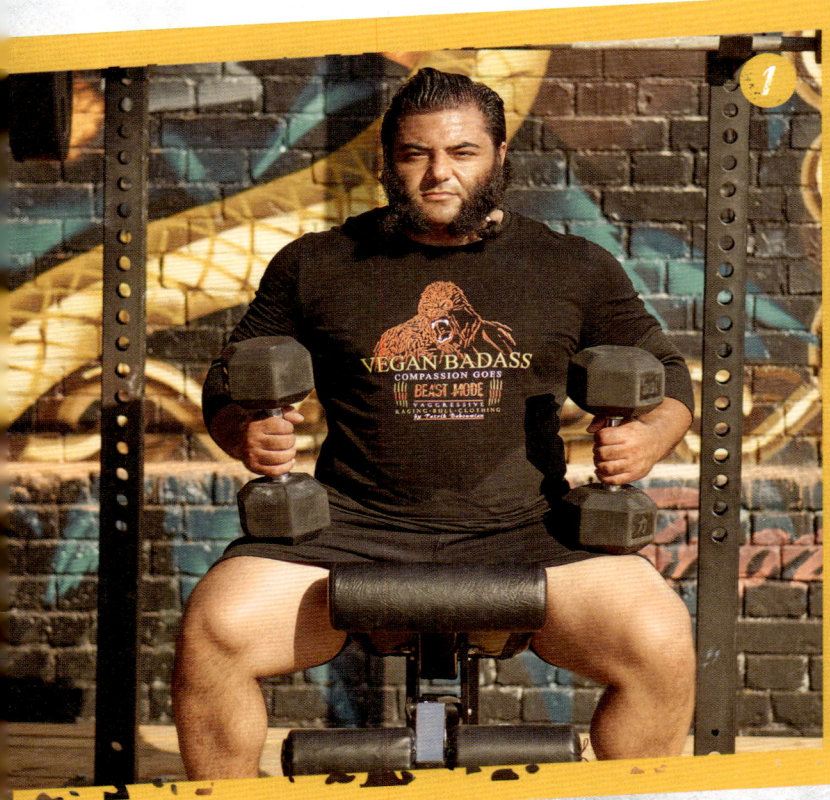
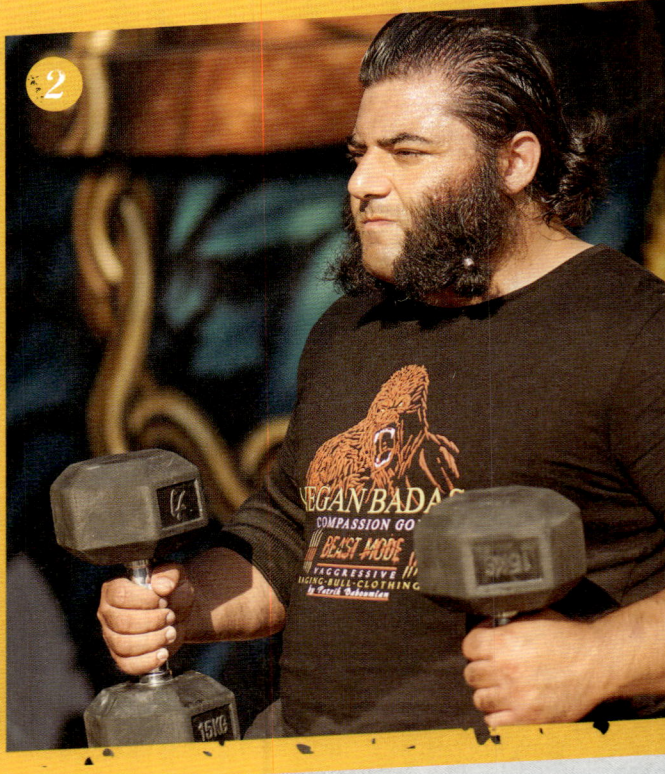

AUSFÜHRUNG

1. In der Ausgangsposition sitzt du mit Kurzhanteln auf den Beinen auf einer Schrägbank.
2. Nun aufstehen und dabei die Hanteln an ihrer Position vor den Oberschenkeln festhalten.
3. Durch einen schwungvollen Impuls aus der Hüfte anschließend die beiden Hanteln umsetzen, um sie in die Position oberhalb der Schulter zu bewegen und dort zu kontrollieren.
4. Jetzt wieder kontrolliert auf der Bank Platz nehmen und die Hanteln dabei seitlich vor den Brustkorb bewegen.
5. Als Nächstes die Arme strecken, um die Gewichte nach oben zu drücken.
6. Nach Erreichen der Endposition die Arme beugen, um die Hanteln wieder sinken zu lassen.
7. Danach folgt die nächste Wiederholung.

TIPP

Auch hier gilt das Gleiche wie fürs Schulterdrücken, was die Handgelenke angeht. Sie können bei der Ausführung gedreht werden, um den Spielraum zu erweitern. Beispielsweise ist es möglich, sie im unteren Teil der Bewegung so zu drehen, dass du sie leichter am Oberkörper vorbeibringst. So kommst du weiter nach unten, während du eine stärkere Dehnung der Brustmuskulatur erreichst. Im oberen Teil der Bewegung kannst du die Gewichte wieder um 90 Grad nach innen drehen, um dadurch die Brustmuskulatur etwas stärker zu fordern.

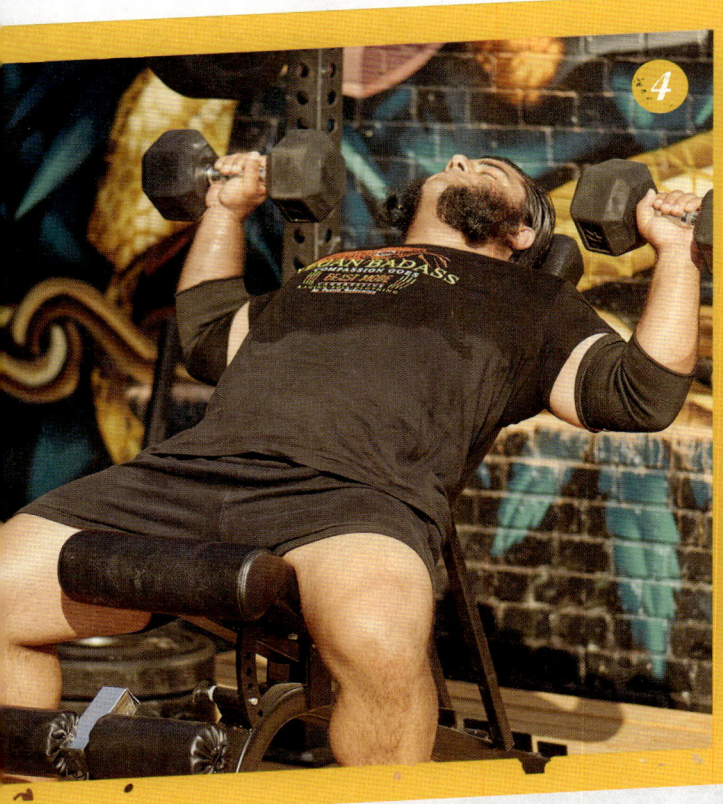
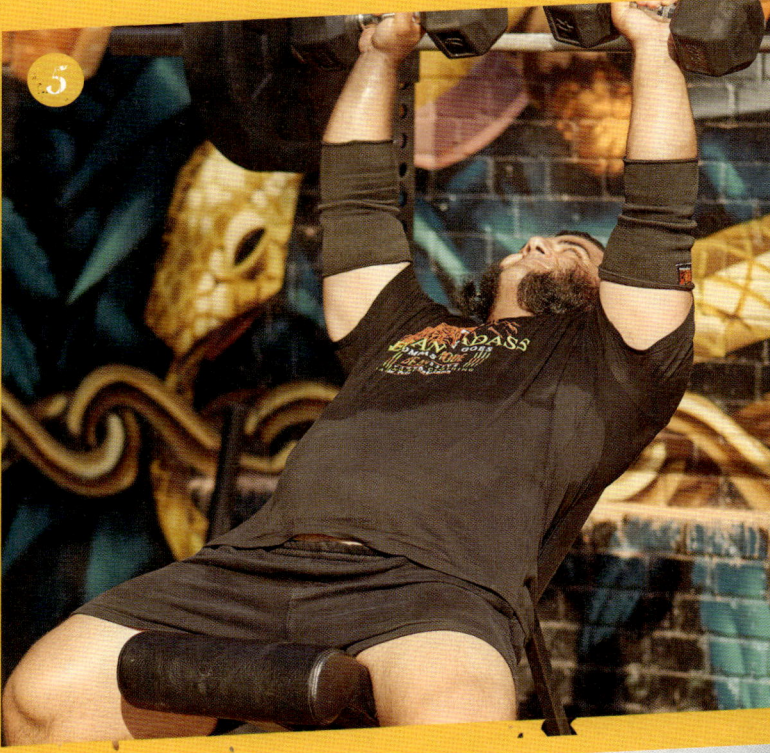

ÜBERZÜGE

Überzüge stellen eine besondere Herausforderung für die Rückenmuskulatur dar, weil sie die Muskulatur in der maximalen Dehnung belasten. Zudem ist dies eine sehr funktionale und alltagsnahe Bewegung – auch wenn sie zunächst etwas merkwürdig erscheinen mag. In Endeffekt ist das derselbe Ablauf wie beim beidhändigen Schwingen eines Hammers oder einer Axt. Lediglich die Position ist anders. Außerdem beziehst du dabei auch die Rückenmuskulatur sowie Teile der Brust- und Bauchmuskulatur mit ein. All das macht die Überzüge zu einer komplexen und effektiven Übung zur Entwicklung funktionaler Kraft und Muskelmasse.

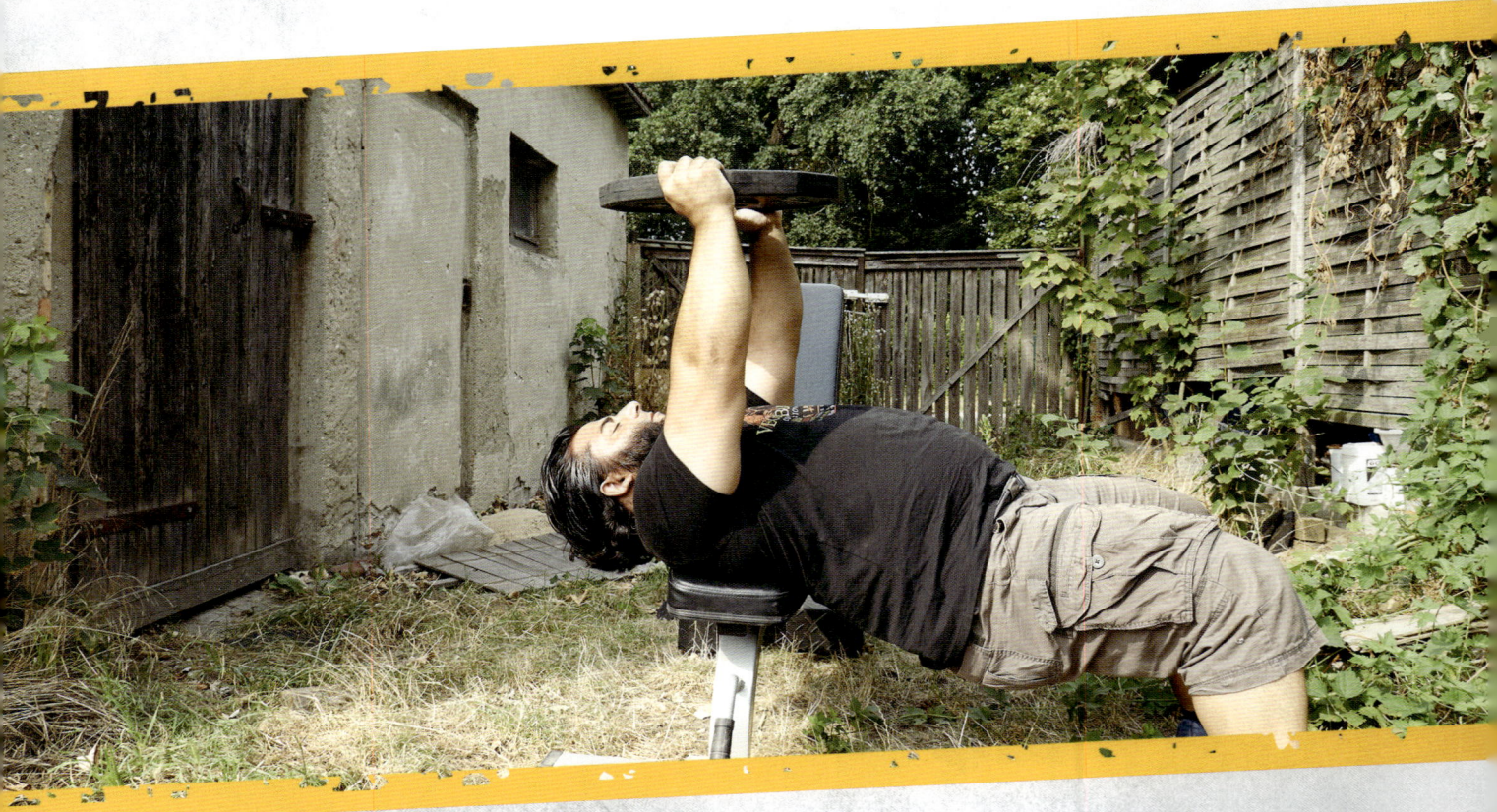

AUSFÜHRUNG

1. In der einfachsten Variante liegst du quer auf einer Flachbank, sodass die Schultern ein kleines Stück weit über die Bank hinausragen. Dabei hältst du mit beiden Händen eine Kurzhantel fest. Die Hände sitzen so auf der Hantel, dass die Unterseite der untersten Scheibe des oberen Stapels auf den Handflächen liegt.
2. Nun die Arme strecken, sodass sich die Hantel über dem Gesicht befindet.
3. Von hier aus das Gewicht langsam nach hinten führen, entweder bis zum Boden oder bis zu dem Punkt, an dem die maximale Muskelspannung erreicht ist. Du solltest dich langsam an die Dehnung herantasten. Vermeide es, durch zu starkes Überdehnen eine Verletzung zu riskieren.
4. Vom Punkt der maximalen Dehnung die Hantel kontrolliert wieder nach oben zurück zum Ausgangspunkt führen.

TIPP

Die Übung kannst du auch am Kabelzug mit verschiedenen Griffen ausführen. Das hat den Effekt, dass der Punkt der maximalen Belastung von der Dehnung weg hin zum Punkt der stärksten Kontraktion verschoben wird. Diese Variante lässt sich auch gut mit der Version an der Kurzhantel kombinieren oder abwechseln, um die Zielmuskulatur auf unterschiedliche Art zu belasten.

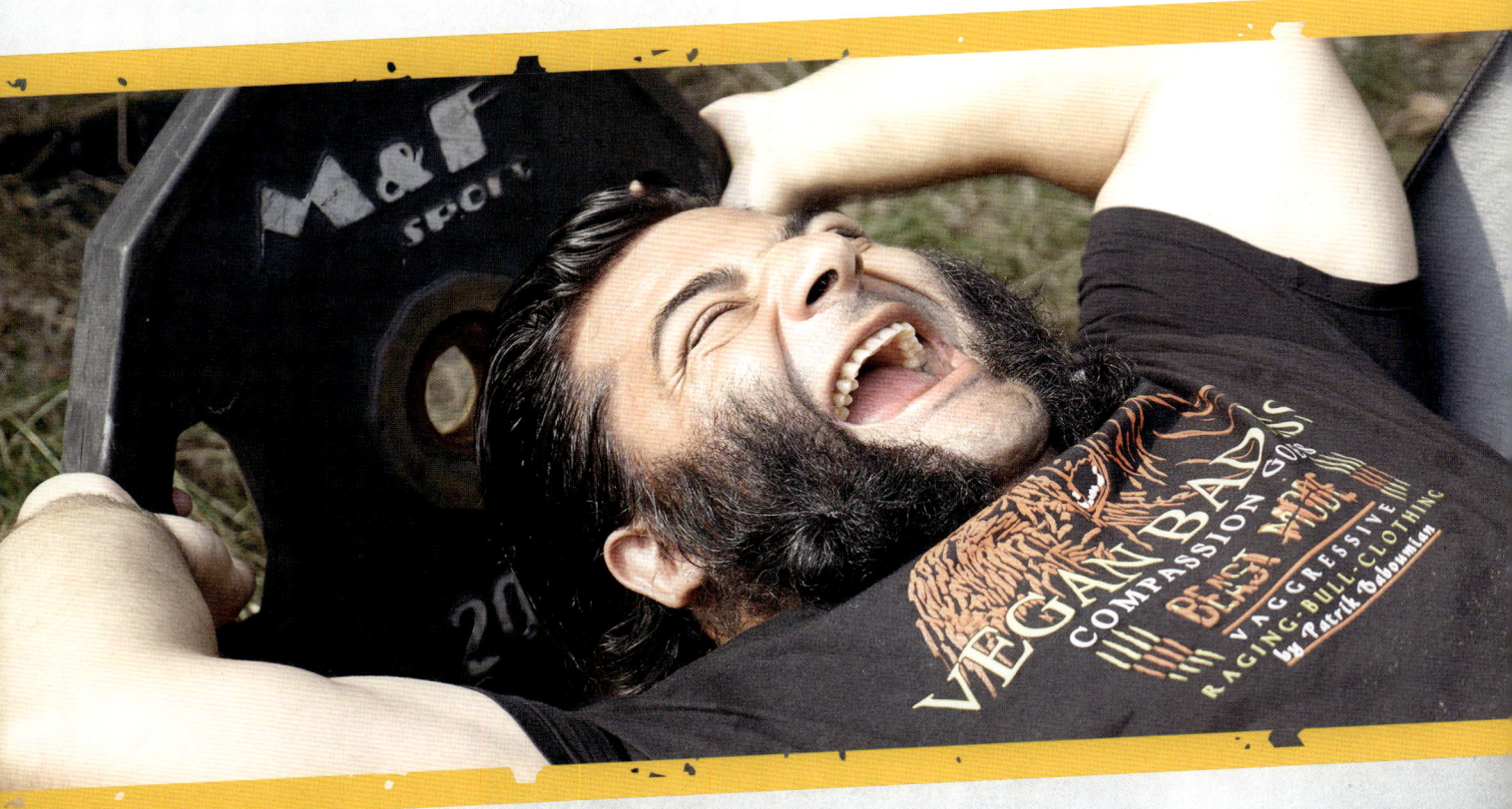

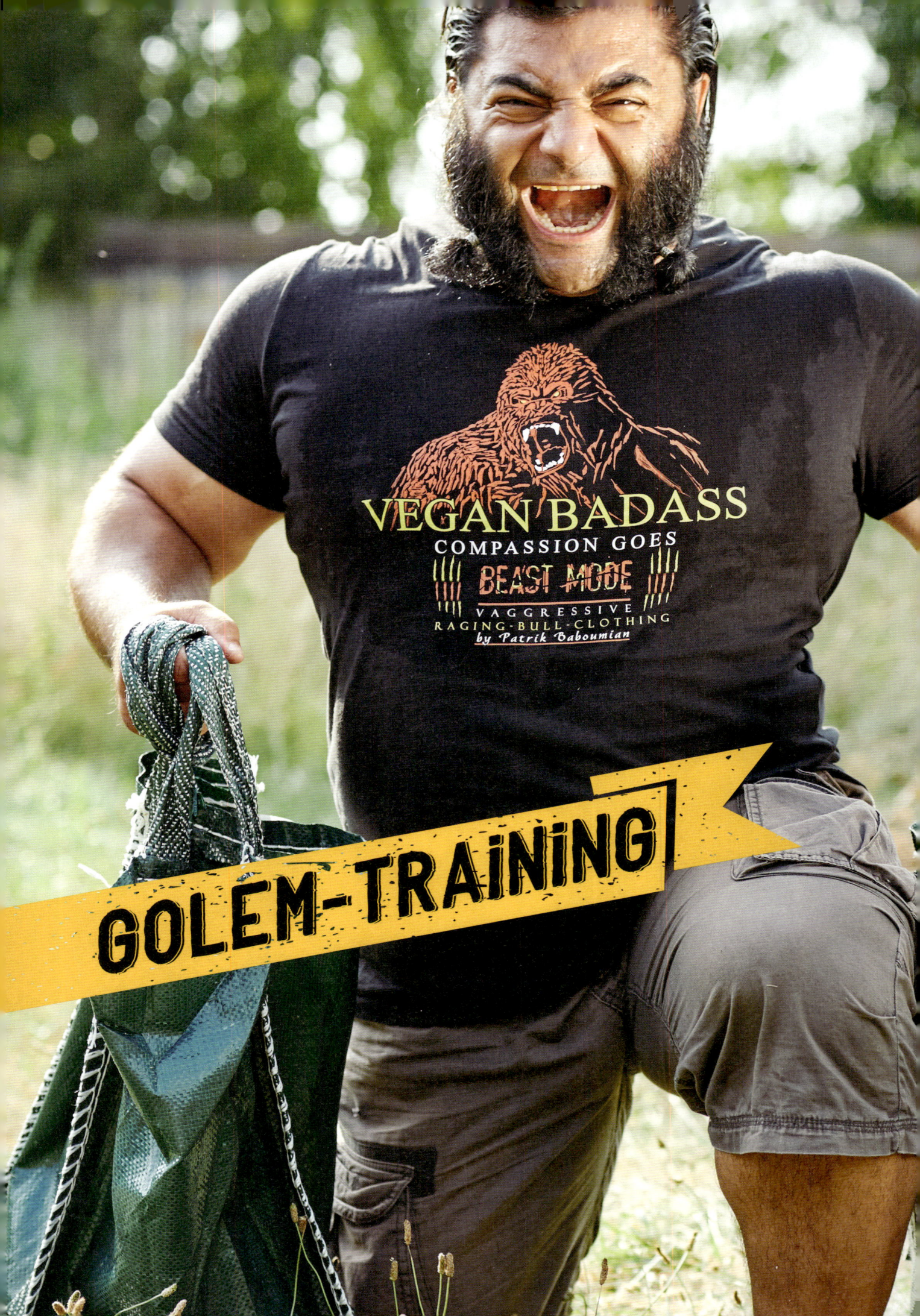

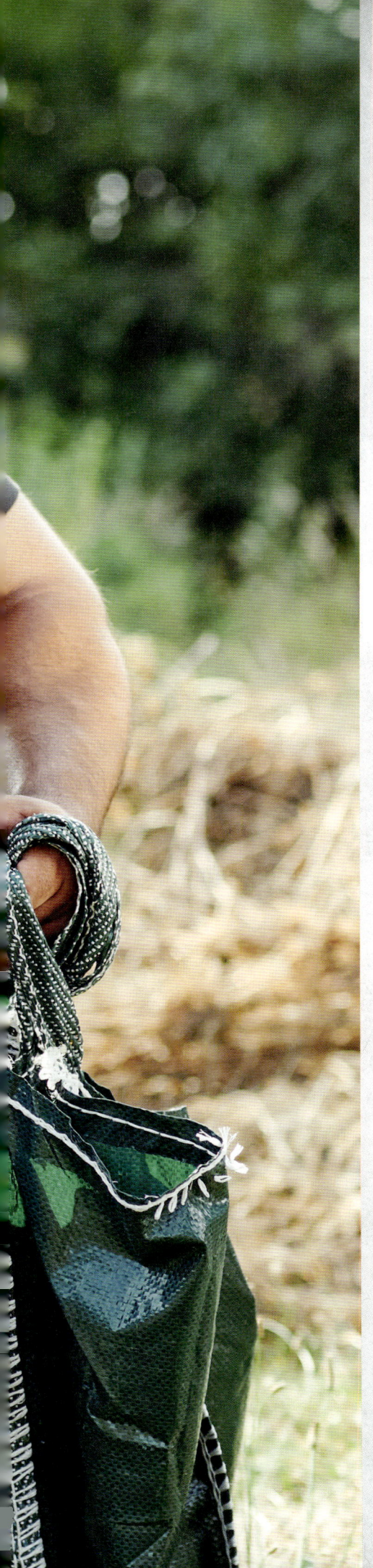

Die folgende Kategorie umfasst 20 Übungen, die ich speziell entwickelt habe, um mit einfachsten Mitteln praktisch sämtliche klassische Übungen zu »simulieren«. Durch die spezielle Ausführung stellen viele dieser Übungen im Vergleich zum Original sogar eine Verbesserung in Sachen Sicherheit und Effektivität dar.

Anstatt Hanteln oder Strongman-Equipment kommen hier Golem-Bags (besonders stabile Einkaufstaschen) zum Einsatz. Die kannst du mit dem Material befüllen, das du gerade zur Hand hast: Sand, Kieselsteine, volle PET-Flaschen … Der Fantasie sind keine Grenzen gesetzt. Alle, die es gern etwas härter mögen, können sich auch einfach Ziegel- und Pflastersteine in die Taschen packen. Die folgenden Übungen ermöglichen es dir, Bewegungsabläufe aus dem Strongman-Programm nachzustellen, ohne gleich Hunderte bis Tausende Euro für Equipment auszugeben. Ganz nebenbei sparst du dabei auch viel Stauraum, den du sonst für die sperrigen Gerätschaften bräuchtest. Das macht die Übungen auch für Personal Trainer interessant, die ihr Equipment im Auto transportieren müssen. Oder für Standbewohner, deren Wohnung ganz einfach keinen Platz für größeres Equipment bietet. Also: einfach zwei Trainingssäcke schnappen, mit Kieselsteinen oder Sand befüllen, und loslegen!

Für den Anfang tun es ein paar stabile Einkaufstaschen. Allerdings arbeite ich schon mit Hochdruck an speziellen, für die Golem-Übungen maßgeschneiderten Taschen. Die sind ab Herbst 2015 in meinem Onlineshop und über den Verlag Unimedica zu bestellen. Diese Spezial-Bags sind dann auch für sehr schweres Golem-Training geeignet. Sie werden euch mit vielen nützlichen Funktionen das Golem-Workout erleichtern.

FRONTHEBEN
mit Backsteinen

Diese Übung trainiert auf sehr funktionale Art die Brustmuskulatur und die vordere Schultermuskulatur. Die Brustmuskulatur ist dabei fast komplett statisch involviert, während die Schultermuskulatur dynamisch arbeitet.

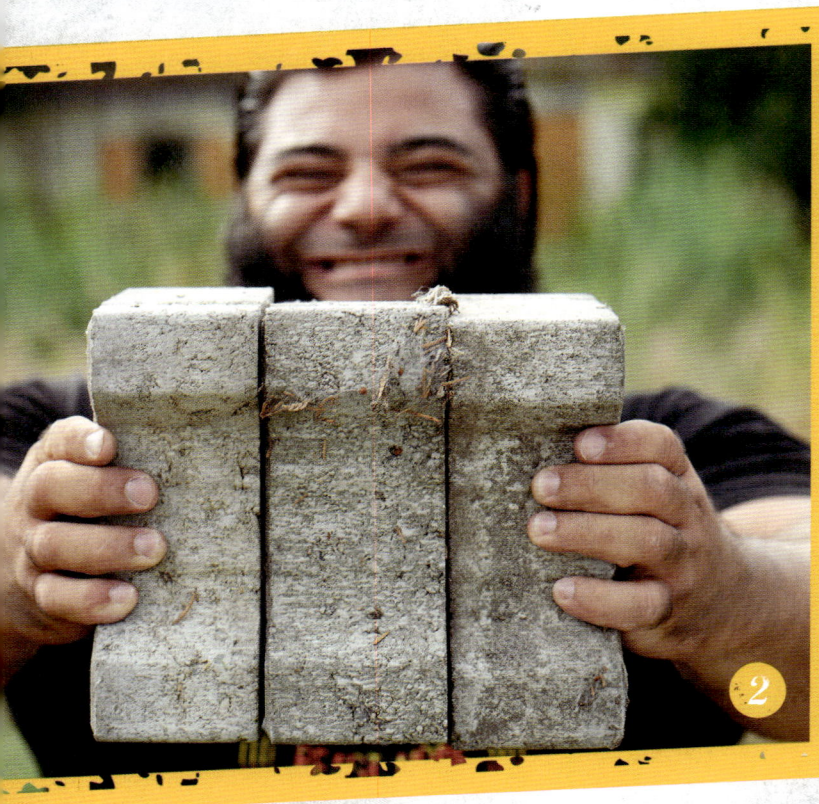

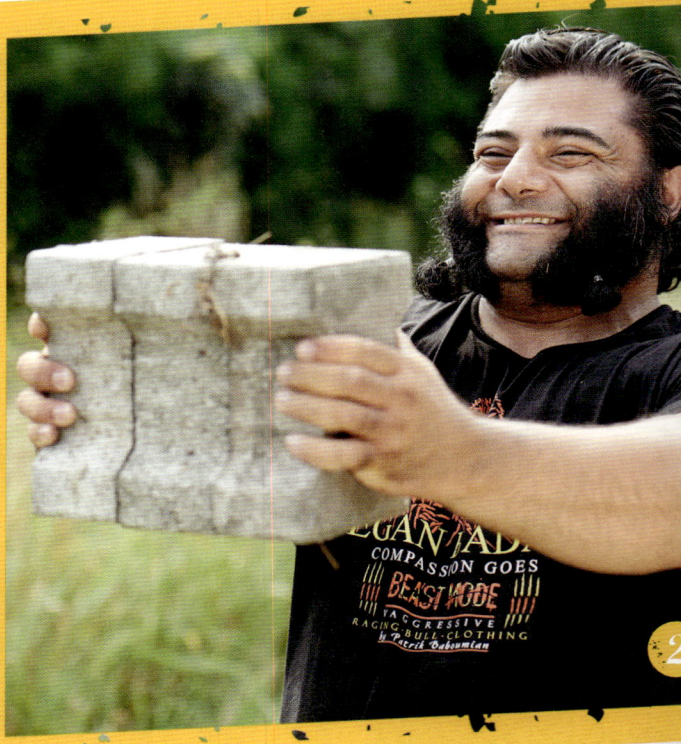

AUSFÜHRUNG

1. Zwei Backsteine in die Hände nehmen und einen dritten Backstein durch seitlichen Druck auf die beiden Steine in den Händen dazwischenklemmen. Die Arme sind gestreckt und die Steine befinden sich vor der Hüfte.
2. Nun die Steine mit gestreckten Armen anheben, bis die Arme parallel zum Boden laufen.
3. Anschließend zur Ausgangsposition zurückkehren.

TIPP

Um den Widerstand zu erhöhen, kannst du die Zahl der in der Mitte eingeklemmten Steine erhöhen. So steigerst du zum einen das Gewicht. Zum anderen musst du aber auch mehr Kraft nach innen aufwenden, um zu verhindern, dass die Steine herausrutschen. Pass gut auf, dass dir kein Stein auf den Fuß fällt. Bei entsprechender Fallhöhe kannst du dir sonst schnell den Fuß brechen. Daher solltest du für diese Übung auch Sicherheitsschuhe mit Stahlkappen anziehen, die im Laden als Arbeitsbekleidung erhältlich sind.

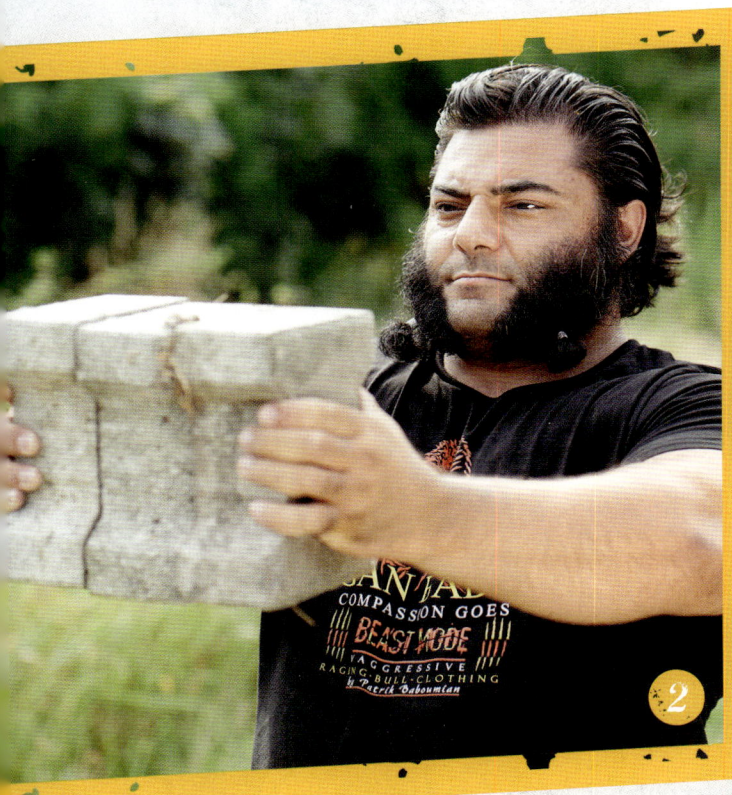
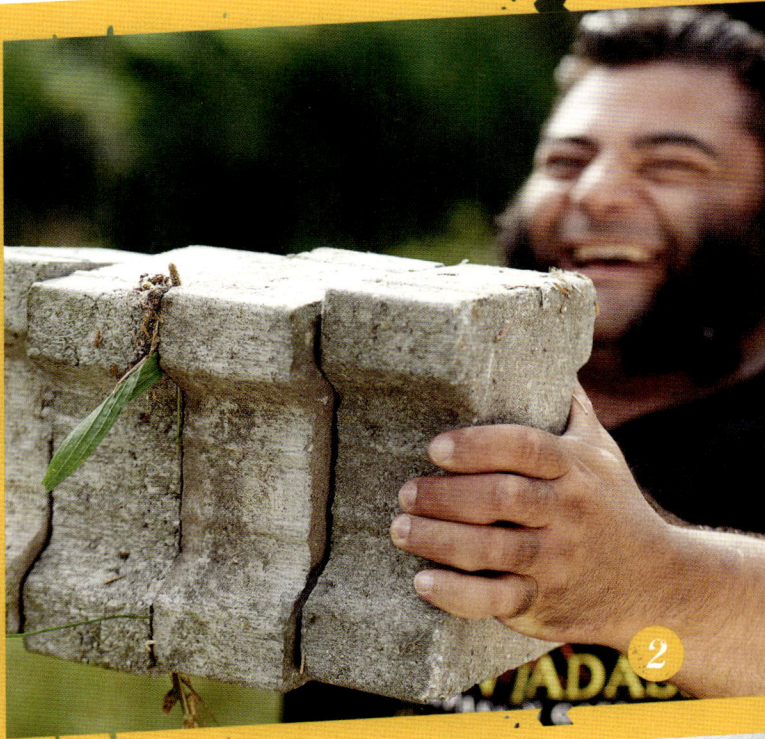

FRONTDRÜCKEN
an den Golem Bags

Bei dieser Variante des Frontdrückens kommen Golem Bags zum Einsatz. Dies ist eine tolle funktionsgerichtete Übung für den Schultergürtel, die Nackenmuskulatur und den Trizeps. Zudem beanspruchst du damit auch alle Stützmuskeln der Rumpfmuskulatur.

Da sich das Gewicht selbst nicht über dem Kopf befindet, sondern seitlich oberhalb, ist die Übung mit den Bags sicherer als jede andere vergleichbare Überkopfübung. Zudem stellen die Bags eine komplexere Aufgabe für alle Stützmuskeln dar, was die Übung zur funktionalsten Variante des Frontdrückens macht.

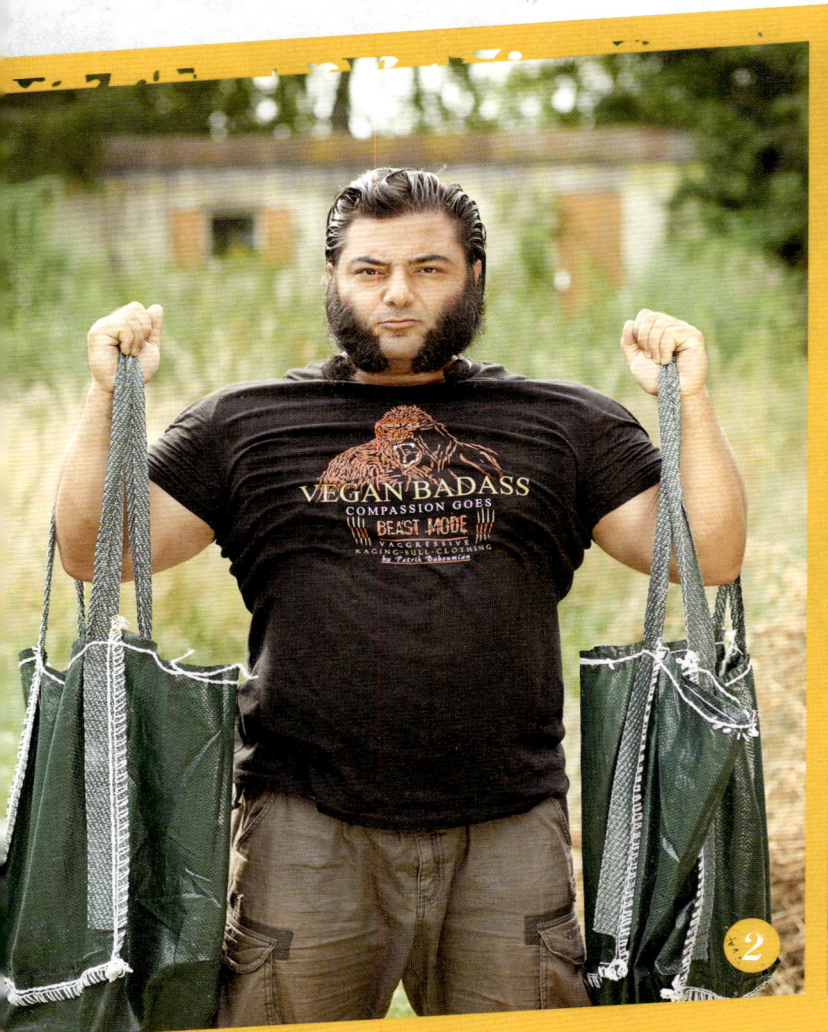

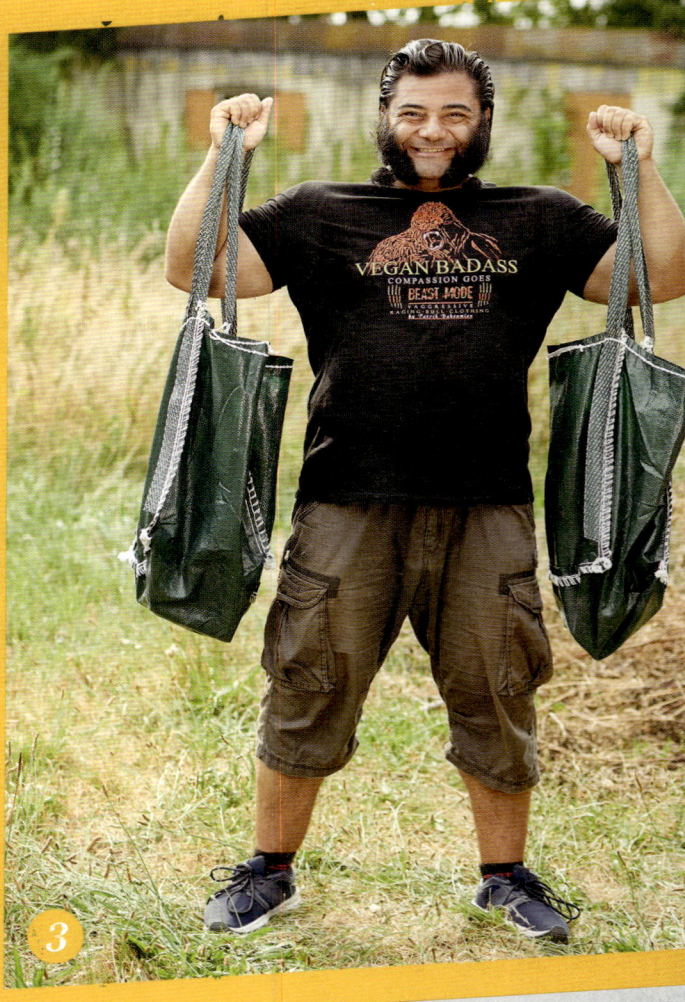

AUSFÜHRUNG

1. Belade zunächst die Bags mit einem für deinen Leistungsstand leicht zu stemmenden Gewicht.
2. Die zwei Taschen mit der identischen Last so aufstellen, dass du dazwischen einen schulterbreiten Stand einnehmen kannst.
3. Die Bags nun an den Haltegriffen nehmen und beide mit einem Curl bis auf Schulterhöhe nach oben führen. Die Hände in Schulternähe und die Ellbogen weiter vorne positionieren, um für Stabilität zu sorgen.
4. Aus dieser Position heraus die Hände mit den Bags durch Strecken der Arme über den Kopf stemmen.

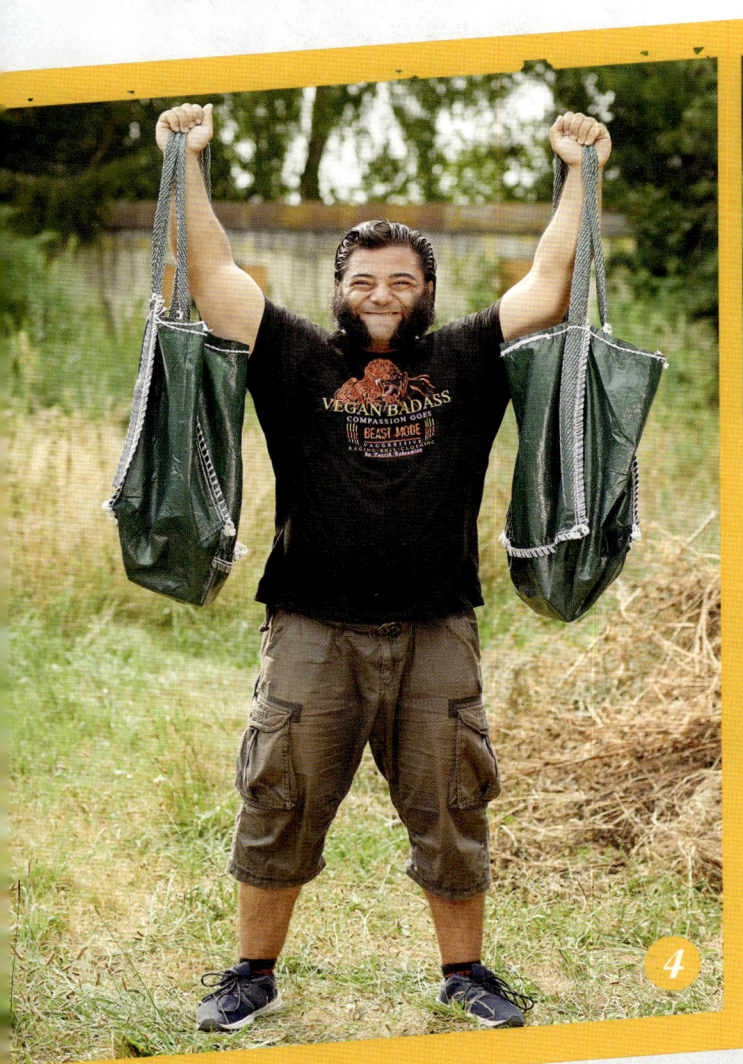
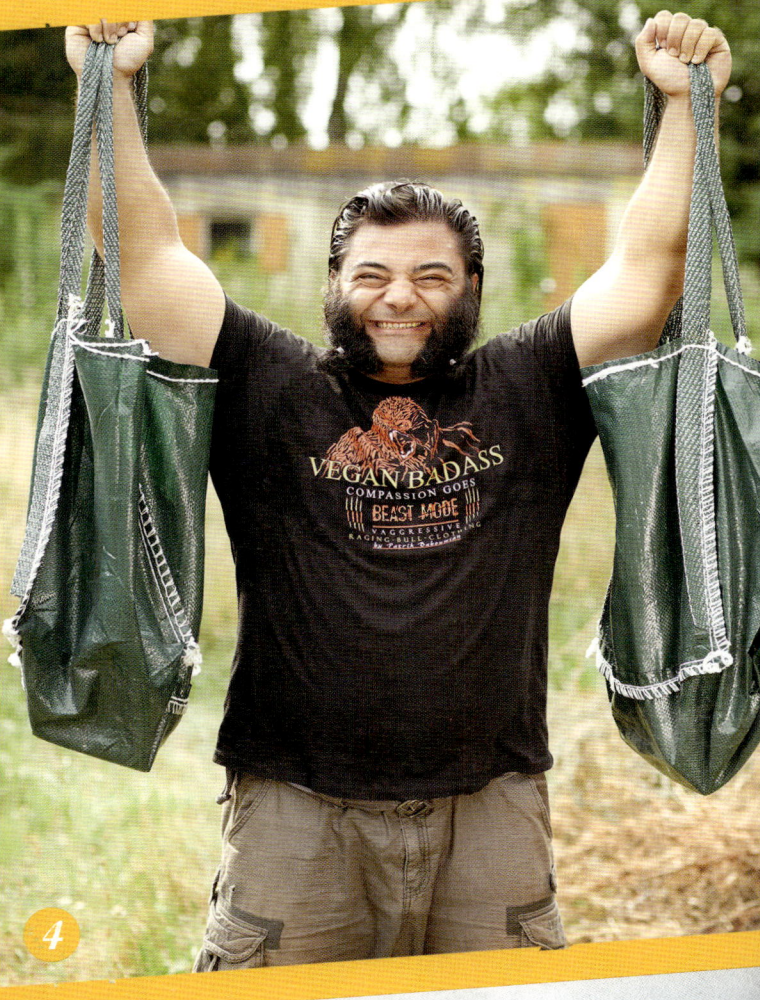

SHOPPING TOUR

Die Shopping Tour ist letztlich nichts anderes als Farmer's Walk mit Golem Bags. Diese Übung ist wie gemacht für alle, die den Farmer's Walk einmal ausprobieren möchten, aber noch kein entsprechendes Equipment besitzen. Bis zu einem gewissen Gewicht kannst du problemlos mit den Bags arbeiten. Erst, wenn du weit über 50 Kilo pro Seite schleppen möchtest, sind aufgrund der Beschaffenheit der Griffe »echte« Farmers die schonendere Alternative für die Hände.

Wie der herkömmliche Farmer's Walk bezieht auch die Variante mit den Bags viele Muskelgruppen mit ein: Die Nacken- und Schultermuskeln, die Beine, der Bauch und der Rücken werden hier hart rangenommen.

AUSFÜHRUNG

1. Anfangs zwischen zwei mittelschwer beladenen Bags in Position gehen und die Griffe in die Hände nehmen. Die Füße stehen parallel und etwas weniger als schulterbreit nebeneinander.
2. Dann überwiegend unter Einsatz der Beinmuskulatur die Bags vom Boden heben, um in den aufrechten Stand zu kommen und mit kleinen Schritten loszulaufen.

TIPP

Je flüssiger und weicher die Laufbewegung ist, desto weniger Erschütterungen kommen bei den Händen und somit auch den Gewichten an, und desto effizienter arbeitest du. Zusätzlich kannst du durch Anspannen des Rückens und der Nackenmuskulatur eine zusätzliche »Stoßdämpfung« erreichen, die sich ebenfalls positiv auf die Leistung auswirkt. Willst du mit den Bags wenden, solltest du ebenfalls die Nackenmuskulatur und den oberen Rücken dazu einsetzen, bei der Wende die Gewichte optimal zu kontrollieren. Das Wenden mit den Bags ist eine hervorragende Koordinationsübung.

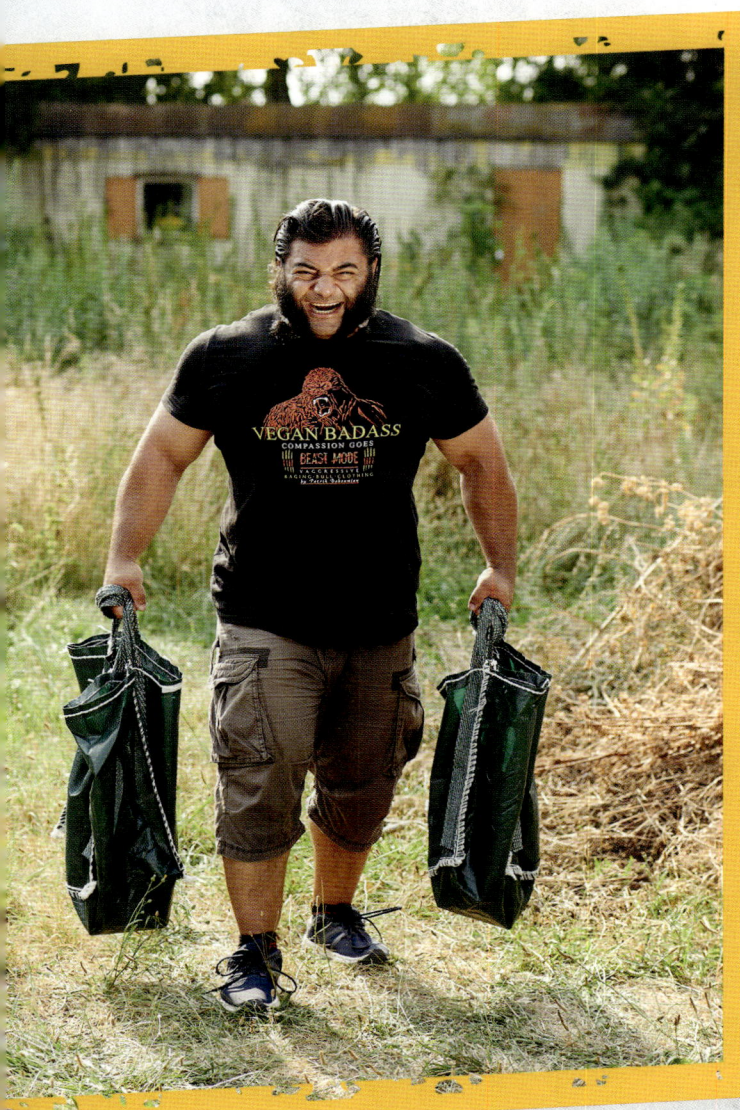
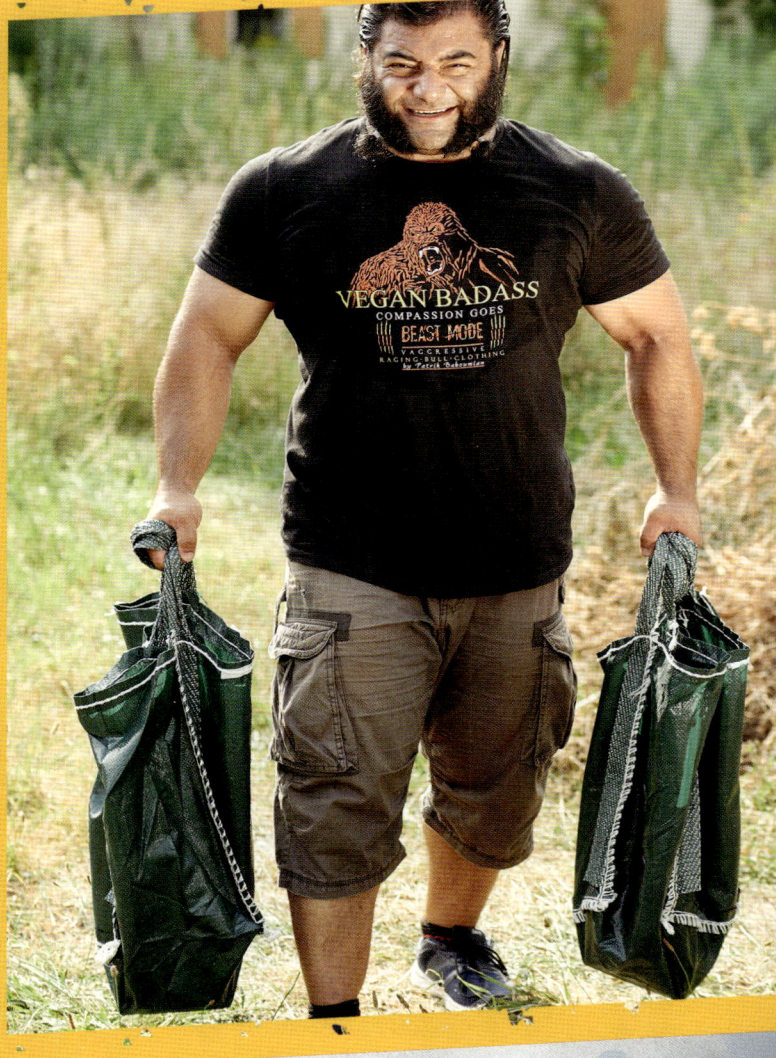

FRONTHEBEN
am Golen Bag

Das Frontheben ist eine gute Methode, um die vorderen Deltamuskeln auf funktionale Art isoliert zu bearbeiten und dabei noch verschiedene Muskeln wie etwa den Rückenstrecker miteinzubeziehen.

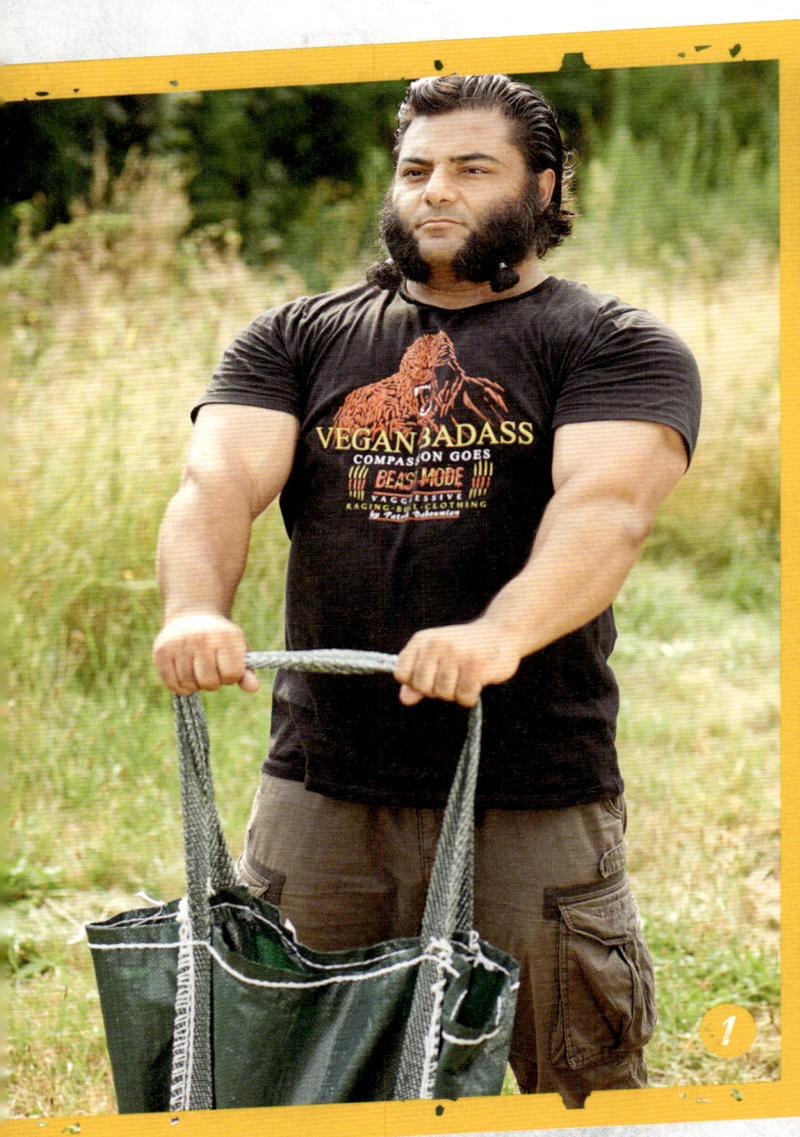
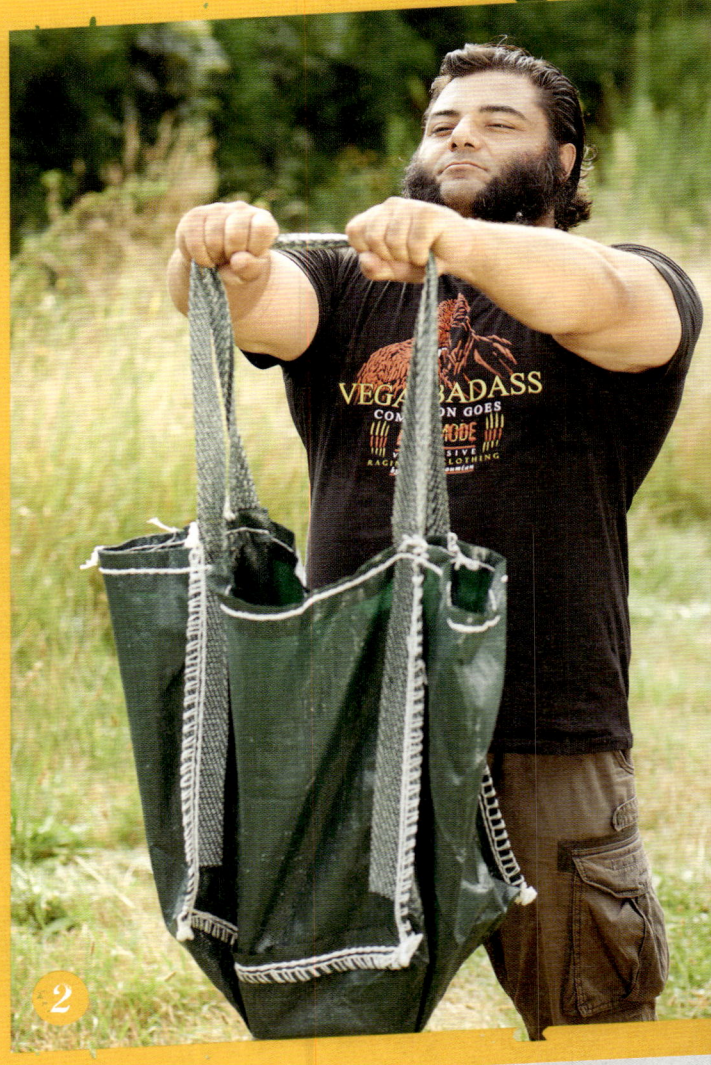

AUSFÜHRUNG

1. Anfangs stehst du mit einem leicht gefüllten Bag, den du mit entspannten, hängend ausgestreckten Armen vor deinen Körper hältst.
2. Aus dieser Position die Hände kontrolliert mit gestreckten Armen vor dem Körper nach oben führen, bis die Arme parallel zum Boden laufen.
3. Danach langsam wieder in die Ausgangsposition zurückkehren.

TIPP

Du kannst die Übung auch statisch ausführen, indem du die obersten Position mit den Armen parallel zum Boden so lange wie möglich hältst. Eine Kombination beider Varianten wäre es, bei jeder Wiederholung drei Sekunden lang am obersten Punkt zu verweilen, bevor du die Bags wieder absenkst.

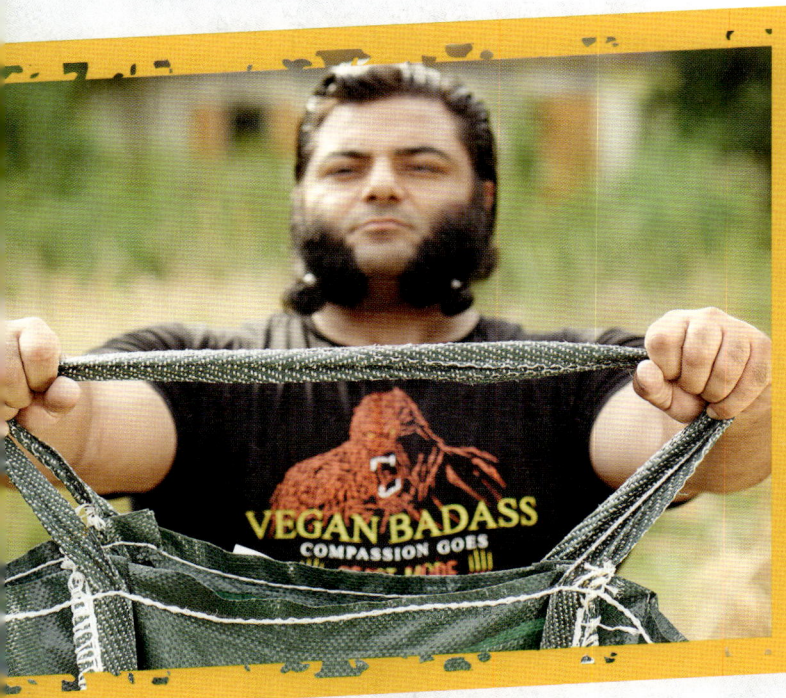
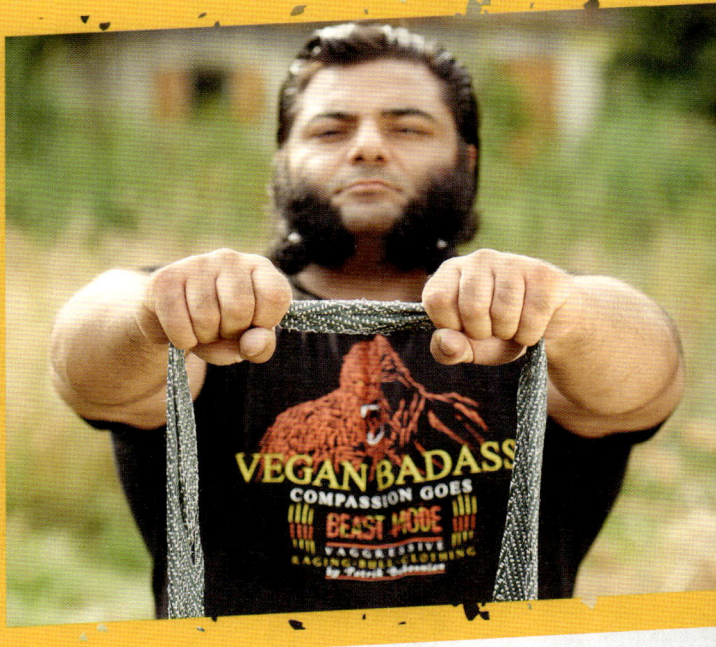

SEITHEBEN
an den Golem Bags

Das Seitheben zielt auf die seitliche Schultermuskulatur und den Nacken ab.

AUSFÜHRUNG

1. Bei der Golem-Variante stehst du zu Beginn mit zwei leicht gefüllten Bags in den Händen aufrecht da. Die Arme hängen seitlich am Oberkörper gerade nach unten.

2. Aus dieser Position die Hände mit gestreckten Armen seitlich kontrolliert nach oben führen, bis die Arme parallel zum Boden laufen.

3. Danach langsam wieder in die Ausgangsposition zurückkehren.

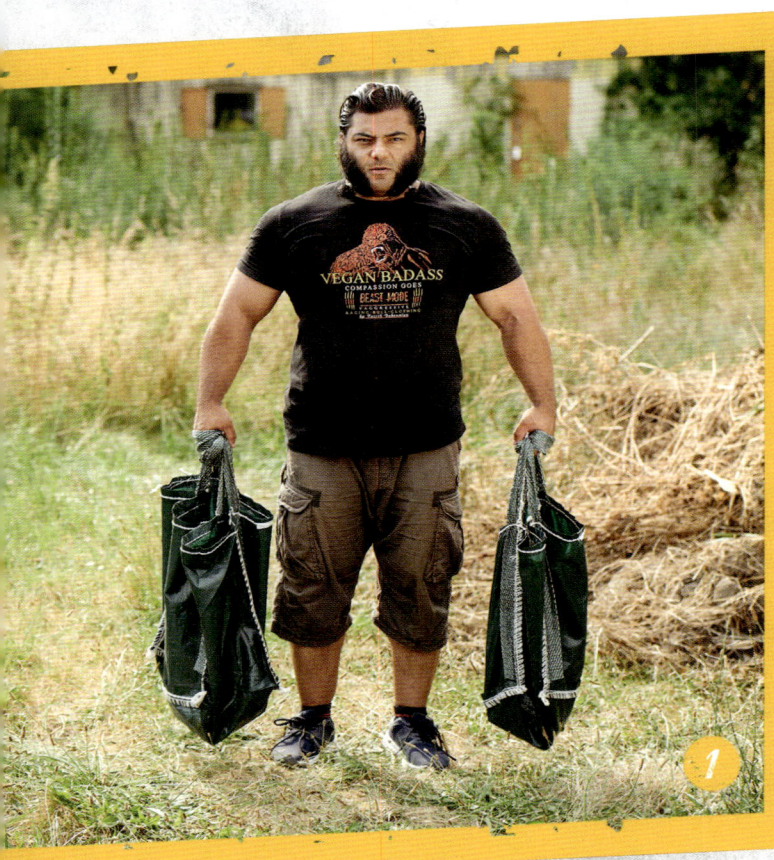
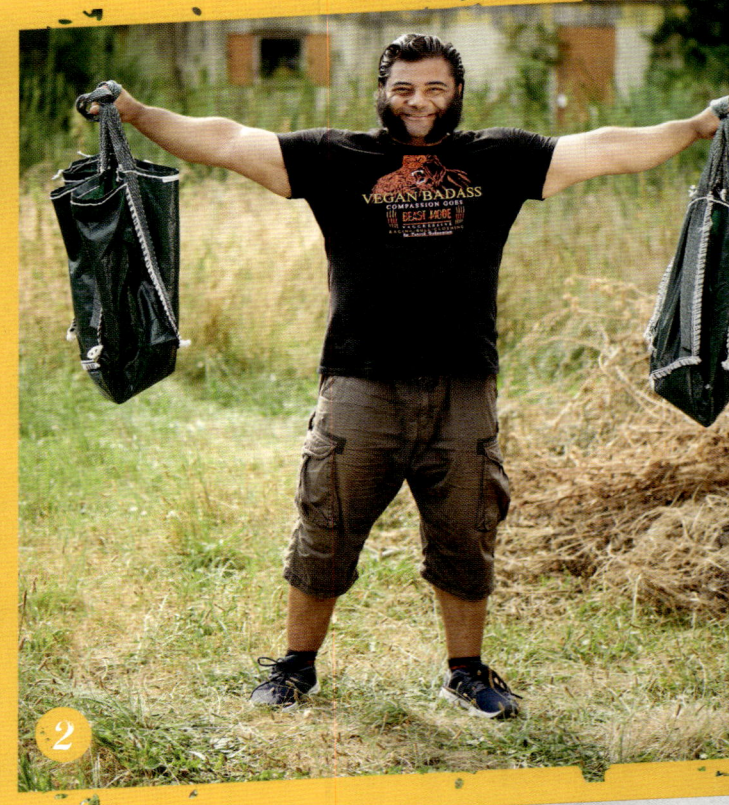

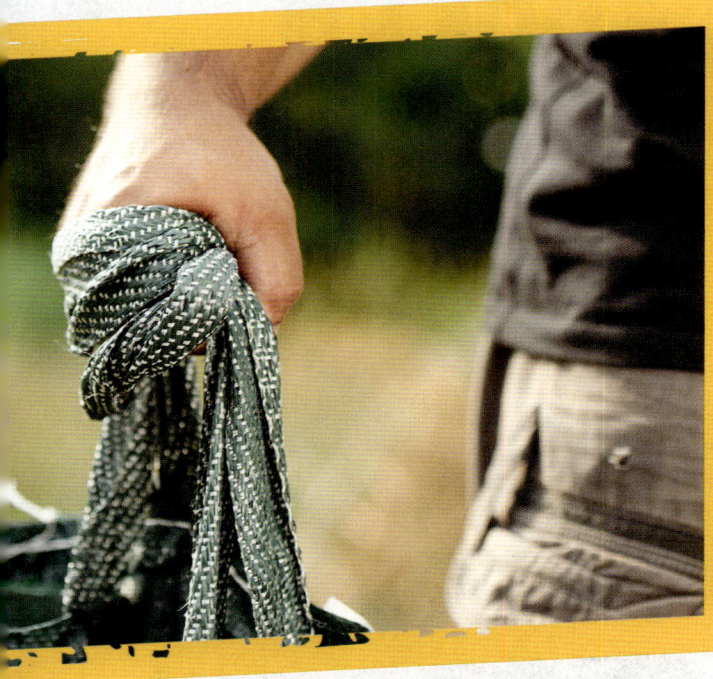
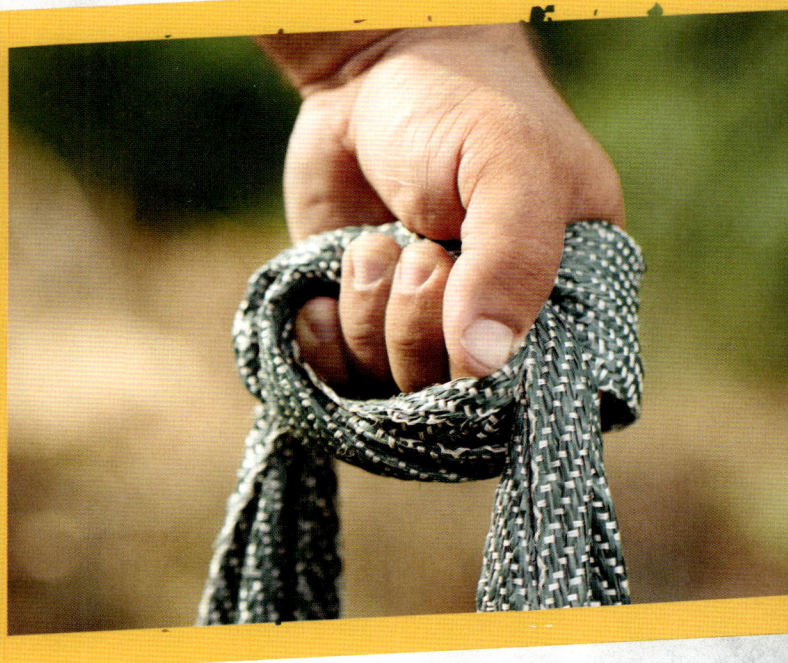
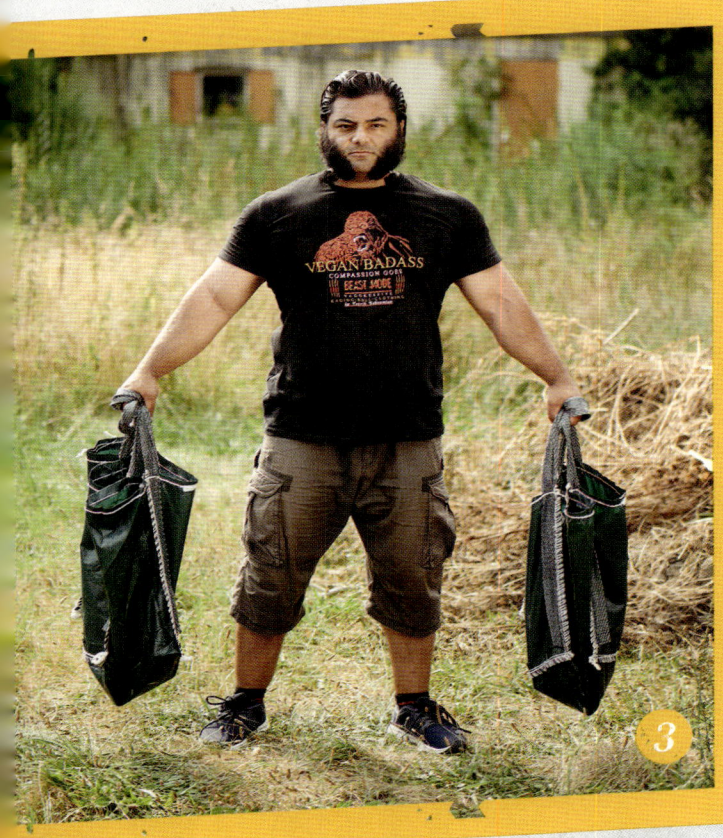

TiPP

Du kannst die Übung auch statisch ausführen, indem du versuchst, die obere Position mit den Armen parallel zum Boden so lange wie möglich zu halten. Eine Art Kombination beider Varianten wäre es, bei jeder Wiederholung den obersten Punkt drei Sekunden lang zu halten, bevor du die Gewichte wieder absenkst.

SCHRÄGBANKDRÜCKEN
an den Golem Bags

Dies ist die wohl sicherste Form des Schrägbankdrückens. Die dabei hauptsächlich beanspruchten Muskelgruppen sind wie bei anderen Varianten des Schrägbankdrückens die Brustmuskulatur, die vordere Schultermuskulatur sowie der Trizeps. Der Unterschied bei dieser Ausführung: Das eigentliche Gewicht befindet sich nie zu weit vom Boden weg. Du kannst es somit jederzeit fallenlassen, ohne eine Verletzung zu riskieren.

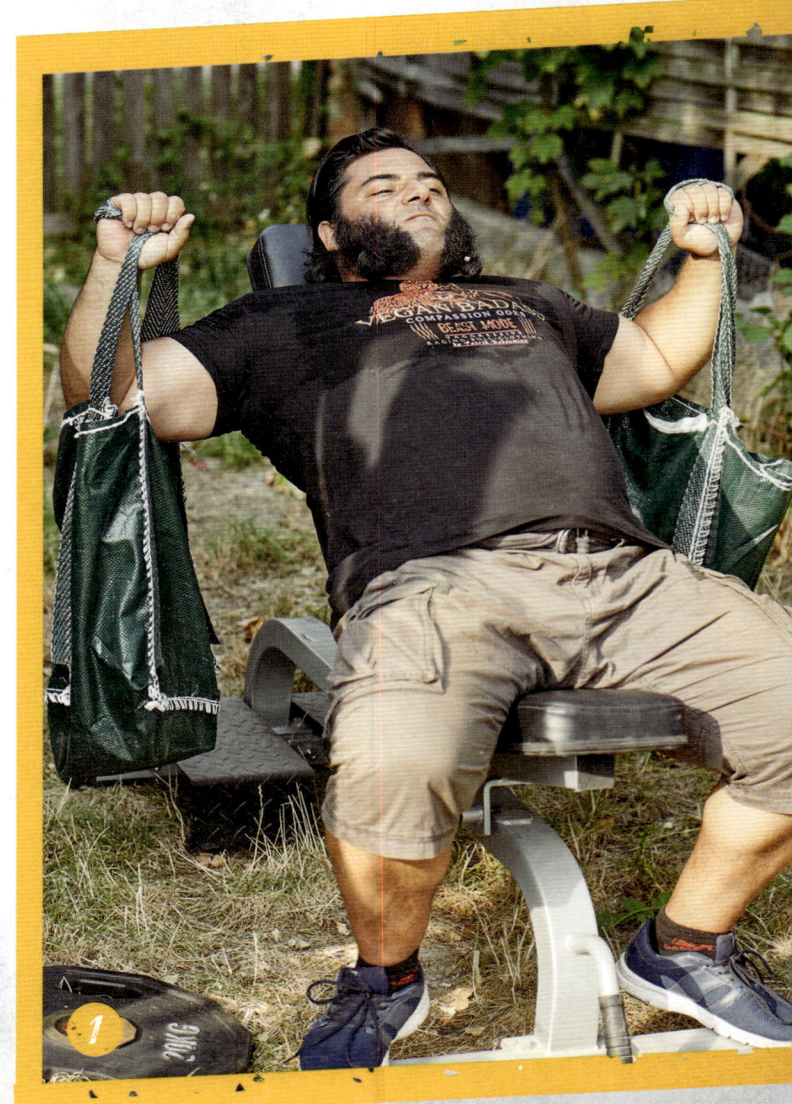

AUSFÜHRUNG

1. Leg dich auf eine Schrägbank, neben der zwei leicht beladene Golem Bags so positioniert sind, dass du gut an die Griffe herankommst.
2. Jetzt die Griffe so in die Hände nehmen, dass du durch Strecken der Arme die Bags in die Höhe heben kannst. Du benutzt die Griffe der Taschen gewissermaßen wie Kurzhanteln.

TIPP

Mit den Bags kannst du auch problemlos Flys trainieren, bei denen du die Gewichte mit gestreckten Armen und einer bogenförmigen Bewegung nach oben über die Körpermitte beförderst und so die Brustmuskulatur stärker isolierst. In beiden Fällen kannst du gerade im oberen Teil der Bewegung eine viel stärkere Kontraktion der Muskulatur erreichen, als das mit Hanteln möglich wäre, weil du die Hände noch enger zusammenführen kannst.

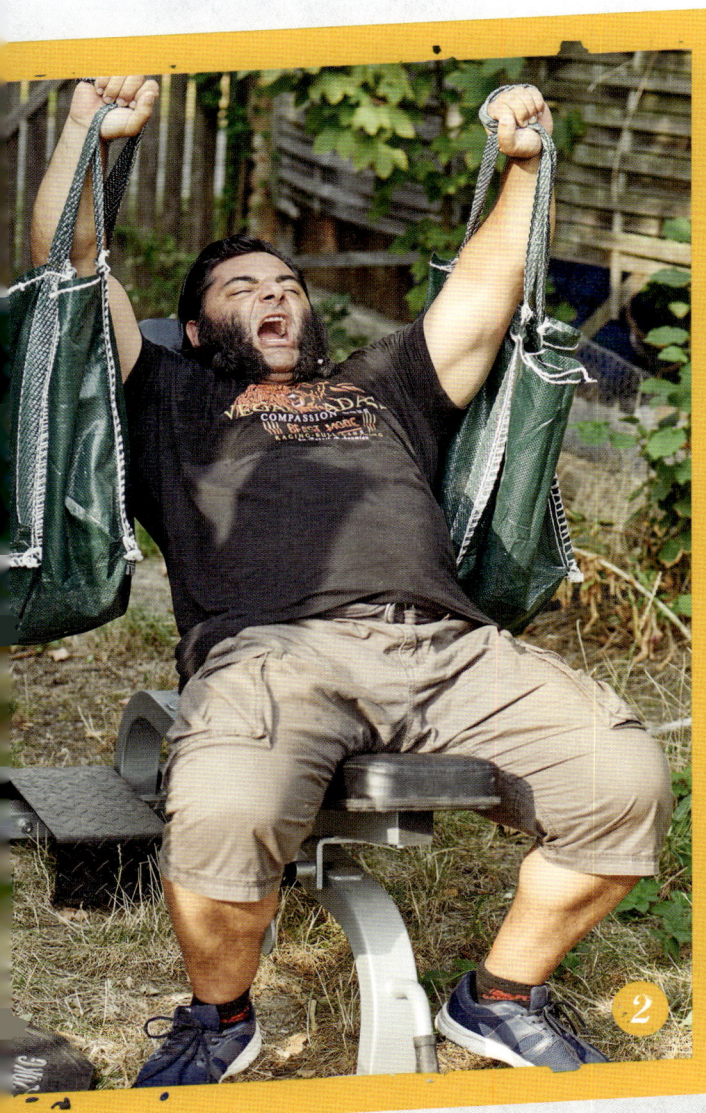
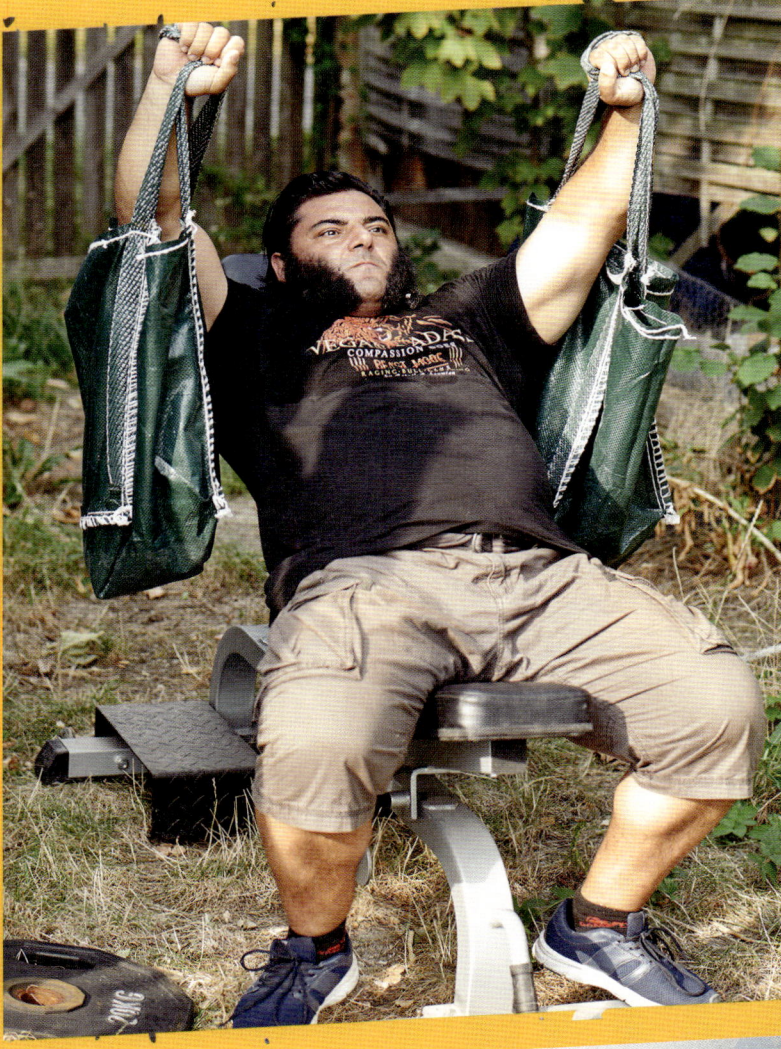

Aufrechtes Rudern am Golem Bag

Das aufrechte Rudern ist eine hervorragende Übung zum Training der Schulter- und Nackenmuskulatur. Während die meisten Schulterübungen den Trizeps mittrainieren und Drückübungen darstellen, ist das aufrechte Rudern eine Zugübung. Du nutzt dabei die Armbeugemuskulatur inklusive Unterarmmuskulatur zur Unterstützung der Bewegung. Damit stellt das aufrechte Rudern eine gute Möglichkeit zur Kombination mit Varianten des Frontdrückens dar, um den Trizeps trotz der vielen Basisübungen nicht zu überstrapazieren und zugleich die Schulter aus verschiedenen Winkeln zu bearbeiten. Die Ausführung mit Taschen erlaubt zudem eine natürlichere Handhaltung, was gelenkschonender ist als die Ausführung mit der Hantel. Ohne Hantelstange ist außerdem der Bewegungsradius größer, was eine wesentlich härtere Kontraktion ermöglicht.

TIPP

Generell solltest du bei dieser Übung nur dann mit Schwung arbeiten, wenn du dir am Satzende noch einige Wiederholungen abringen möchtest. Andernfalls dämpfst du durch den Schwung zu sehr die Wirkung der Übung auf die Schultermuskulatur ab.

AUSFÜHRUNG

1. In der Ausgangsposition beide Griffe der Tasche fest in die Hände nehmen. Die Arme sind gestreckt und hängen gerade nach unten. Der Körper ist aufrecht, die Füße sitzen schulterbreit voneinander entfernt fest auf dem Boden. Der Brustkorb ist etwas angehoben, wodurch der Rücken ein leichtes Hohlkreuz bildet.

2. Jetzt den Bag so weit es geht am Körper entlang nach oben ziehen, bis sich der Griff etwa auf Stirnhöhe befindet und die maximale Kontraktion der Schultermuskulatur spürbar wird.

3. Nachdem du die Endposition erreicht hast, den Bag wieder möglichst nahe am Körper zurück in die Ausgangsposition sinken lassen.

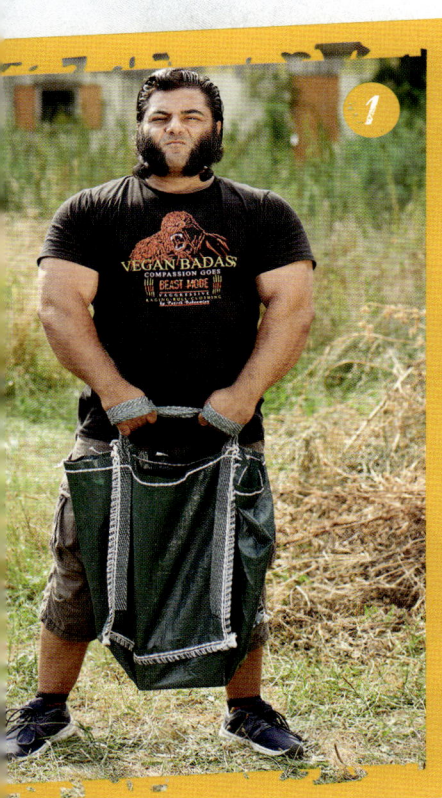
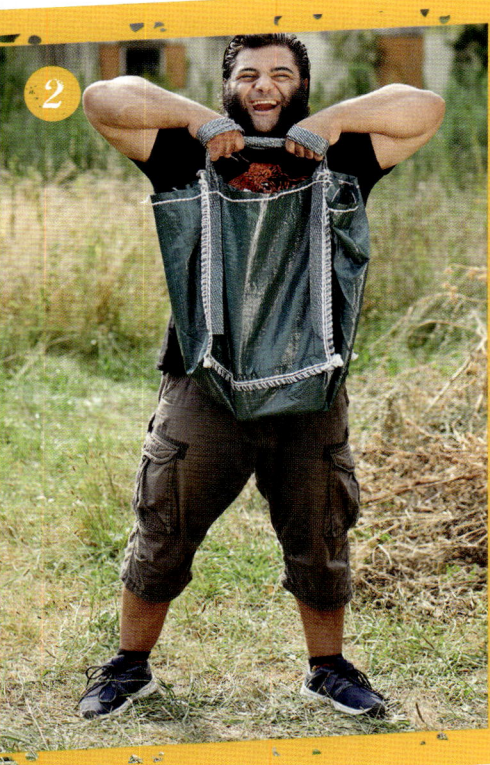
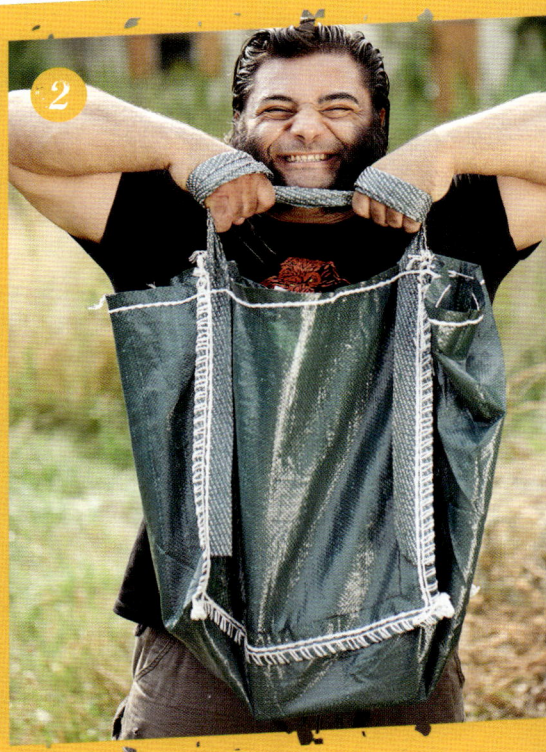

TRIZEPSSTRECKEN
im Stand am Golen Bag

Das Trizepsstrecken im Stand stellt ein effektives und praxisnahes Trizeps-Training dar. Mit einem Bag wird daraus ein wahrer Trizeps-Killer, der die Muskulatur effektiv auf ein späteres Training etwa mit Logs vorbereitet und dir die nötige Kraft sowohl im Trizep als auch in der Körpermitte gibt, die du für Überkopfübungen brauchst.

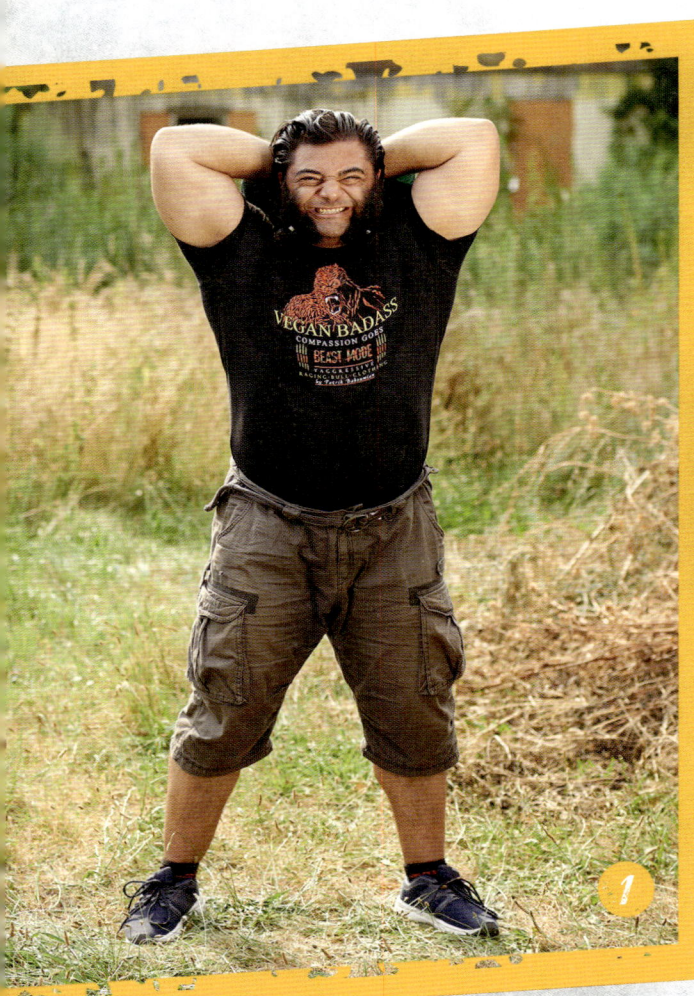

1

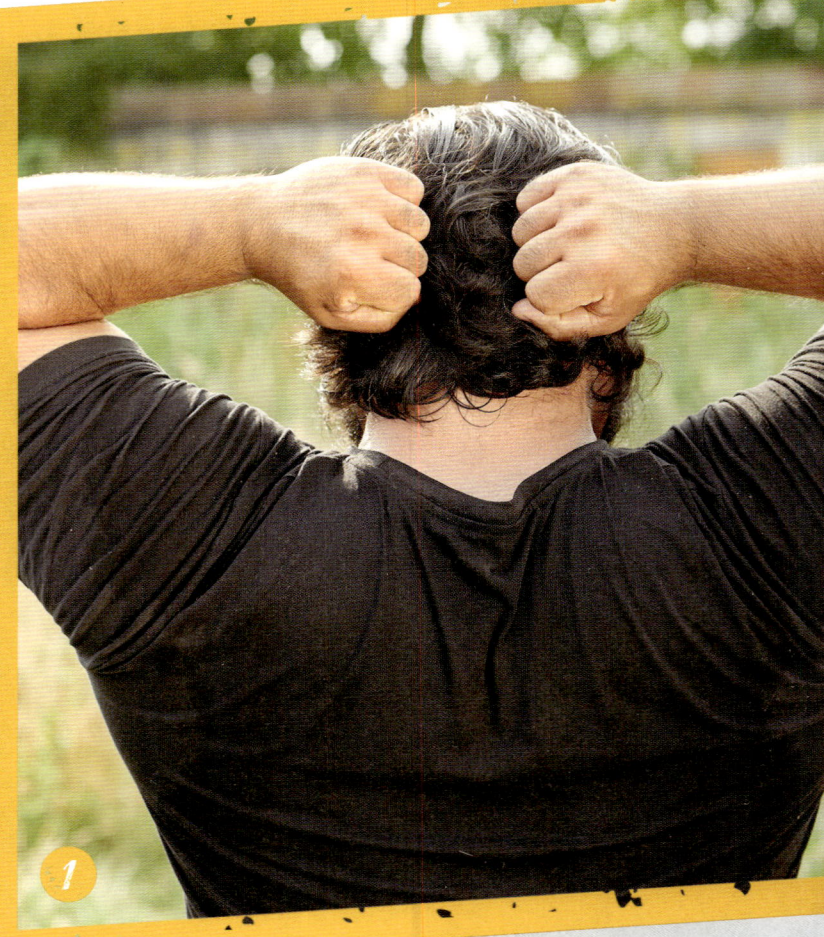

1

AUSFÜHRUNG

1. Zu Beginn im aufrechten und schulterbreiten Stand mit dem Rücken zum Bag in Position gehen. Das Gewicht selbst liegt auf einer mindestens einen Meter hohen Fläche, und du solltest leicht im Untergriff an die Griffe herankommen.
2. Jetzt die Arme strecken, um das Gewicht anzuheben.
3. Im Anschluss den Griff so weit wie möglich nach unten sinken lassen. Du solltest dabei nur so weit gehen, wie es ohne Dehnungsschmerz in den Ellbogensehnen möglich ist.
4. Am untersten Punkt beginnt der Ablauf wieder von vorn. Wenn nötig, leicht ins Hohlkreuz gehen, um etwas Abstand zwischen dem Bag und dem Rücken zu schaffen.

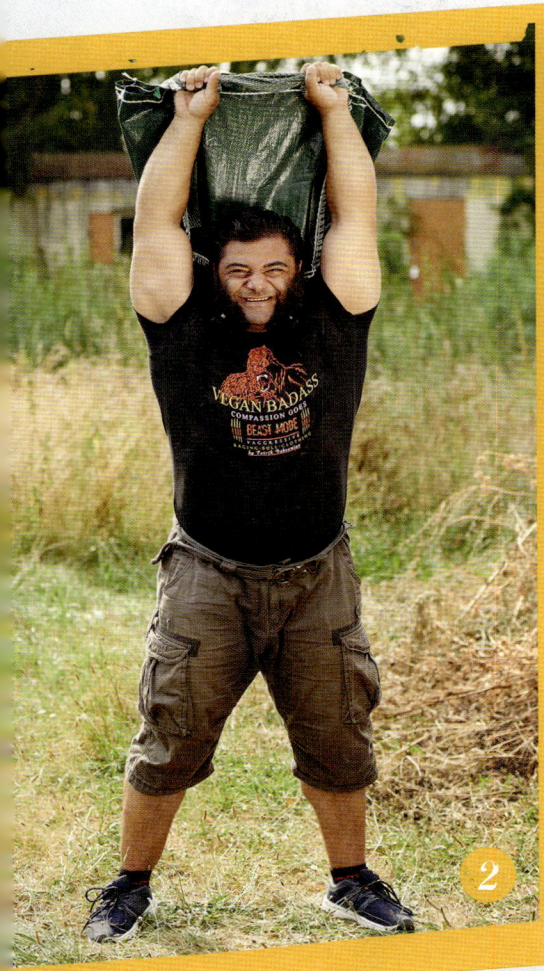
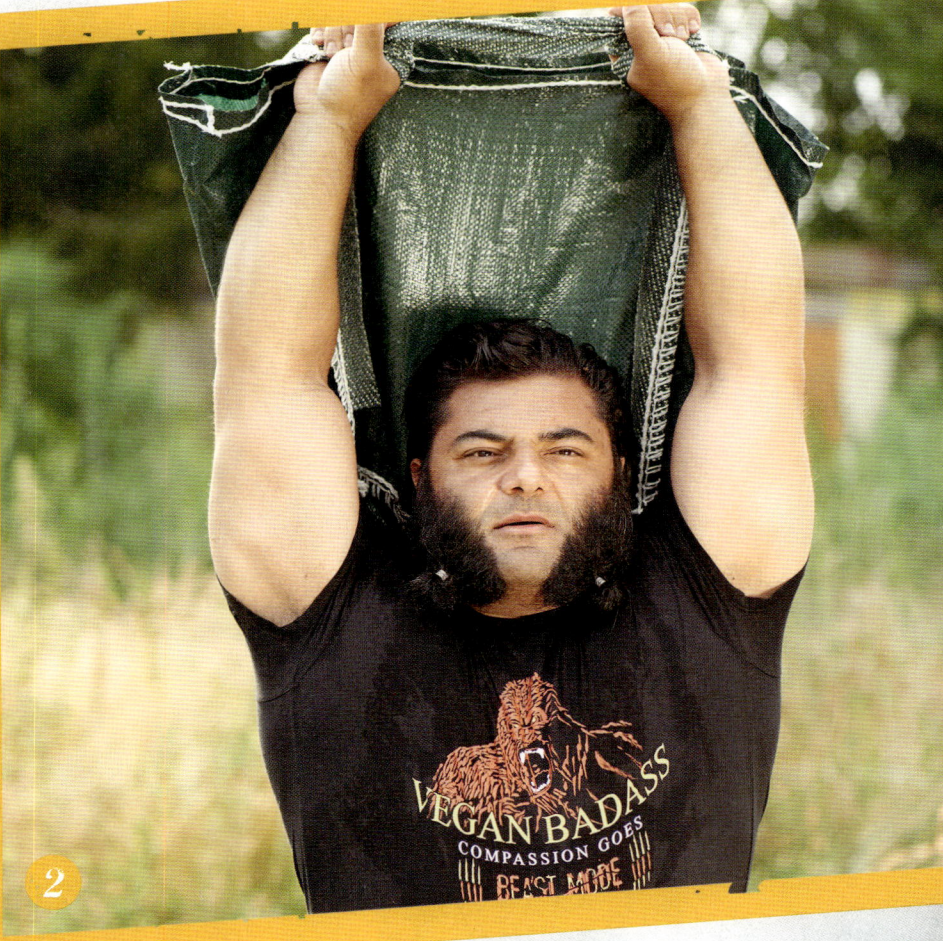

CURL
am Golem Bag

Dies ist das Golem-Bag-Pendant zum Langhantel-Curl. Im Gegensatz zur Langhantelversion zwingst du die Hände hier nicht in eine unnatürliche Position, was auch wieder eine Weiterentwicklung darstellt. So kannst du leicht und effektiv die Armbeuger und die Unterarmmuskulatur trainieren.

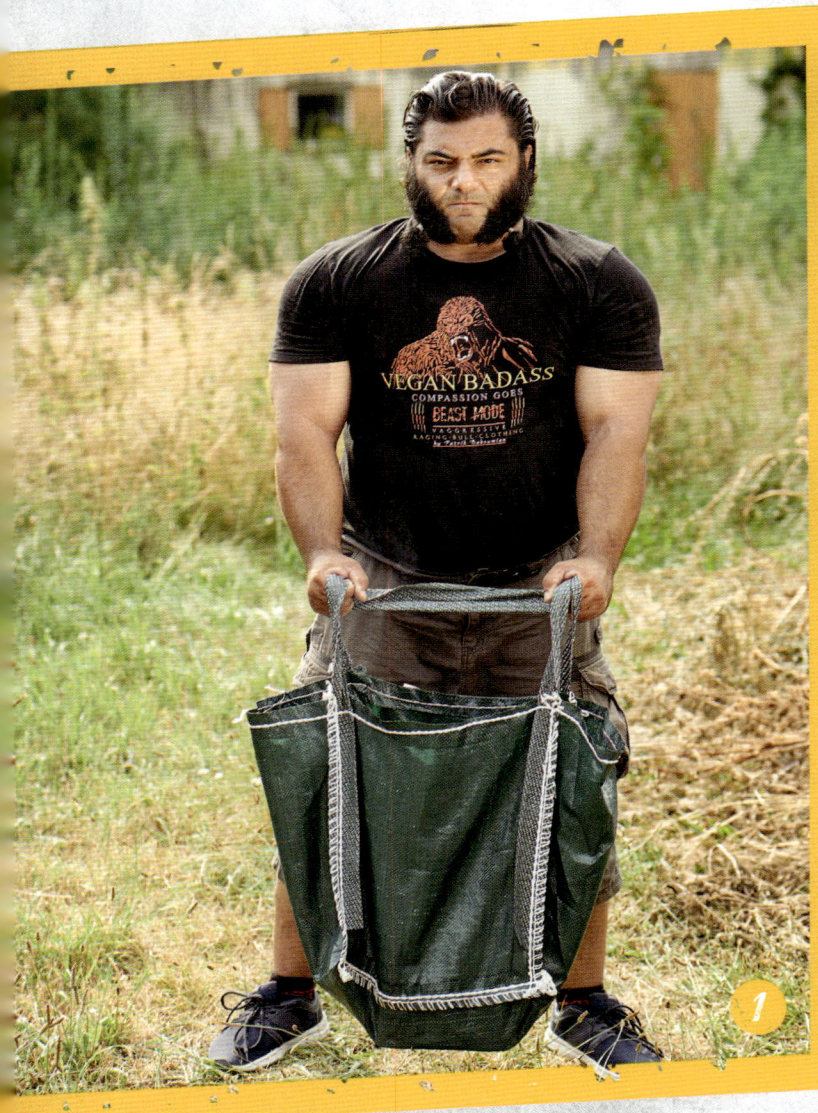

1

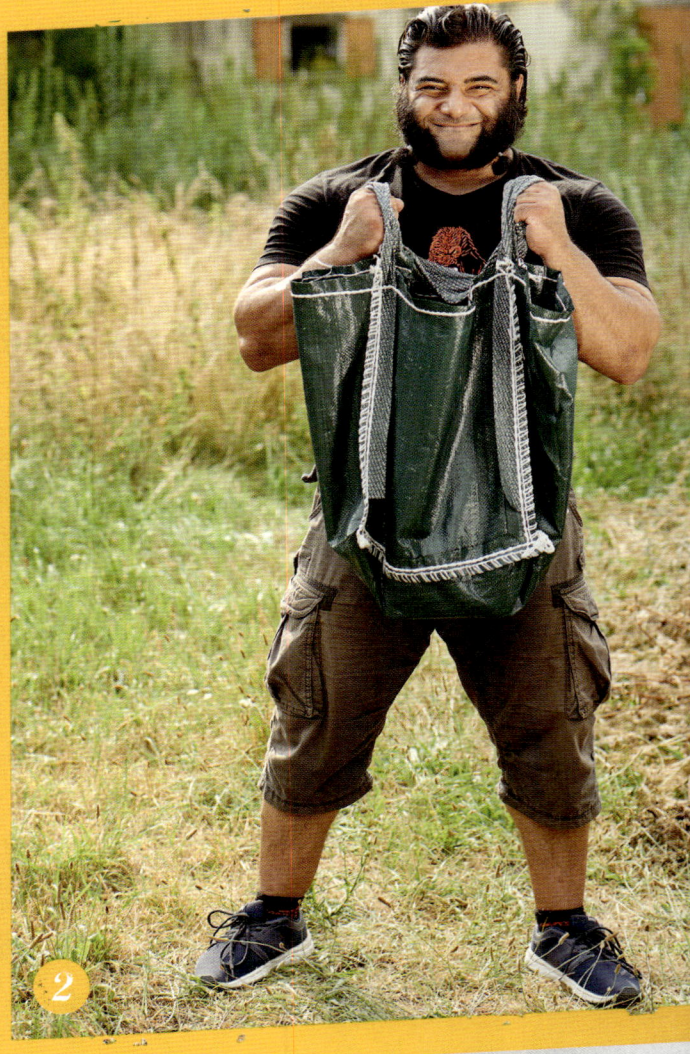

2

AUSFÜHRUNG

1. In der Ausgangsposition den Bag mit gestreckten und nach unten hängenden Armen mit beiden Händen im Untergriff festhalten. Das Gewicht befindet sich vor dem Körper.
2. Nun die Arme beugen und damit den Bag anheben, sodass sich die Hände in der Endposition vor dem Gesicht befinden.
3. Nun das Gewicht langsam wieder in die Ausgangsposition zurück sinken lassen. Um zu verhindern, dass die Spannung am obersten Punkt nachlässt, kannst du dich in dieser Übungsphase minimal nach vorne beugen.

TIPP

Durch Herumexperimentieren mit der Griffhaltung kannst du die Belastung gezielt auf verschiedene Teile der Armbeugemuskulatur verschieben. Etwa, indem du statt eines Untergriffs einen Übergriff verwendest und so den zweiköpfigen Armmuskel und den Unterarmstrecker stärker aktivierst.

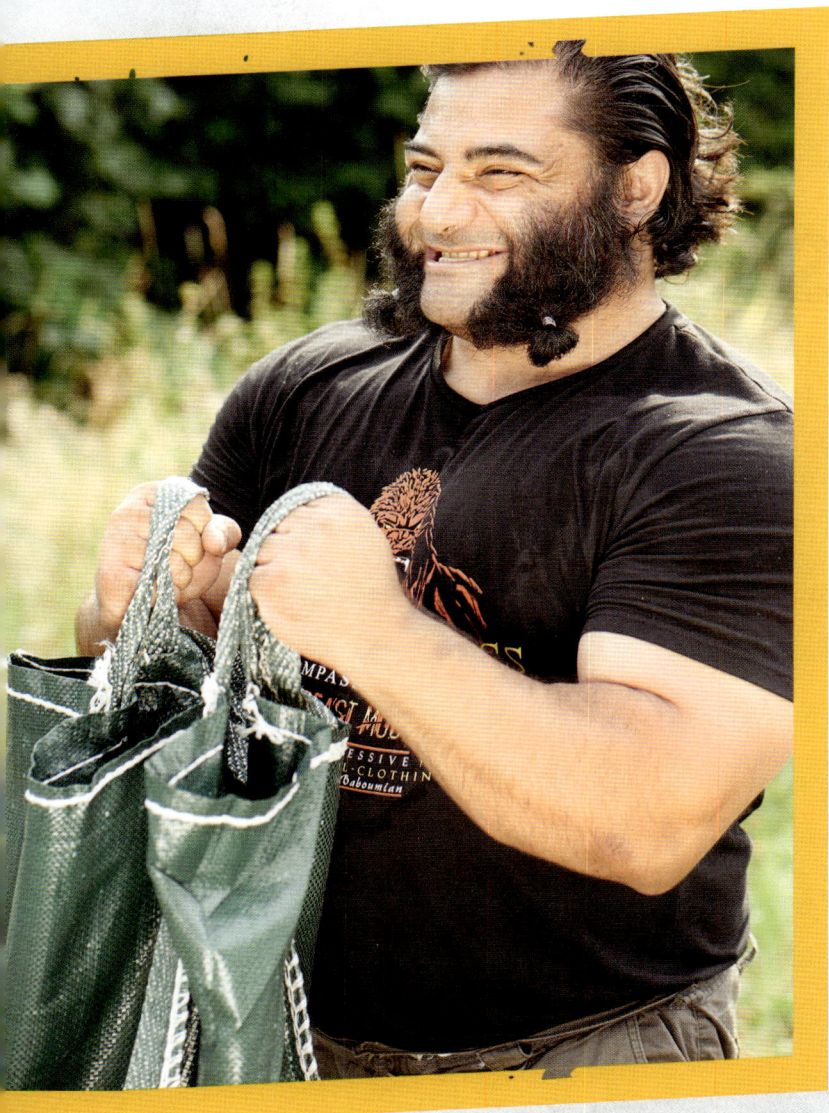

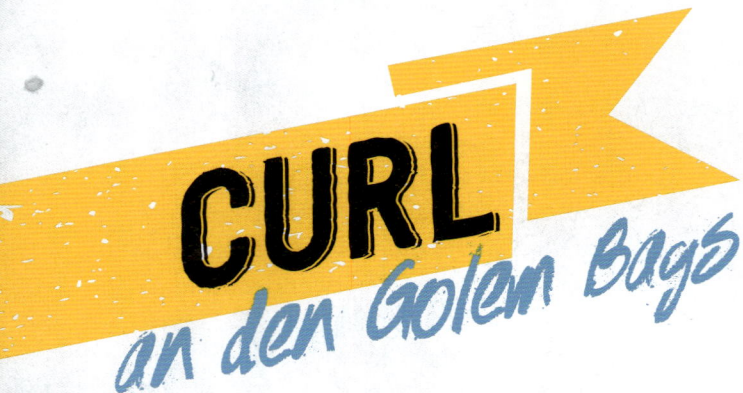
CURL
an den Golem Bags

Dies ist die Golem-Bag-Variante des Kurzhantelcurls. Durch die Ausführung mit den Taschen lässt sich eine höhere Muskelspannung erreichen. So kannst du leicht und effektiv die Armbeuger und die Unterarmmuskulatur trainieren.

AUSFÜHRUNG

1. Zu Beginn im aufrechten schulterbreiten Stand in jede Hand einen Bag nehmen.
2. Jetzt die Bags nach oben führen und dabei die Hände nach außen drehen (Supination).
3. Oben angekommen die Bags wieder zurück in die Ausgangsposition sinken lassen und den Bewegungsablauf anschließend wiederholen.

VEGAN BADASS
COMPASSION GOES
BEAST MODE
VAGGRESSIVE
RAGING·BULL·CLOTHING
1

2
VEGAN BADASS
COMPASSION GOES
BEAST MODE
VAGGRESSIVE
RAGING·BULL·CLOTHING

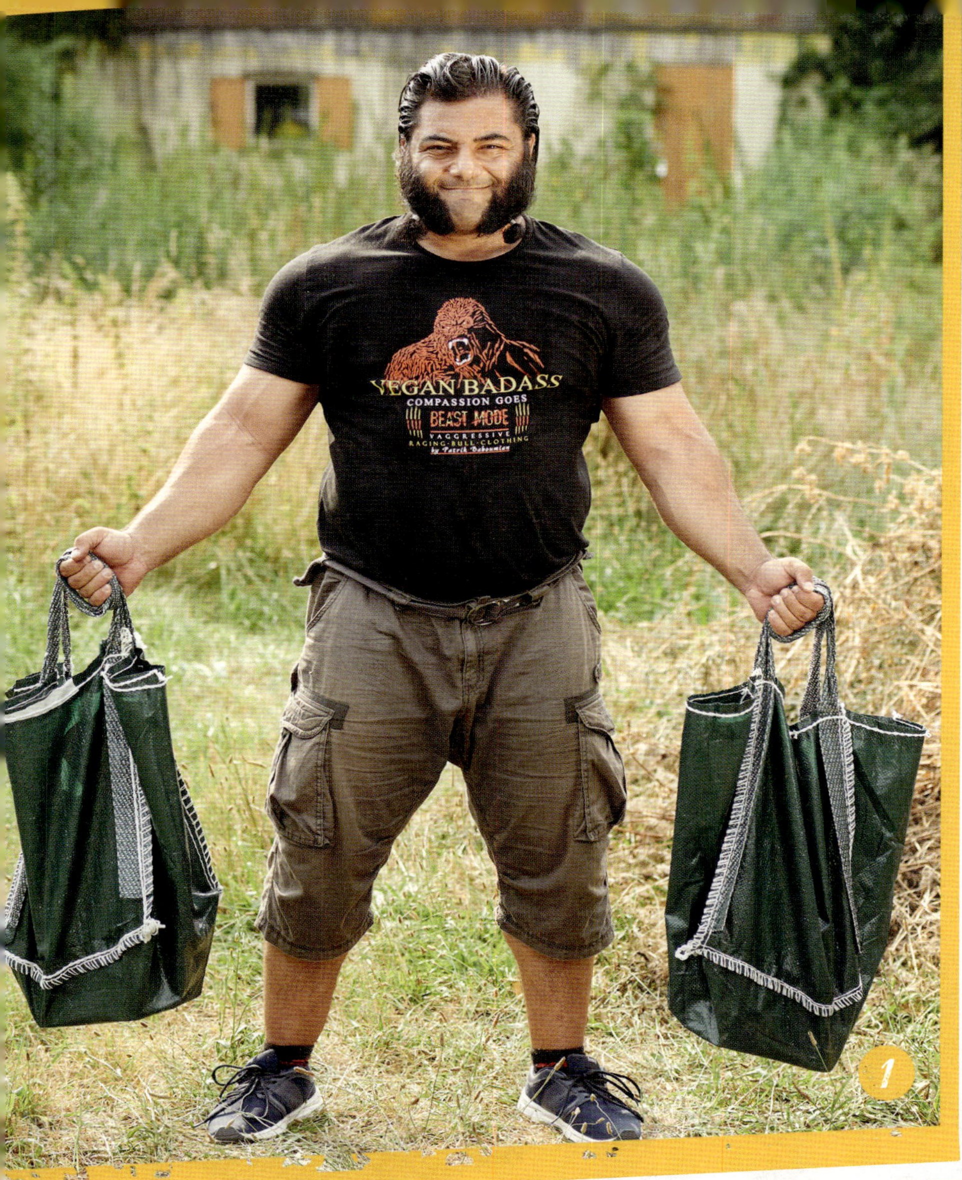

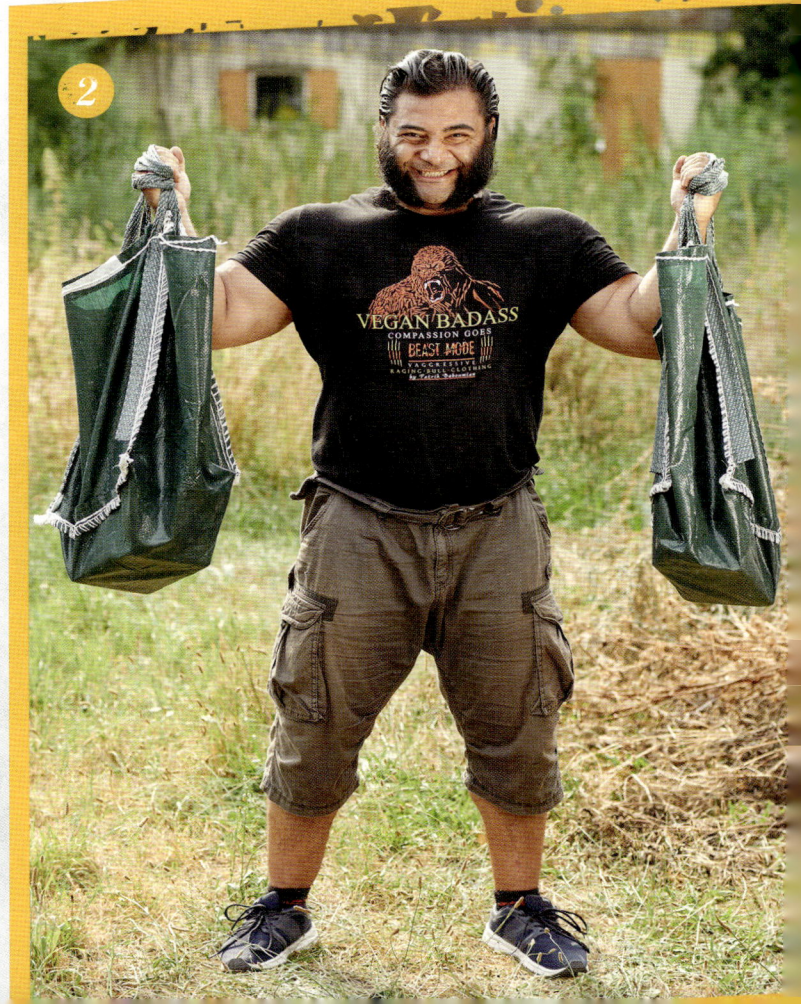

Vorübergebeugtes RUDERN am Golem Bag

Das Rudern im Golem-Stil trainiert die tief liegende Rückenmuskulatur, den gesamten oberen und unteren Rücken und den Bizeps.

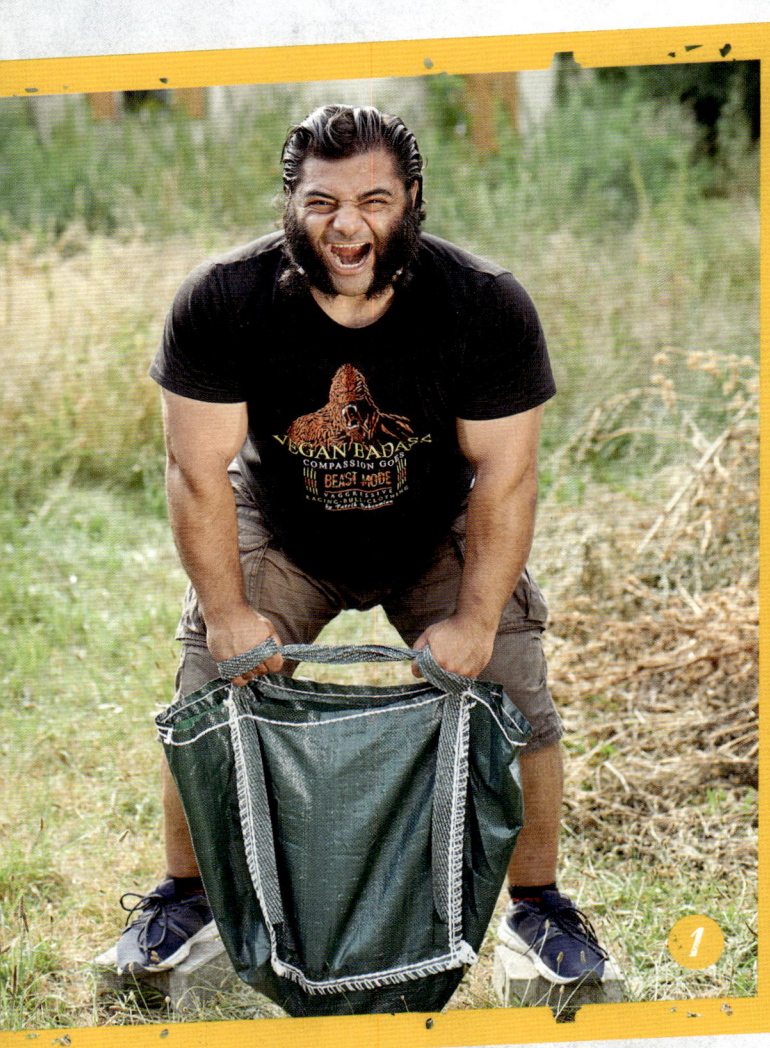

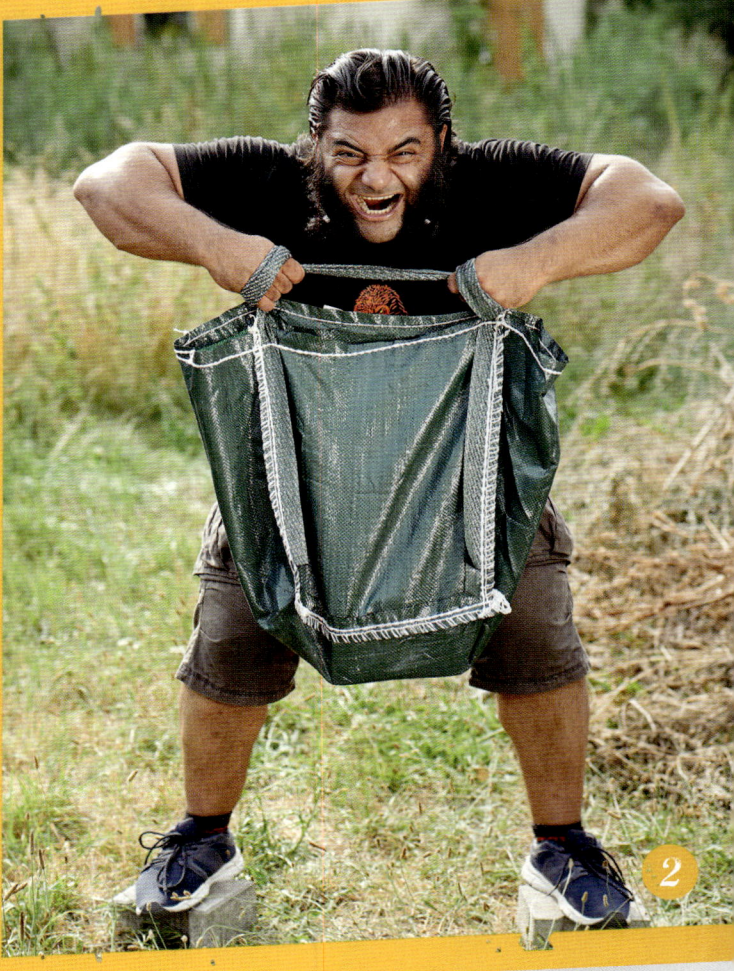

AUSFÜHRUNG

① In den stabilen schulterbreiten Stand kommen, wobei der Oberkörper um etwa 45 Grad nach vorne geneigt ist. Zugleich sind die Beine so weit gebeugt, dass du problemlos mit den Händen an die Griffe des Golem Bag herankommst, der sich am Boden zwischen deinen Beinen befindet. Den Rücken dabei gerade halten.

② Mit jeder Hand je einen Griff nehmen und die Tasche so weit wie möglich zum Brustkorb hochziehen. Durch die Beschaffenheit des Bags erreichst du eine wesentlich stärkere Kontraktion als etwa beim Langhantelrudern. Zur Intensivierung kannst du die Endposition mit der maximalen Kontraktion auch kurz halten und nochmals bewusst die Rückenmuskulatur anspannen.

③ Dann lässt du das Gewicht wieder so weit nach unten ab, dass die Arme komplett gestreckt sind. Der Bag soll dabei möglichst zu keinem Zeitpunkt den Boden berühren, damit die Muskelspannung durchgehend aufrechterhalten bleibt. Wenn nötig, kannst du die Füße auf Kästen oder eine ähnlicher Erhöhung platzieren.

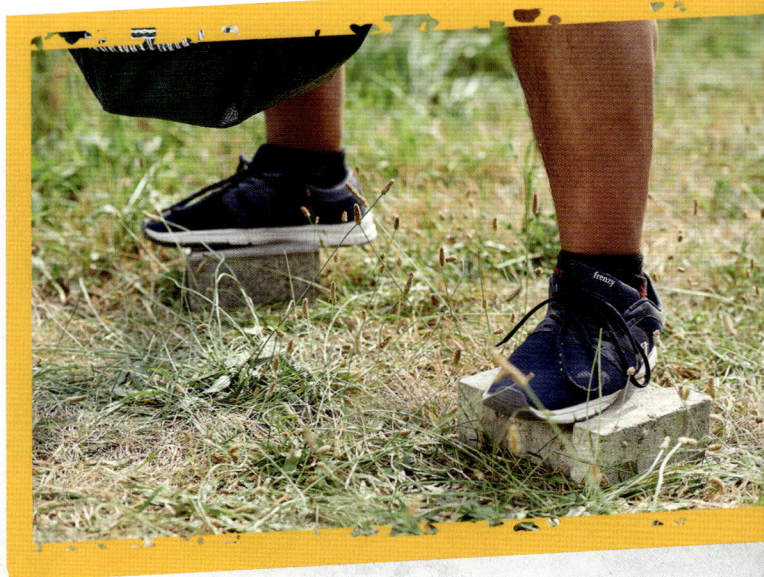

RUMPFBEUGEN
am Golem Bag

Diese Übung trainiert effektiv den Rückenstrecker, die Gesäßmuskulatur und den Bizeps.

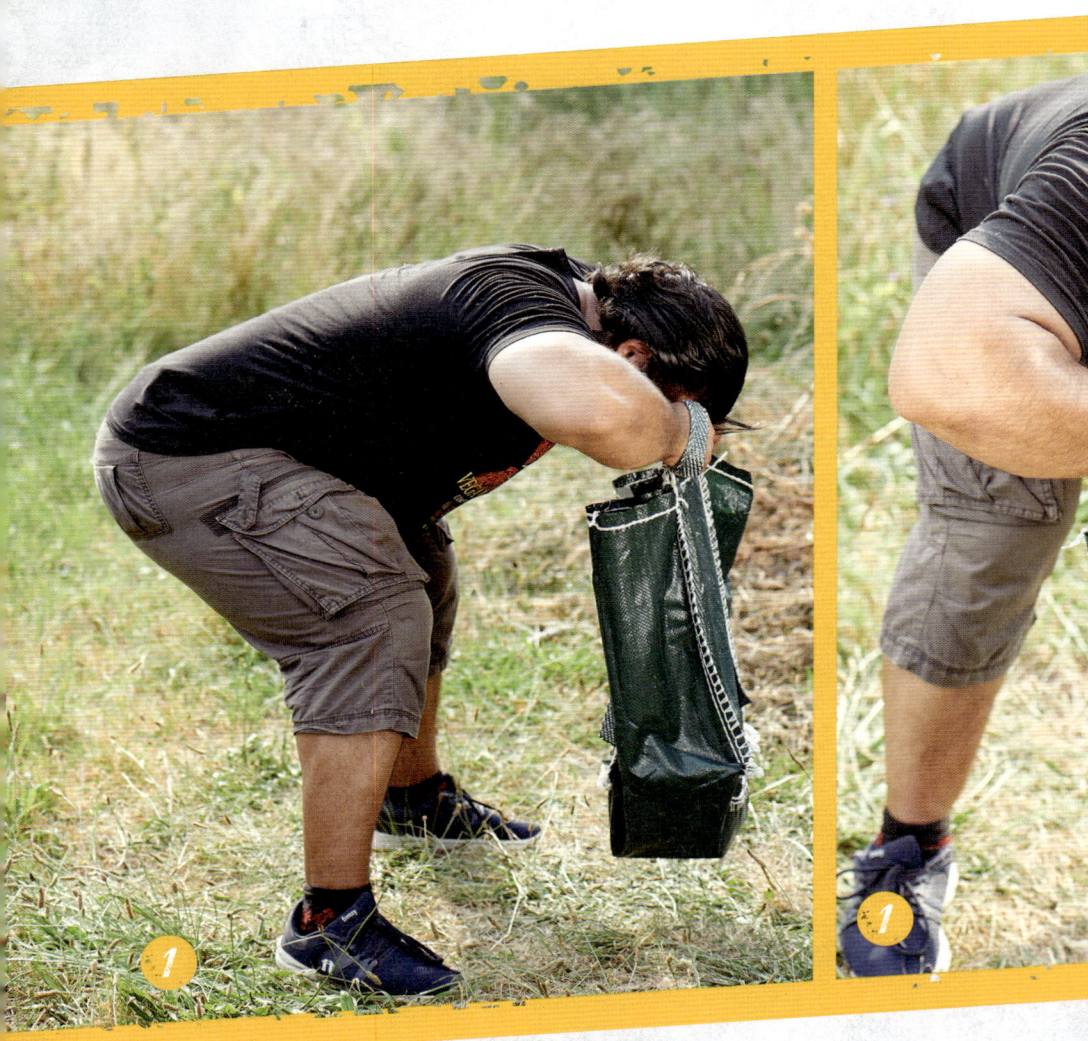
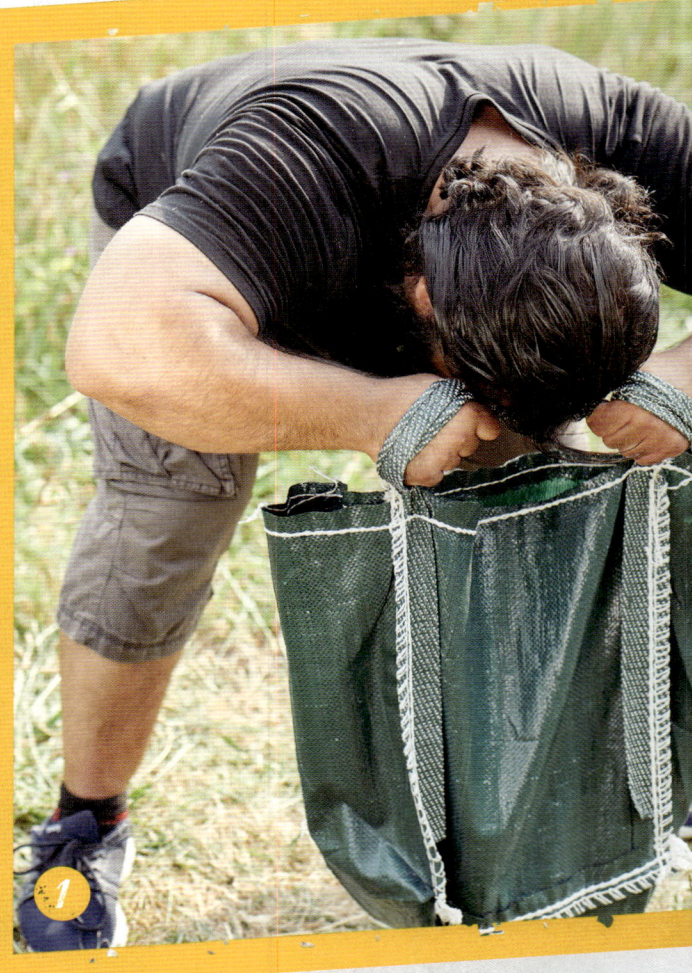

AUSFÜHRUNG

1. Stell dich im etwas mehr als schulterbreiten Stand vor einen Bag und geh so weit nach unten, dass du beide Hände im Untergriff wie beim Curl auf die Griffe setzen kannst. Die Tasche noch nicht anheben. Stattdessen den Oberkörper so weit nach unten führen, dass du mit der Stirn die Finger berührst.

2. Den Kontakt zwischen Stirn und Fingern beibehalten und den Körper aufrichten. Die Tasche dabei hochheben und in den aufrechten Stand kommen, sodass der Bag mit den Griffen an der Stirn vor dem Körper nach unten hängt.

3. Anschließend langsam wieder in die Ausgangsposition zurückkehren. Während des gesamten Bewegungsablaufs darauf achten, den Rücken gerade zu halten.

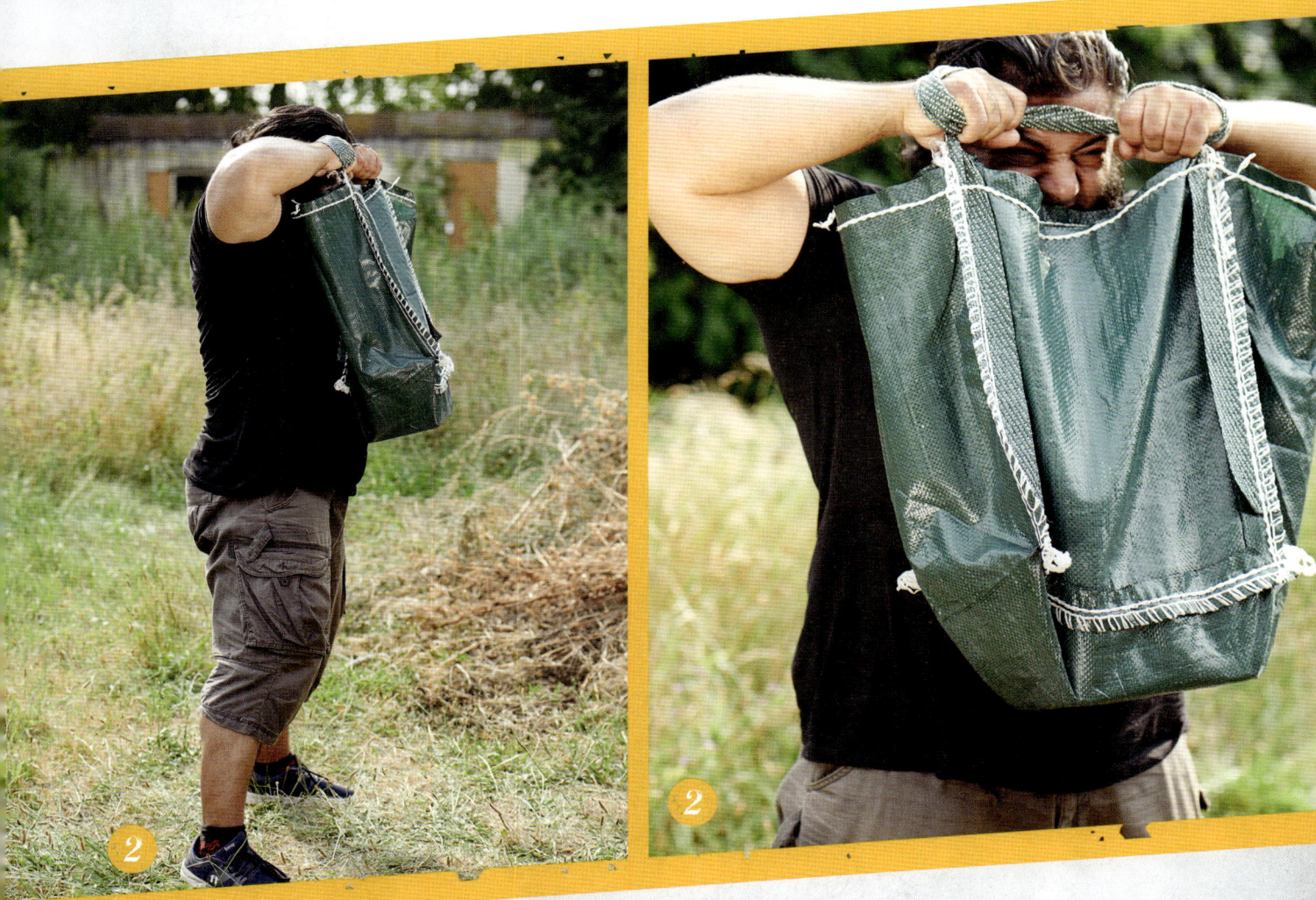

AUSFALLSCHRITTE
an den Golan Bags

Dies ist eine tolle Übung für die Oberschenkelmuskulatur (insbesondere den Quadrizeps) und die Gesäßmuskulatur. Da der Ausfallschritt eine besonders große Herausforderung für die Koordination darstellt, sollte immer erst der Bewegungsablauf ohne Equipment eingeübt werden, bevor es an die Gewichte geht. Die Ausführung mit Bags hat Kurz- oder Langhanteln gegenüber mehrere Vorteile. So sind beispielsweise zwei zehn Kilo schwere Bags leichter zu halten als Kurzhanteln mit demselben Gewicht. So kannst du die Konzentration stärker auf die Oberschenkel richten, und weniger aufs Festhalten der Gewichte. Zudem setzen die Bags im untersten Teil der Bewegung auf dem Boden auf, was den schwersten Teil der Bewegung etwas leichter macht und somit für eine gleichmäßigere Belastung sorgen kann. Werden die Taschen mit ausgestreckten Armen über dem Kopf festgehalten oder einfach um die Schultern gehängt, lässt sich der Entlastungseffekt (falls nicht erwünscht) aber auch vermeiden.

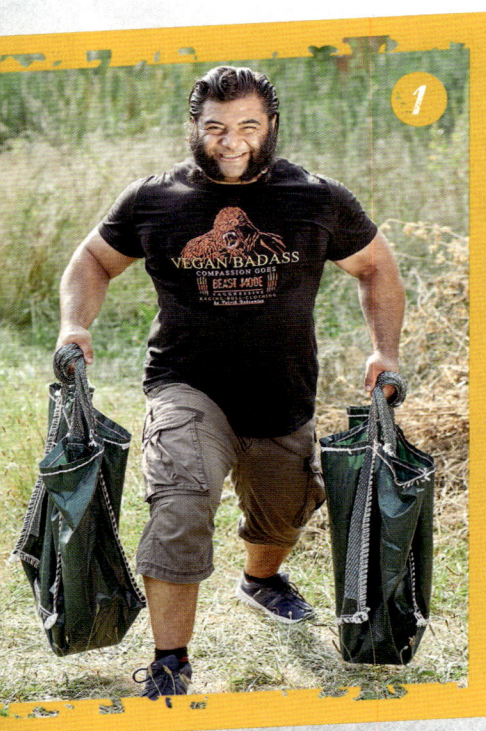
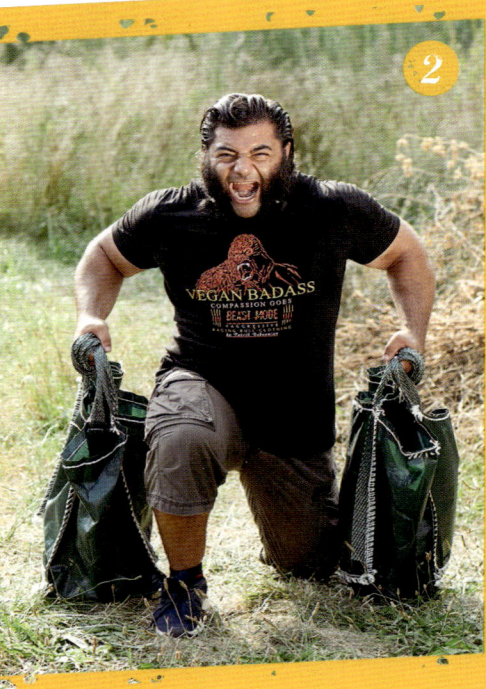
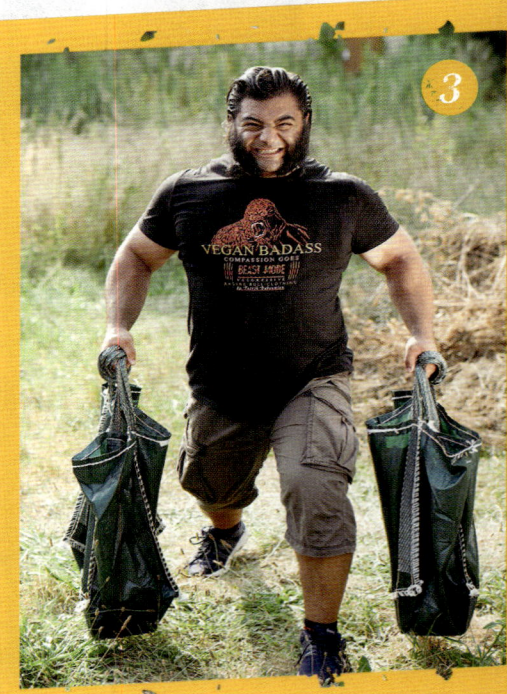

AUSFÜHRUNG

1. Mit angespannter Bauchmuskulatur und einem leichten Hohlkreuz in den hüftbreiten aufrechten Stand kommen und in beiden Händen Bags wie Einkaufstaschen festhalten.
2. Dann einen sehr großen Schritt nach vorne machen. Sobald der vordere Fuß den Boden berührt und die komplette Sohle aufliegt, so weit nach unten gehen, dass das Knie des hinteren Beines den Boden berührt.
3. Im Anschluss wieder in die Ausgangsstellung zurückkehren, um den Bewegungsablauf mit dem anderen Bein zu wiederholen. Dabei ist es wichtig, einen sehr großen Schritt zu machen. So vermeidest du es, dass sich das Knie des vorderen Beines beim Absinken zu weit nach vorne bewegt und über die Fußspitze hinausragt, was auf Dauer ungesund wäre.

TIPP

Für die Königsvariante des Ausfallschritts im Golem-Stil brauchst du eine große freie Fläche, wo du dich vorwärtsbewegen und dadurch wie beim Laufen automatisch die Beine abwechseln kannst. Dadurch wird der Bewegungsablauf sehr natürlich und leicht erlernbar.

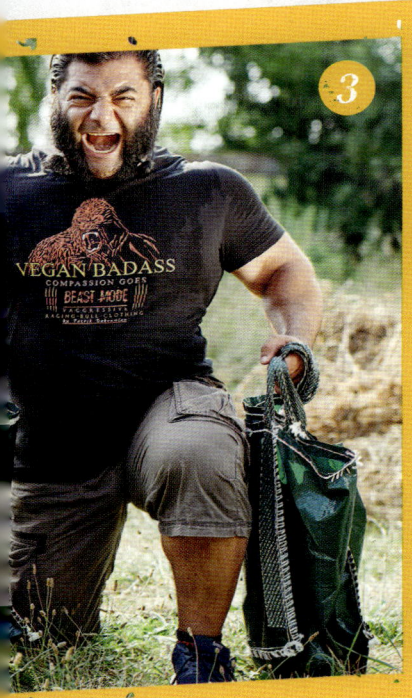
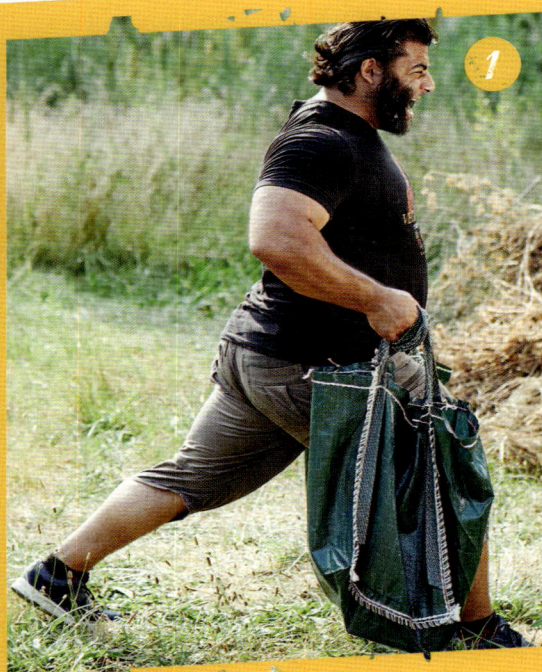
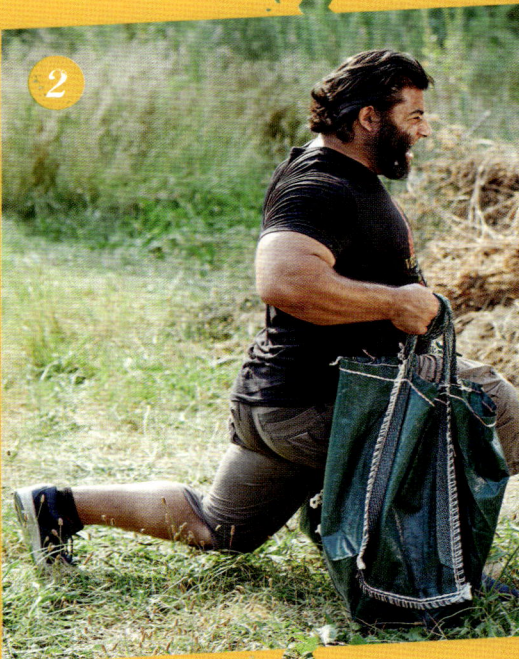

Überkopf-KNIEBEUGE
an den Golen Bags

Im Vergleich zur Standardkniebeuge zeichnet die Überkopfvariante eine höhere Komplexität aus. Sie stellt die koordinativ anspruchsvollere Übung dar, die neben der Oberschenkelmuskulatur und dem Gesäß auch den Rückenstrecker und die Bauchmuskulatur effektiv trainiert. Die Ausführung mit Bags bietet dir mehr Sicherheit als die gewohnte Langhantel.

TIPP

Es gibt einen Trick, um sicherzustellen, dass der Rücken während der gesamten Bewegung gerade bleibt: richte den Blick über die gesamte Übungsdauer hinweg auf einen Punkt über Augenhöhe, sodass du konstant nach oben schaust. Der Körper folgt dem Blick und bleibt dadurch automatisch gerade.

AUSFÜHRUNG

1. Im etwa hüft- bis schulterbreitem Stand zwei Bags in die Hände nehmen und über dem Kopf anheben. Die Arme sind gestreckt, um die Bags möglichst bequem und effizient hochzuhalten.

2. Jetzt in die Knie gehen und dabei versuchen, den Rücken gerade zu halten. Bei der Abwärtsbewegung den Rumpf mit geradem Rücken aus der Hüfte (nicht der Taille) heraus etwas nach vorne beugen, damit das Gewicht sicher in Position bleibt (siehe Bild). Neben dem geraden Rücken ist dabei auch wichtig, dass die Knie auf die Füße ausgerichtet bleiben. Das Ausweichen der Knie nach innen oder auch außen ist zu vermeiden. Dazu die Füße parallel nebeneinander positionieren, sodass die Fußspitzen gerade nach vorne weisen. Die Abwärtsbewegung an dem tiefsten Punkt stoppen, den du erreichen kannst, ohne die Kontrolle über das Gewicht zu verlieren. Dieser Punkt ist von Mensch zu Mensch verschieden. Sollte es dir jedoch nicht gelingen, wenigstens annähernd so weit zu kommen, dass die Oberschenkel parallel zum Boden laufen, solltest du mit einem Sportarzt oder kompetenten Trainer reden. Es kann sein, dass du bei der Ausführung Fehler machst oder physisch eingeschränkt bist, sodass die Kniebeuge für dich persönlich keine sinnvolle Übung ist. Unter Umständen sind auch andere Übungen oder Abwandlungen besser für die individuellen Voraussetzungen geeignet.

3. Nachdem du den tiefsten Punkt erreicht hast, das Gewicht mithilfe der Oberschenkel- und Gesäßmuskulatur wieder zurück in die Ausgangsposition befördern. Auch dabei weiterhin darauf achten, dass die Knie weder nach außen noch nach innen ausweichen.

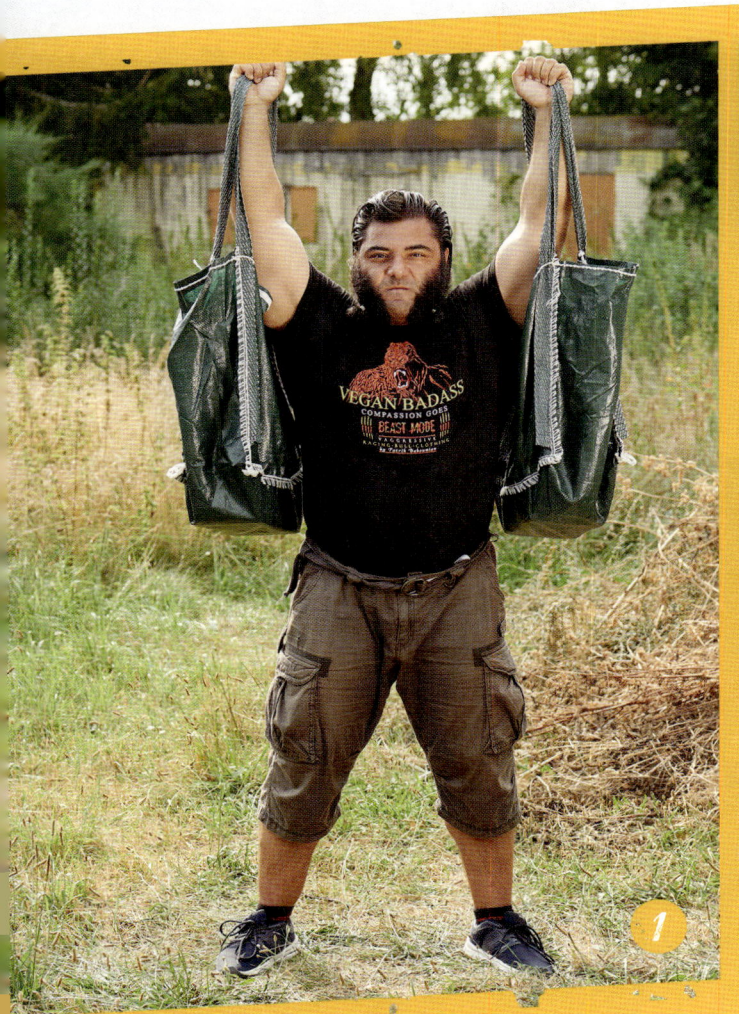
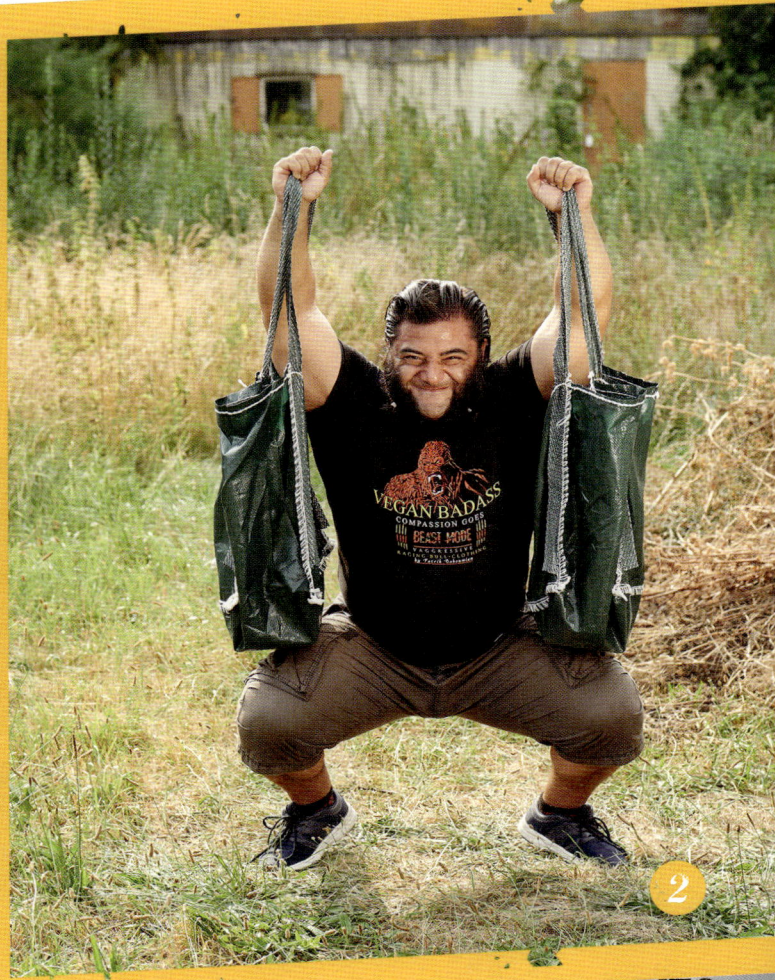

CRUNCH
mit Golem Bags

Diese Crunch-Version ist eine optimierte und sicherere Bauchmuskelübung, bei der Golem Bags als Gewichte zum Einsatz kommen. Dadurch kannst du mit wesentlich größeren Widerständen arbeiten und somit viel effektiver trainieren.

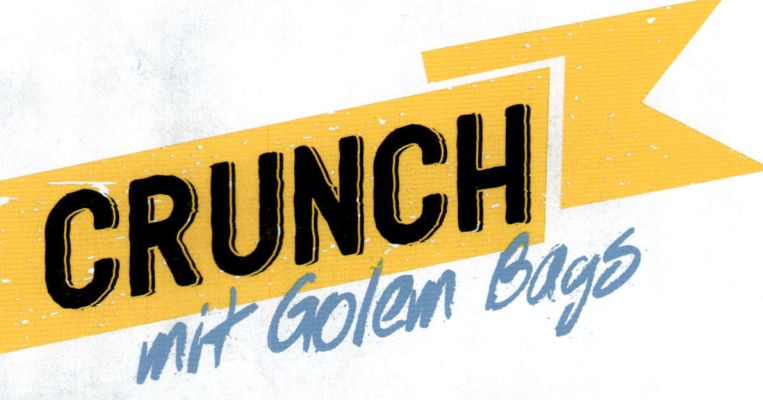

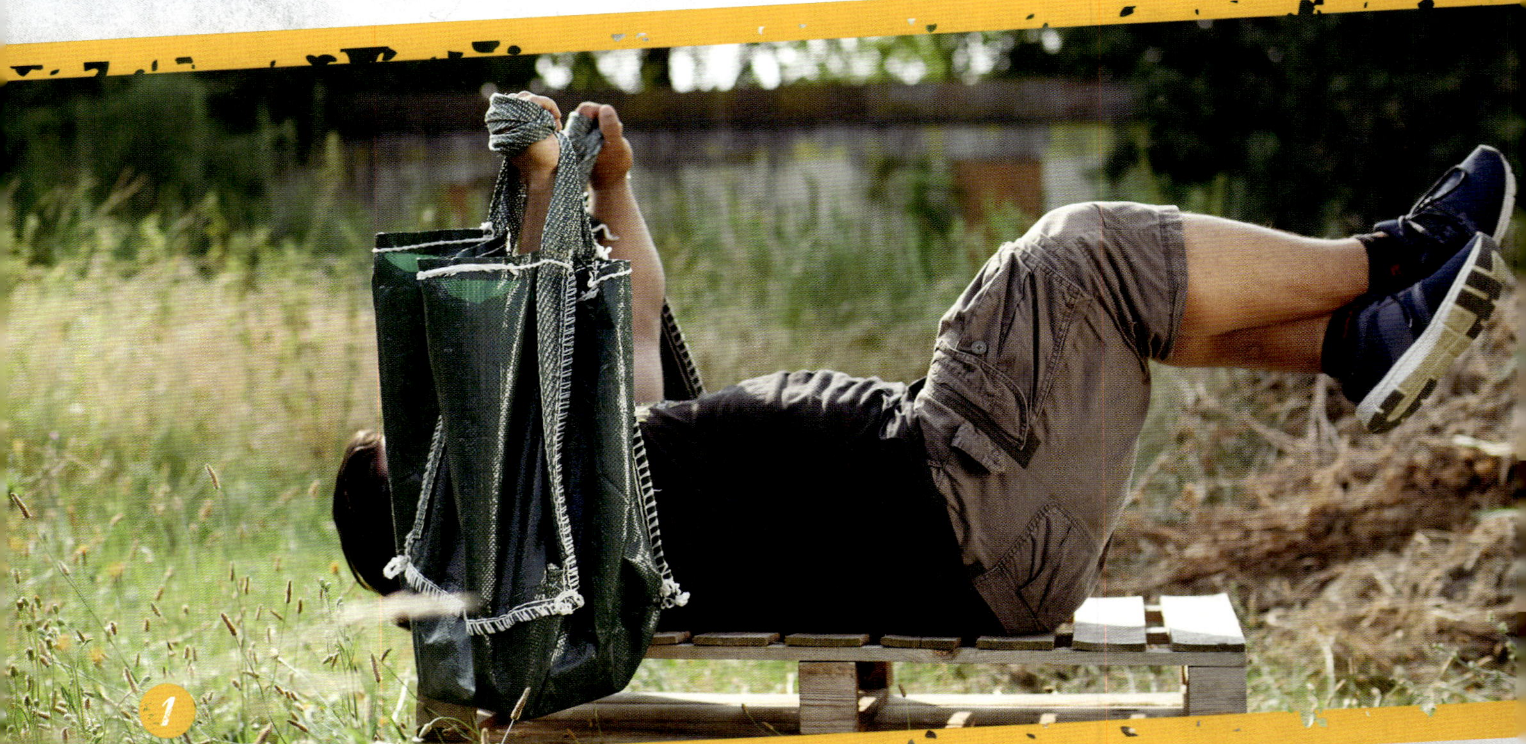

AUSFÜHRUNG

1. Wie beim normalen Crunch liegst du auch hier anfangs flach auf dem Rücken am Boden. Die Beine sind dabei angehoben, sodass in der Hüfte und den Knien jeweils ein Winkel von 90 Grad entsteht.

2. Als Nächstes den Kopf und den Brustkorb so anheben, dass sich die Nase gerade nach oben bewegt. Es ist sehr wichtig, den Körper dabei nicht zu krümmen, sondern senkrecht nach oben zu führen. In den senkrecht nach oben gestreckten Armen hältst du dabei in jeder Hand einen Bag. Die Bags berühren am untersten Punkt der Bewegung den Boden. Nutze die Berührung als Markierungspunkt und versuch, ein komplettes Aufsetzen der Bags zu vermeiden. So hältst du die Spannung in der Bauchmuskulatur aufrecht.

TIPP

Wenn du gegen Ende des Satzes kaputt bist, kannst du die Bags jeweils kurz ablegen, um noch ein Paar erzwungene Wiederholungen dranzuhängen.

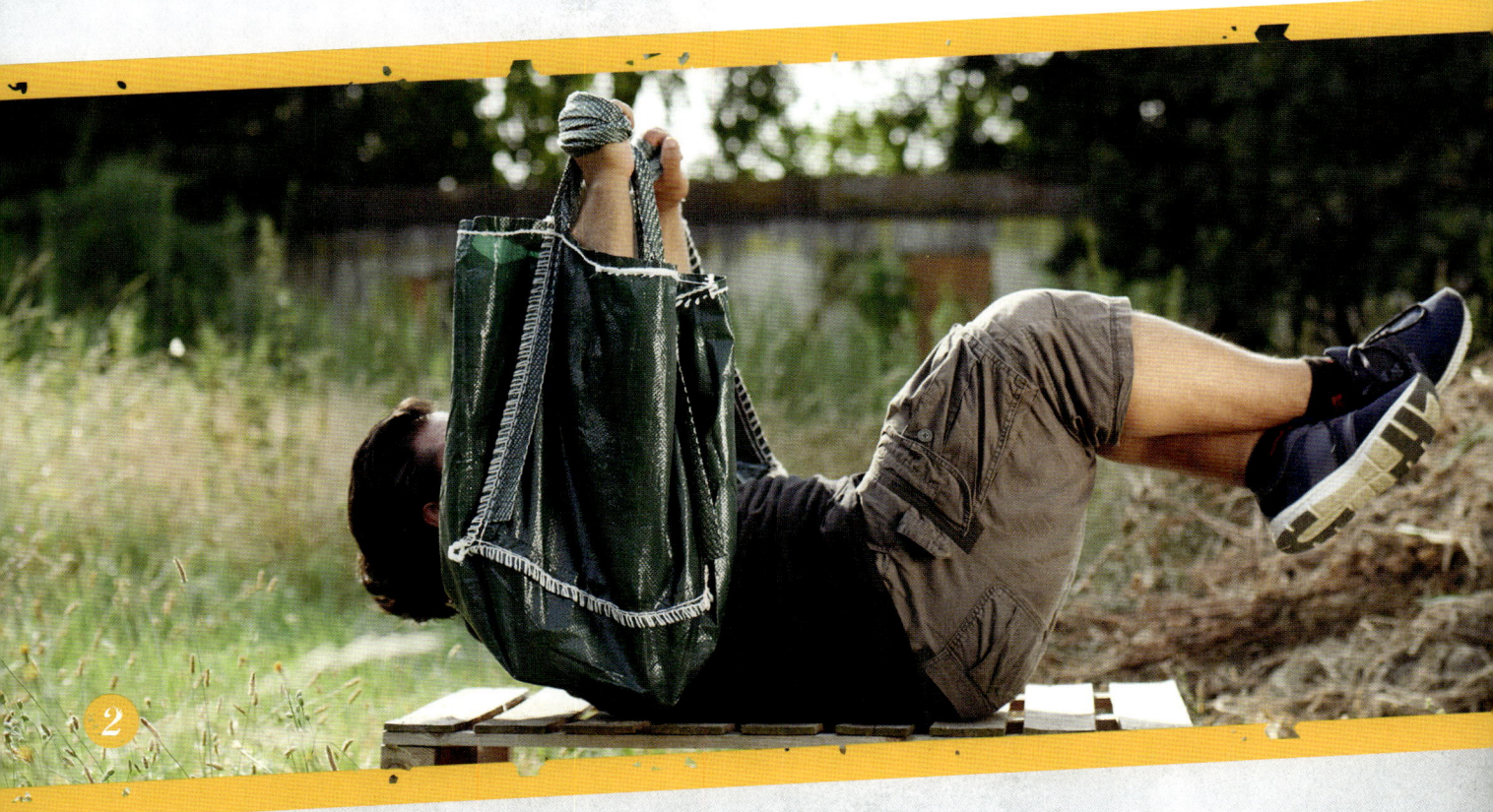

AUFRICHTEN
über die Seite am Golem Bag

Der Golem Get-up ist eine Variante des Turkish Get-up, nur mit Bags als Gewicht. Dies ist die wohl kompletteste aller 50 im Buch vorgestellten Übungen, was die beteiligten Muskelgruppen und Gelenke als auch den Konditionsaspekt angeht. Beweglichkeit, Koordination und verschiedene Kraftkomponenten werden hier in einem absolut natürlichen und praxisnahen Bewegungsablauf geschult. Die Ausführung mit dem Bag macht die Übung zudem sicherer.

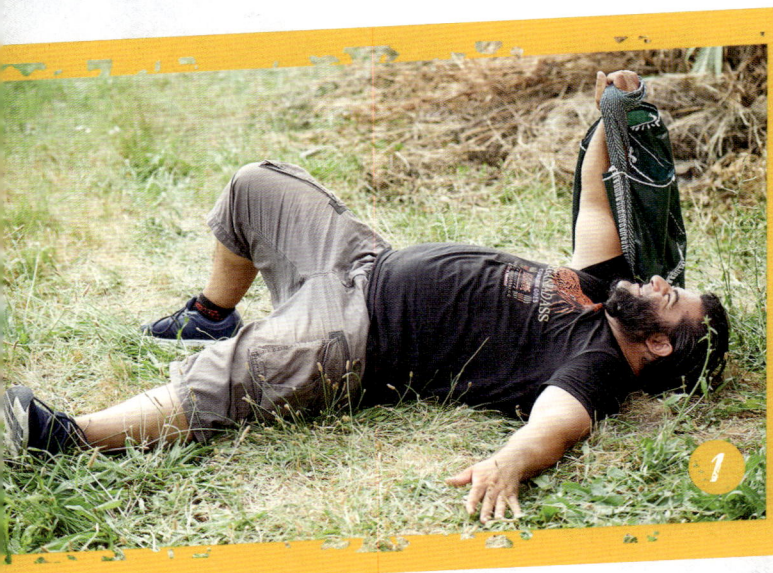
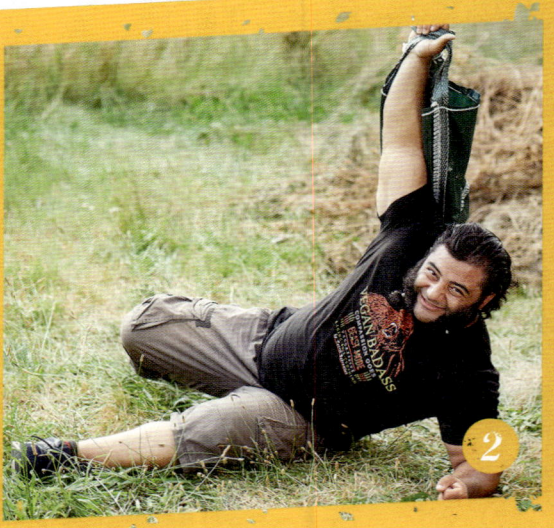
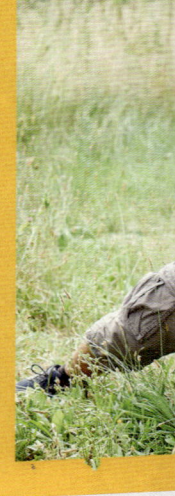

AUSFÜHRUNG

1. Du liegst zu Beginn flach auf dem Rücken, während du in einer Hand bereits einen Bag am ausgestreckten Arm in die Höhe hältst.
2. Das Bein auf der Bag-Seite anwinkeln, sodass der Fuß flach am Boden aufsitzt. Das Bein und der (freie) Arm der Gegenseite liegen 45 Grad abgespreizt am Boden.
3. Nun zur Seite rollen, um dabei den Körper auf dem Ellenbogen des freien Arms aufzustützen. Die Tasche gleichzeitig weiter so weit wie möglich nach oben strecken. Die Bewegung fortführen, um in die Sitzposition zu kommen.
4. Jetzt die Hand des freien Arms und das Knie derselben Seite unter dem Körper aufsetzen.
5. Den Oberkörper aufrichten und in den aufrechten Stand kommen.
6. Am Ende den Bewegungsablauf umkehren, um wieder in die Ausgangsposition (die Rücklage) zu kommen und die nächste Wiederholung einzuleiten.

TIPP

Es ist extrem wichtig bei den ersten Versuchen einen erfahrenen Trainer oder Sportler zur Seite zu haben, der darauf achtet, dass du die Übung korrekt ausführst. Nur allzu schnell schleift sich eine falsche Technik ein, die du später nur schwer wieder loswirst und die zudem das Verletzungsrisiko steigert. Wer keinen Trainingspartner, Helfer oder Trainer hat, sollte zur Selbstkontrolle zumindest Videoaufnahmen nutzen.

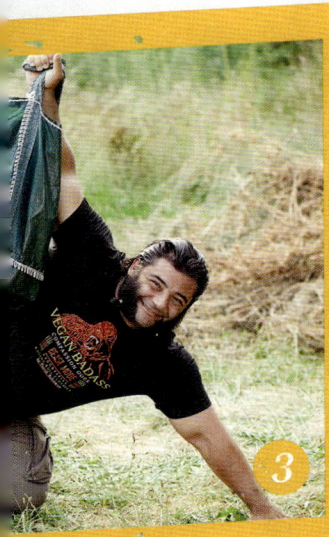
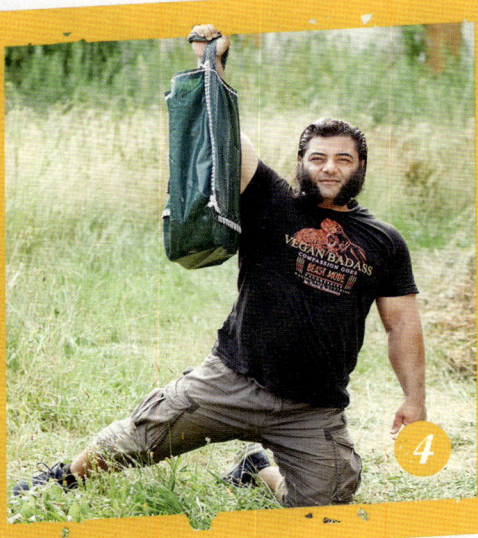
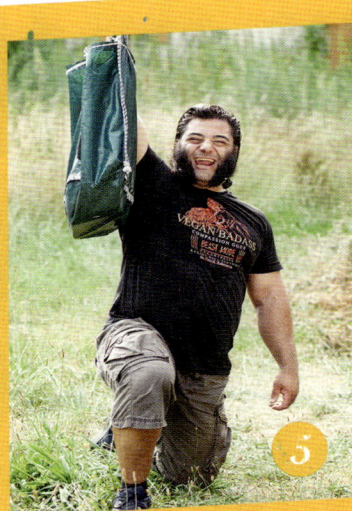
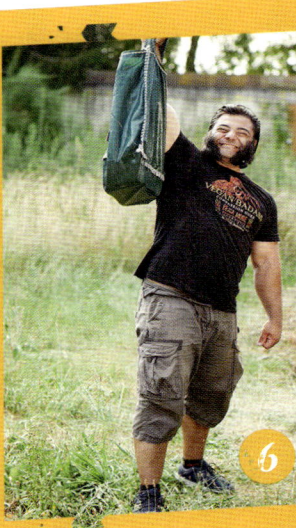

KNIEBEUGE
mit Frontauflage an Golem Bag

Du stehst etwas breiter als schulterbreit und hältst einen Golem Bag mit sicherem Obergriff an beiden Griffen vor deinem Körper. Der Golem Bag berührt dabei die Brust. Der Vorteil gegenüber der Frontkniebeuge an der Langhantel: Das Gewicht lastet hier nicht direkt auf dem Schlüsselbein. Es ist besser verteilt, wobei die Ausführung mit Bag insgesamt einen natürlicheren Bewegungsablauf und eine natürlichere Belastungsverteilung ermöglicht. Hier wird vor allem die Beinmuskulatur und die untere Rückenmuskulatur gefordert.

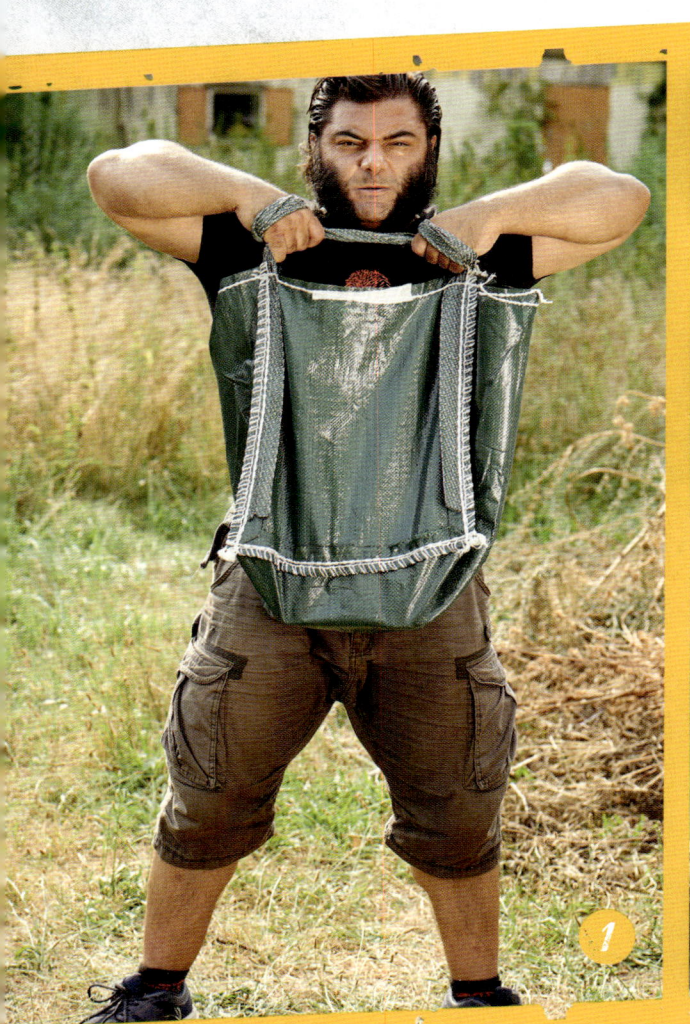
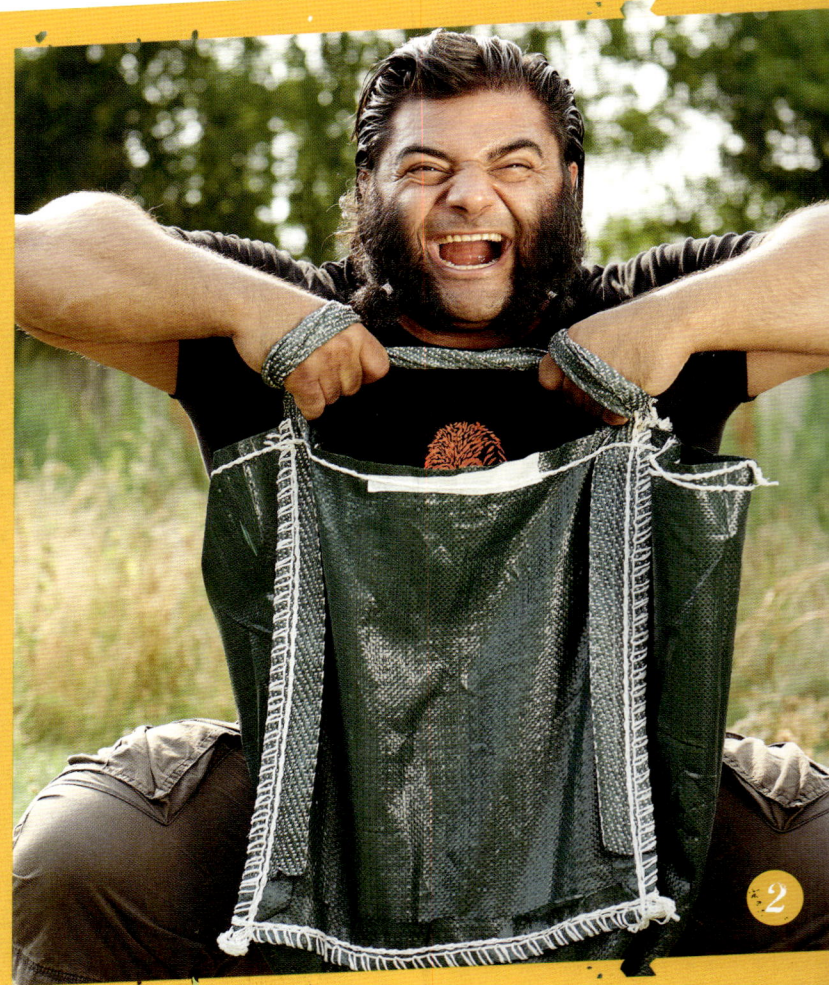

TIPP

Es gibt einen Trick, um sicherzustellen, dass der Rücken während der gesamten Bewegung gerade bleibt: richte den Blick über die gesamte Übungsdauer hinweg auf einen Punkt über Augenhöhe, sodass du konstant nach oben schaust. Der Körper folgt dem Blick und bleibt dadurch automatisch gerade.

AUSFÜHRUNG

1. Wie oben beschrieben mit dem Gewicht vor dem Körper in den etwas mehr als schulterbreiten Stand kommen. Die Fußspitzen weisen leicht nach außen, sodass du die Knie nach außen beugen kannst, ohne O-Beine zu bekommen.

2. Jetzt in die Knie gehen und dabei versuchen, den Rücken gerade zu lassen. Wichtig ist auch, dass die Knie während der Ausführung gerade bleiben. Ein Ausweichen der Knie nach innen oder nach außen ist zu vermeiden. Dazu sollten die Füße wie oben beschrieben etwas nach außen weisen. Die Abwärtsbewegung an dem tiefsten Punkt stoppen, den du erreichen kannst, ohne die Kontrolle über das Gewicht zu verlieren. Dieser Punkt ist von Mensch zu Mensch verschieden. Sollte es dir nicht gelingen, die Oberschenkel zumindest annähernd in die Horizontale zu bewegen, solltest du dich mit einem Sportarzt oder Trainer unterhalten. Unter Umständen machst du bei der Ausführung Fehler. Es kann auch sein, dass aufgrund physischer Einschränkungen die Kniebeuge für dich persönlich nicht so gut geeignet ist wie andere Übungen oder Abwandlungen.

3. Nachdem du den tiefsten Punkt erreicht hast, das Gewicht mithilfe der Oberschenkel- und Gesäßmuskulatur wieder zurück in die Ausgangsposition bewegen. Auch dabei weiterhin darauf achten, dass die Knie weder nach außen noch nach innen ausweichen.

Umgekehrte FLYS an den Golem Bags
(statische Variante)

Dies ist eine statische Variante des umgekehrten Flys. Die Übung zielt auf den hinteren Deltamuskel und die innere Rückenmuskulatur ab. Je nachdem, ob du zuvor die Schulter- oder Rückenmuskulatur trainiert hast, kannst du dadurch beeinflussen, wo die Belastung stärker spürbar ist.

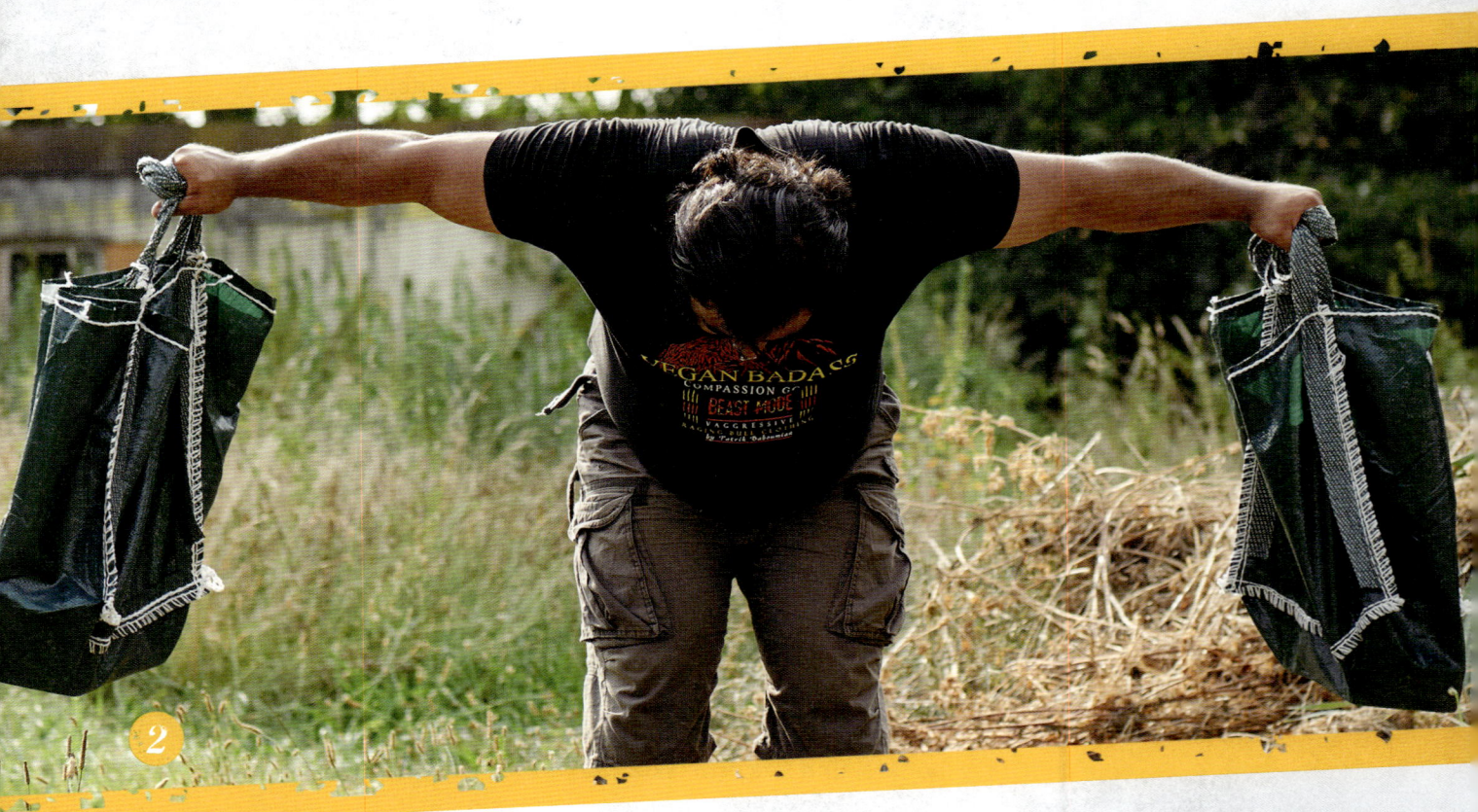

AUSFÜHRUNG

1. Im schulterbreiten Stand den Oberkörper aus der Hüfte heraus so weit nach vorne neigen, dass der Oberkörper etwa parallel zum Boden läuft. In den Händen jeweils einen leicht beladenen Bag im Obergriff am ausgestreckten Arm festhalten.
2. Die Bags so weit anheben, dass sich die Arme auf derselben Ebene wie der Oberkörper parallel zum Boden befinden. Diese Position bis zum Muskelversagen halten.

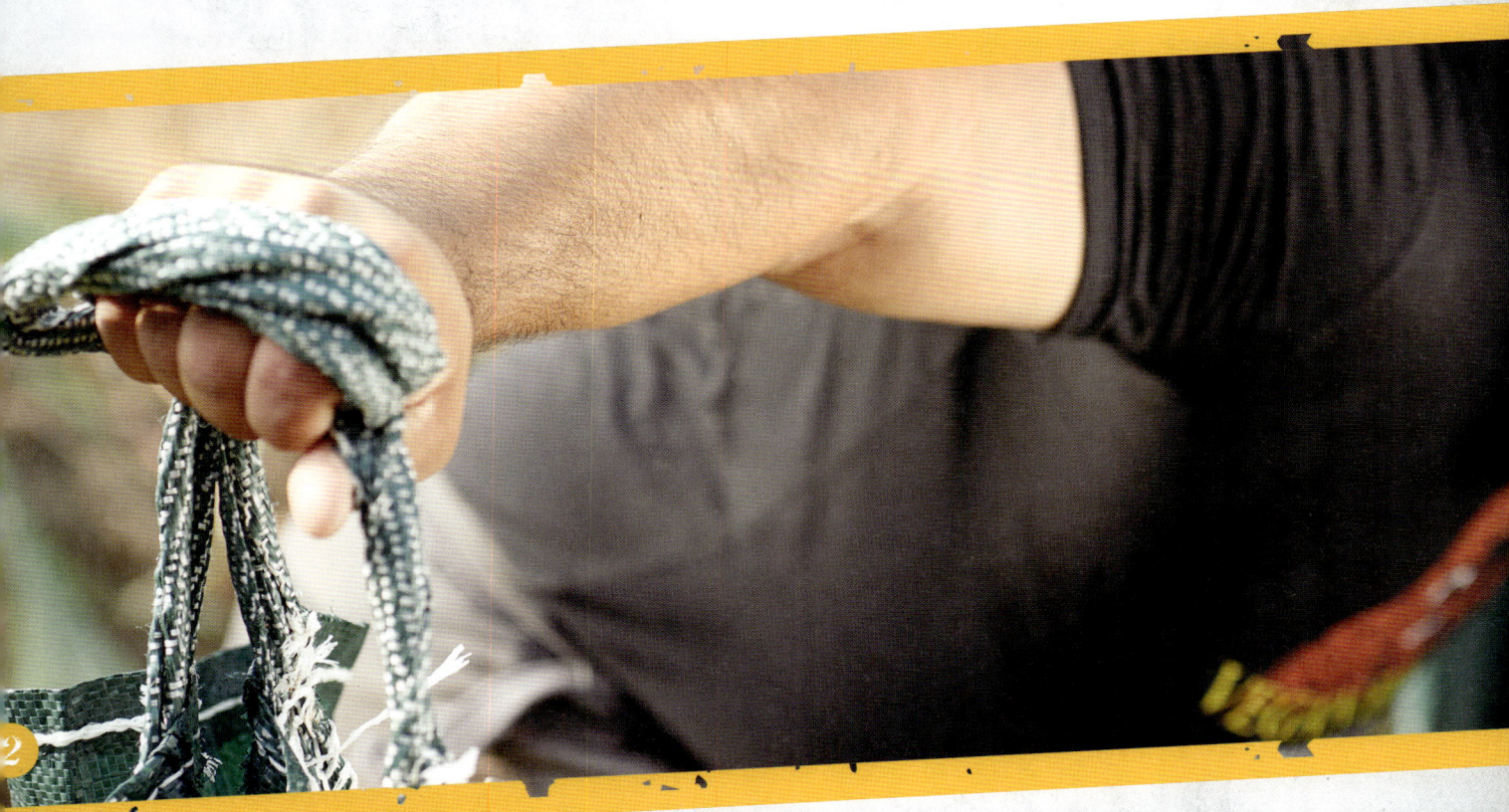

DUCK WALK
am Golen Bag

Der Duck Walk ist eine Disziplin aus dem Strongman, die effektiv und auf natürliche Weise die Adduktoren, aber auch die Waden sowie die gesamte Oberschenkelmuskulatur trainiert. Dafür einen einzigen schwer beladenen Bag zwischen den Beinen festhalten, wobei jede Hand einen Griff der Tasche festhält.

AUSFÜHRUNG

1. Die Füße sind deutlich mehr als schulterbreit voneinander entfernt, damit der Bag zwischen den Beinen genug Raum zum Pendeln hat.
2. Nun breitbeinig so schnell es geht eine mindestens 20 Meter lange Strecke zurücklegen.

TIPP

Du kannst beim Laufen durch die Stellung der Füße kontrollieren, ob die Übung mehr auf die Adduktoren abzielt (Fußspitzen nach vorne) oder auf die Beinbeuger (Fußspitzen nach außen). Je mehr die Fußspitzen nach außen vom Körper weg weisen, desto stärker werden die Beinbeuger beansprucht.

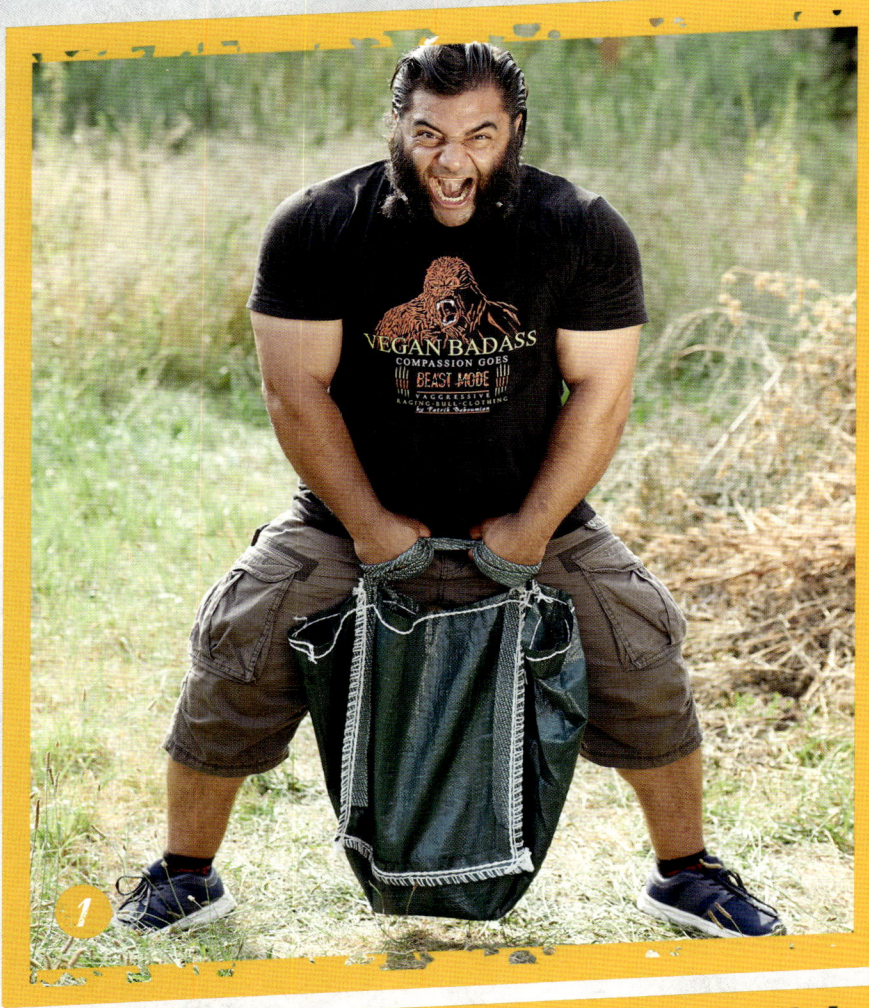

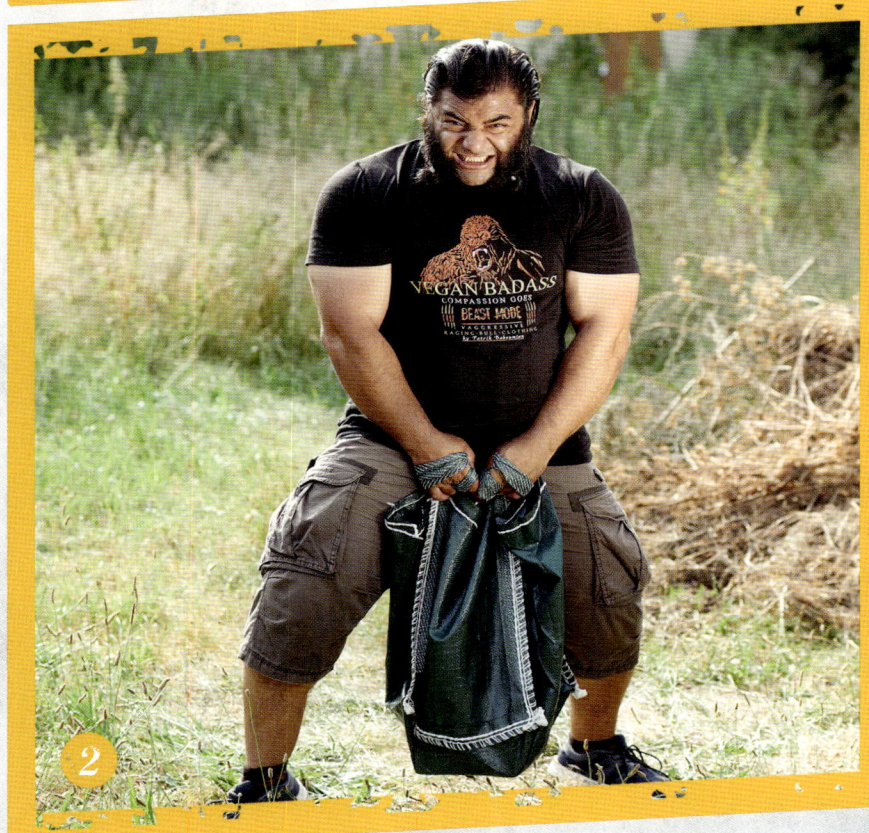

SCHRÄGER CRUNCH
am Golem Bag

Eine effektive Übung zur Kräftigung der schrägen (seitlichen) Bauchmuskulatur.

AUSFÜHRUNG

1. Im hüftbreiten Stand in Position gehen und in einer Hand einen Bag am ausgestreckten Arm festhalten.
2. Nun die schräge Bauchmuskulatur der Gegenseite maximal anspannen und den Körper zur freien Seite hin krümmen, um den Bag weiter nach oben zu drücken.
3. Wenn der Punkt maximaler Kontraktion erreicht ist, den Bag langsam wieder sinken lassen, bis die schräge Bauchmuskulatur der freien Körperseite maximal gedehnt wird.
4. Anschließend den Ablauf wiederholen. Nach einem Satz die andere Seite trainieren.

TIPP

Achte darauf, den Rumpf nur so weit zu krümmen und zu strecken, bis der Punkt maximaler Anspannung bzw. Dehnung erreicht ist.

VEGAN BADASS
COMPASSION GOES
BEAST MODE
1

VEGAN BADASS
COMPASSION GOES
BEAST MODE
2

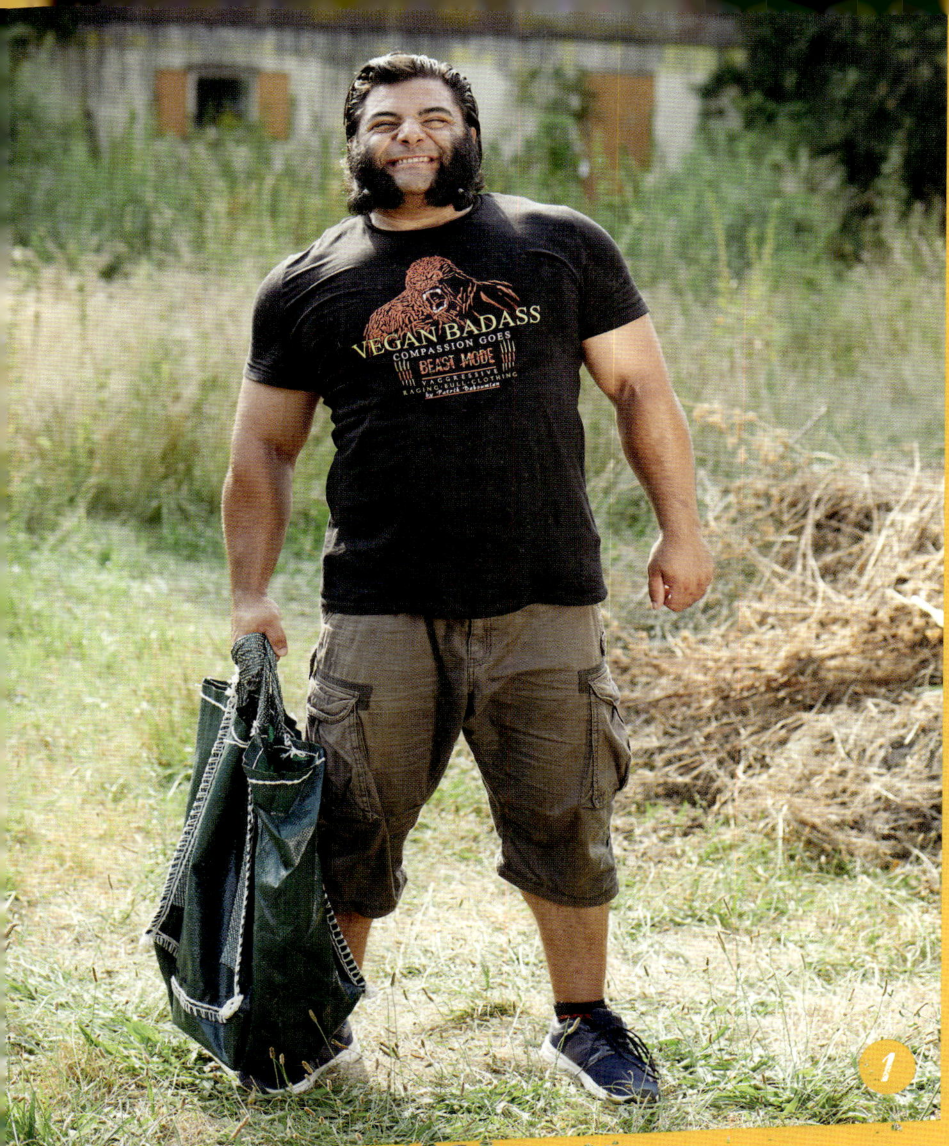

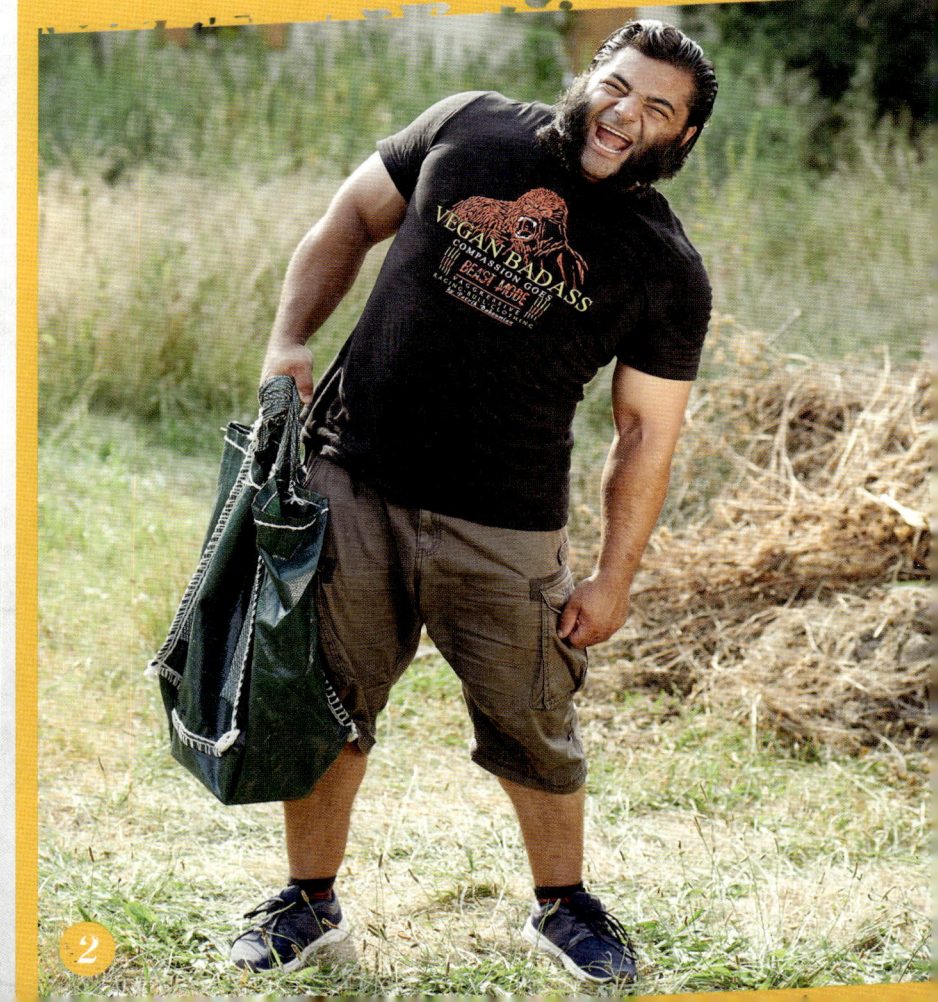

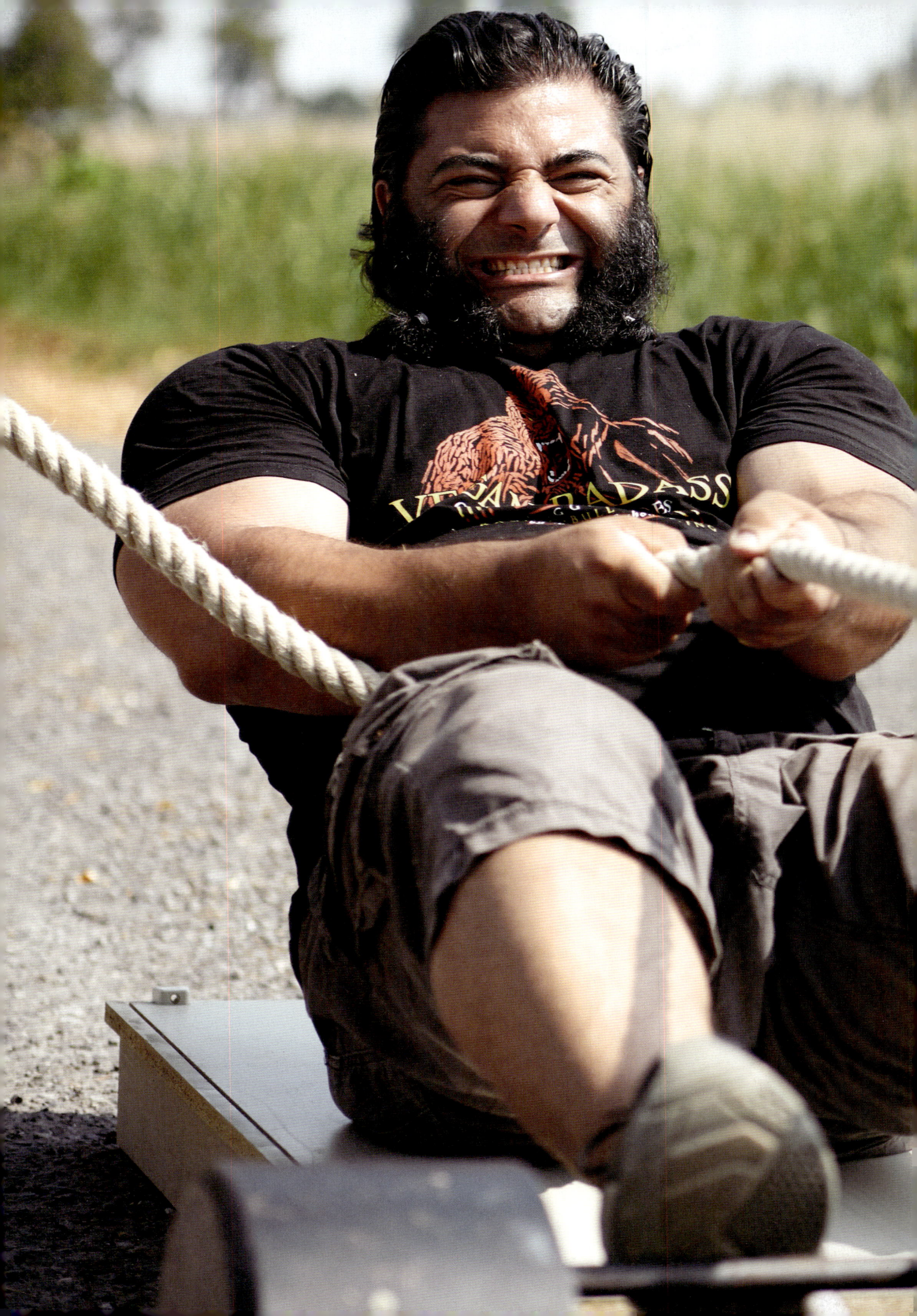

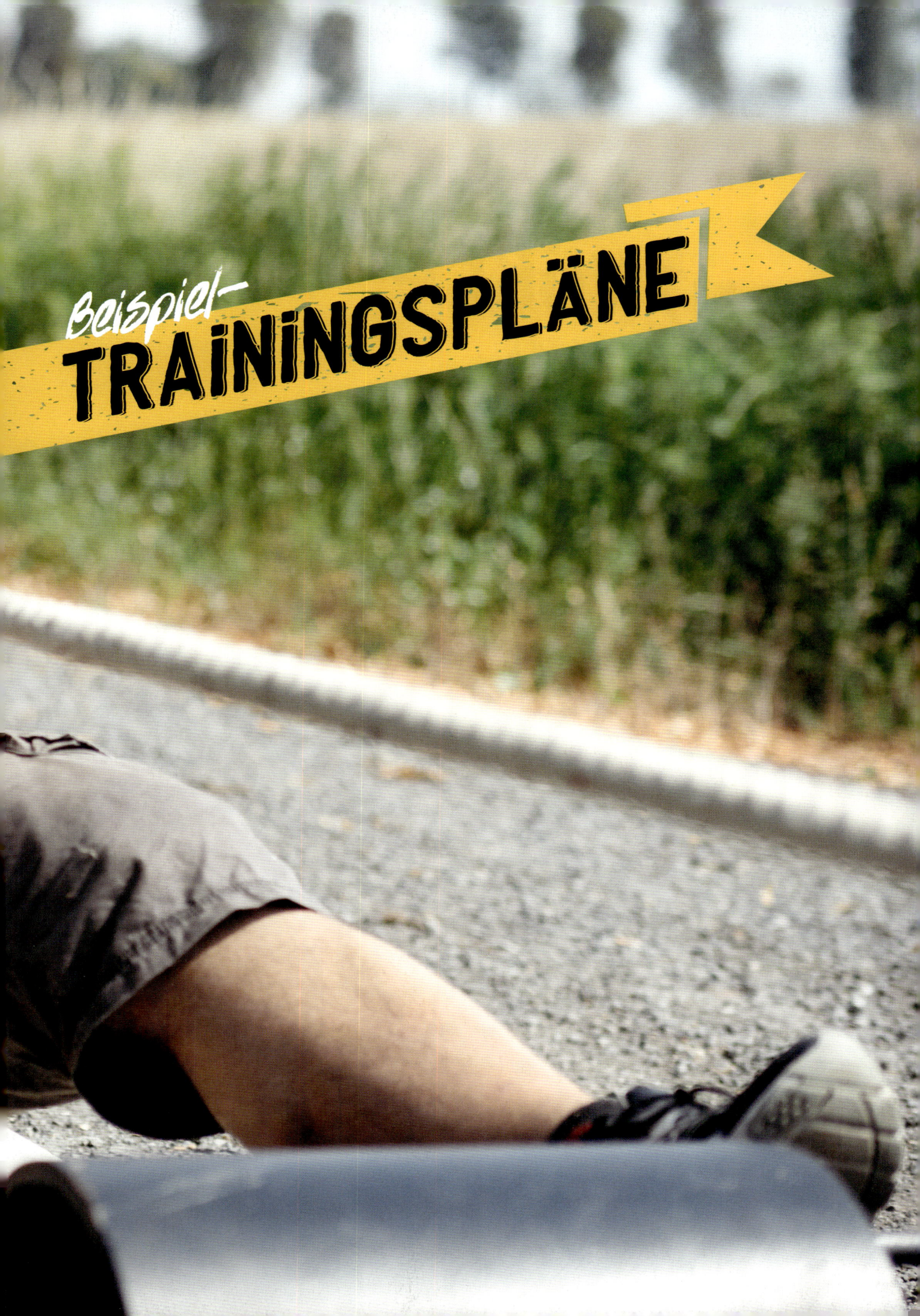

GANZKÖRPER- (Anfänger)
programm

Angegeben sind nur die Arbeitssätze. Es können zuvor beliebig viele Aufwärmsätze pro Übung gemacht werden, um die Muskulatur auf die Übung vorzubereiten. Ziel des Programms ist es, zunächst mithilfe vieler Sätzen und Wiederholungen die Bewegungsabläufe zu erlernen. Dabei solltest du in den ersten vier Wochen niemals bis zum Muskelversagen arbeiten. Geh immer nur bis zu etwa 80 Prozent der maximal möglichen Leistung.

Das Programm beansprucht den gesamten Körper. Anfänger werden damit in allen Fitnessbereichen sehr schnell spürbare Fortschritte machen. Dehne zwischen den Sätzen alle trainierten Muskelgruppen.

Auf einen Trainingstag folgen zwei freie Tage. Am vierten Tag steht dann das nächste Training an. Dadurch trainierst du innerhalb von drei Tagen den Körper einmal komplett durch.

Nach etwa sechs bis acht Wochen durchgehenden Trainings nach diesem Plan kannst du zum Zweiersplit für Anfänger wechseln.

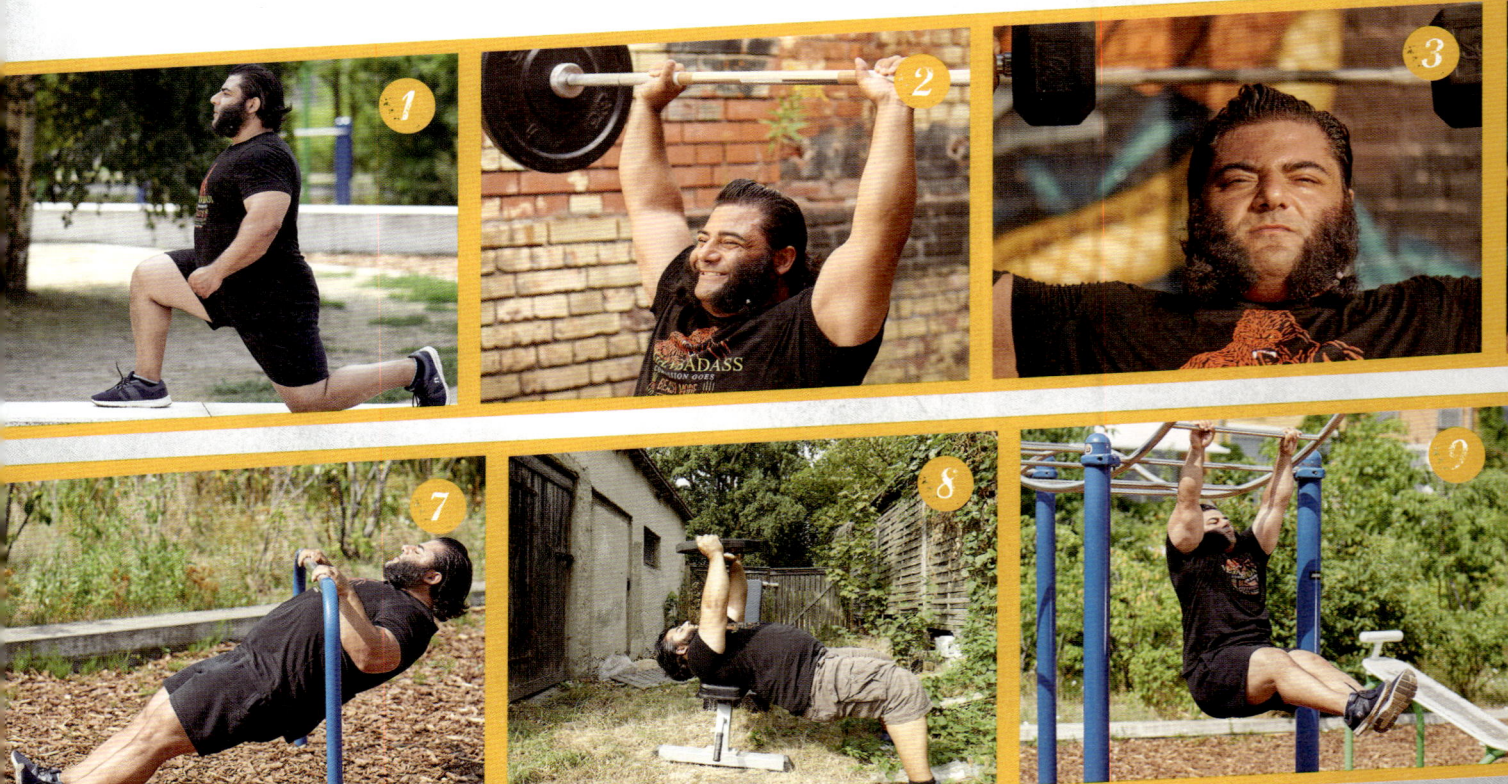

	ÜBUNG	WDH	TRAININGSEINHEIT									
TAG 1			1	2	3	4	5	6	7	8	9	10
	5 Min. Aufwärmtraining am Kardiogerät oder mit leichten Eigengewichtsübungen											
① S. 90	Ausfallschritte	3 × 20 pro Bein										
② S. 134	Schulterdrücken	2 × 15										
③ S. 140	Schulterdrücken an den Kurzhanteln	2 × 15										
④ S. 146	Bankdrücken an den Kurzhanteln	2 × 15										
⑤ S. 142	Aufrechtes Rudern	2 × 15										
⑥ S. 136	Vornübergebeugtes Rudern	2 × 15										
⑦ S. 96	Klimmzüge im Obergriff	2 × 15										
⑧ S. 148	Überzüge	2 × 15										
⑨ S. 98	Beinheben an der Stange	2 × 15										
⑩ S. 100	Unterarmstütz											
⑪ S. 92	Hocke an der Wand											
TAG 2			PAUSE									
TAG 3			PAUSE									

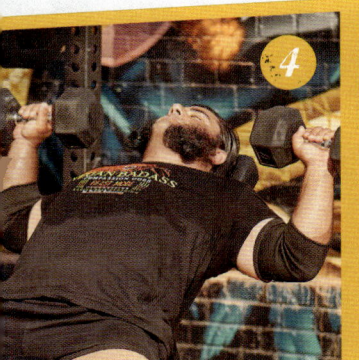
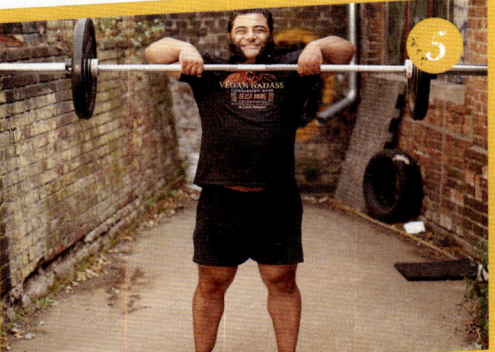
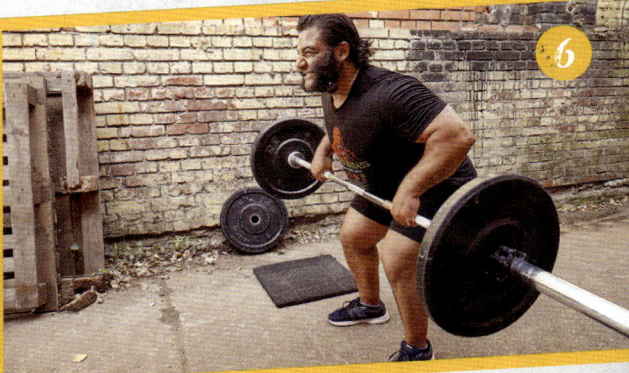
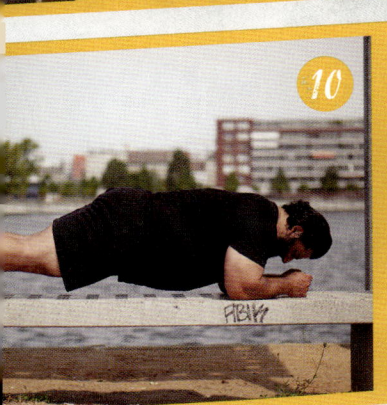
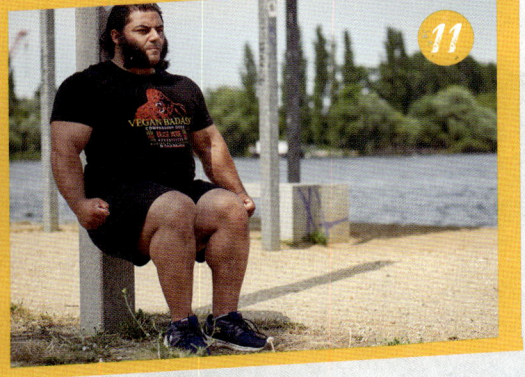

ZWEIERSPLIT (Anfänger)

Hier kannst du die Intensität bereits etwas hochfahren und dich zwischen gefühlten 80-90 Prozent bewegen. In den ersten sechs bis acht Wochen hast du gelernt, die Muskulatur zu koordinieren. Dazu hast du durch viele Sätze bei niedriger Intensität alle Bewegungsabläufe einstudiert. In den nächsten acht Wochen kannst du einerseits neue Übungen kennenlernen und andererseits die Intensität steigern. Bei steigender Intensität sollte immer das Trainingsvolumen reduziert werden, um ein Übertraining zu vermeiden. Deshalb teilen wir den Körper in zwei Hälften ein. So werden die einzelnen Muskeln nur noch halb so oft beansprucht wie in den ersten sechs bis acht Wochen. So wie unten dargestellt dauert der Zyklus nun sechs Tage. Wenn du den Plan mit deinem wöchentlichen Terminkalender synchronisieren möchtest, füg einfach einen zusätzlichen Regenerationstag ein!

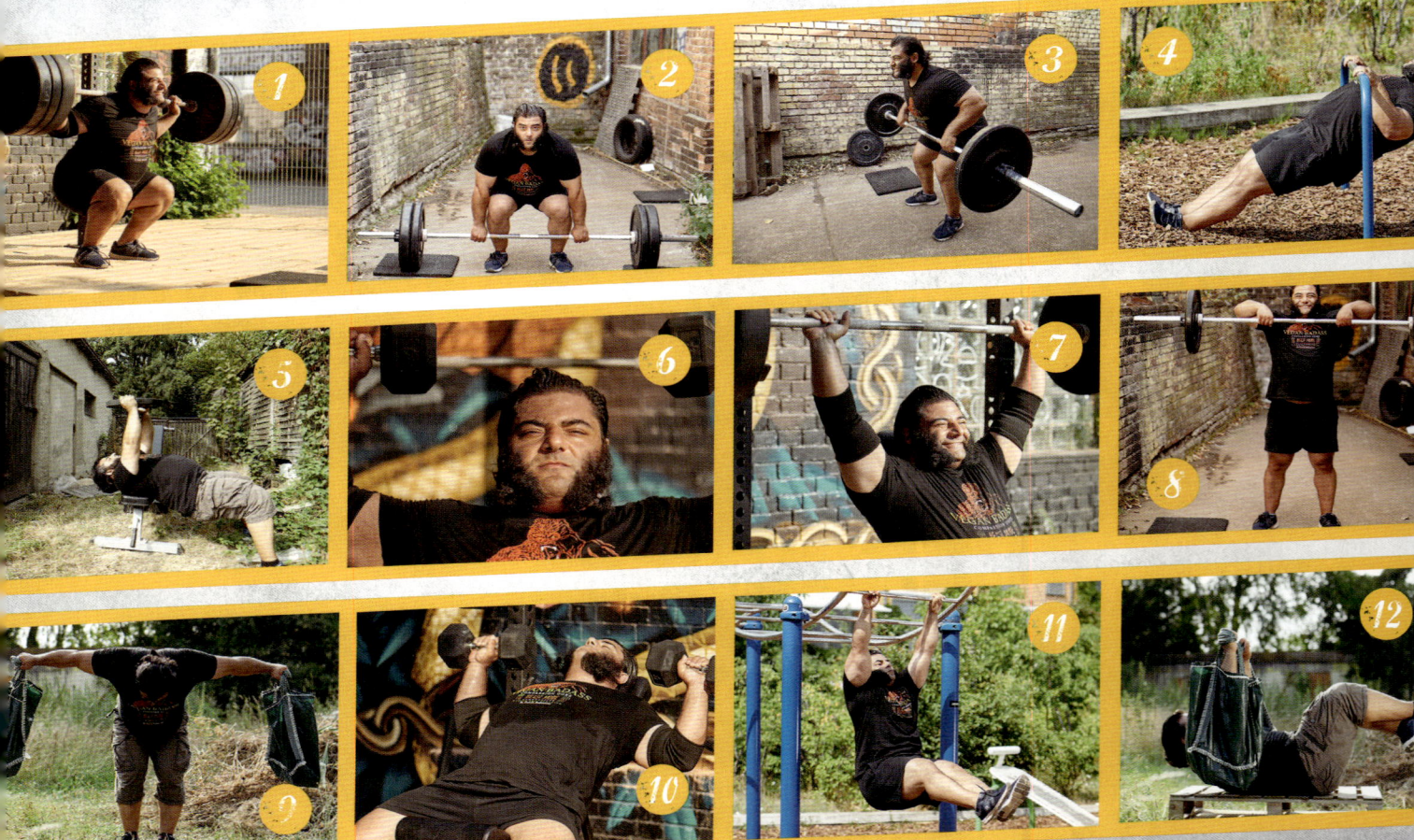

		ÜBUNG	WDH	TRAININGSEINHEIT									
TAG 1		**UNTERKÖRPER/RÜCKEN**		1	2	3	4	5	6	7	8	9	10
1	S. 130	Kniebeugen	2 × 12										
2	S. 128	Kreuzheben	2 × 12										
3	S. 136	Vornübergebeugtes Rudern	2 × 12										
4	S. 96	Klimmzüge im Obergriff	2 × 12										
5	S. 148	Überzüge	2 × 12										
TAG 2			PAUSE										
TAG 3			PAUSE										
TAG 4		**OBERKÖRPER/ARME/BAUCH**											
6	S. 140	Schulterdrücken an den Kurzhanteln im Sitzen	2 × 12										
7	S. 138	Frontdrücken im Sitzen	2 × 12										
8	S. 142	Aufrechtes Rudern	2 × 12										
9	S. 186	Umgekehrte Flys an den Golem Bags (oder Kurzhanteln) (statische Variante)	2 × 12										
10	S. 146	Schrägbankdrücken an den Kurzhanteln	2 × 12										
11	S. 98	Beinheben an der Stange	2 × 20										
11	S. 180	Crunch mit Golem Bags	1 x (bis zum Muskelversagen)										
TAG 5			PAUSE										
TAG 6			PAUSE										
TAG 7			= TAG 1										

OUTDOOR- (Anfänger) programm

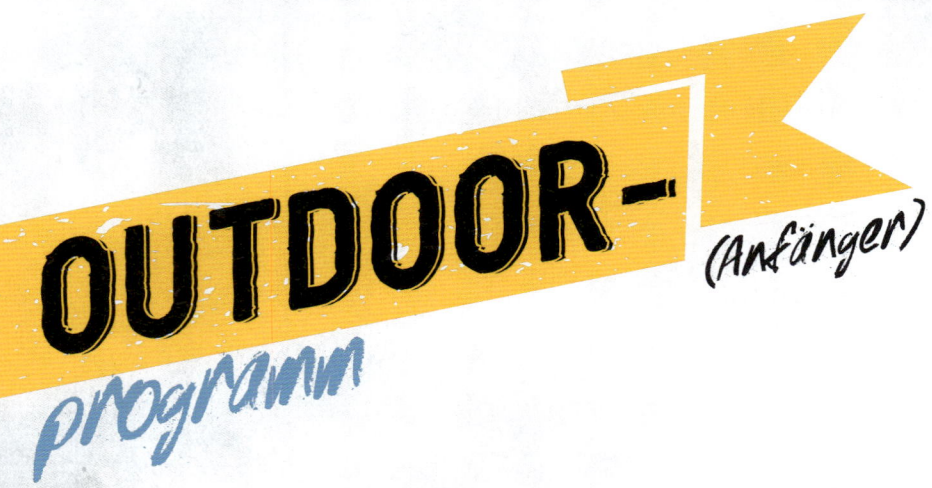

Angegeben sind nur die Arbeitssätze. Es können zuvor beliebig viele Aufwärmsätze pro Übung gemacht werden, um die Muskulatur auf die Übung vorzubereiten. Ziel des Programms ist es, zunächst mithilfe vieler Sätzen und Wiederholungen die Bewegungsabläufe zu erlernen. Dabei solltest du in den ersten vier Wochen niemals bis zum Muskelversagen arbeiten. Geh immer nur bis zu etwa 80 Prozent der maximal möglichen Leistung.

Das Programm beansprucht den gesamten Körper. Anfänger werden damit in allen Fitnessbereichen sehr schnell spürbare Fortschritte machen. Dehne zwischen den Sätzen alle trainierten Muskelgruppen.

Auf einen Trainingstag folgen zwei freie Tage. Am vierten Tag steht dann das nächste Training an. Dadurch trainierst du innerhalb von drei Tagen den Körper einmal komplett durch.

Nach etwa sechs bis acht Wochen durchgehenden Trainings nach diesem Plan kannst du zum Zweiersplit für Anfänger wechseln.

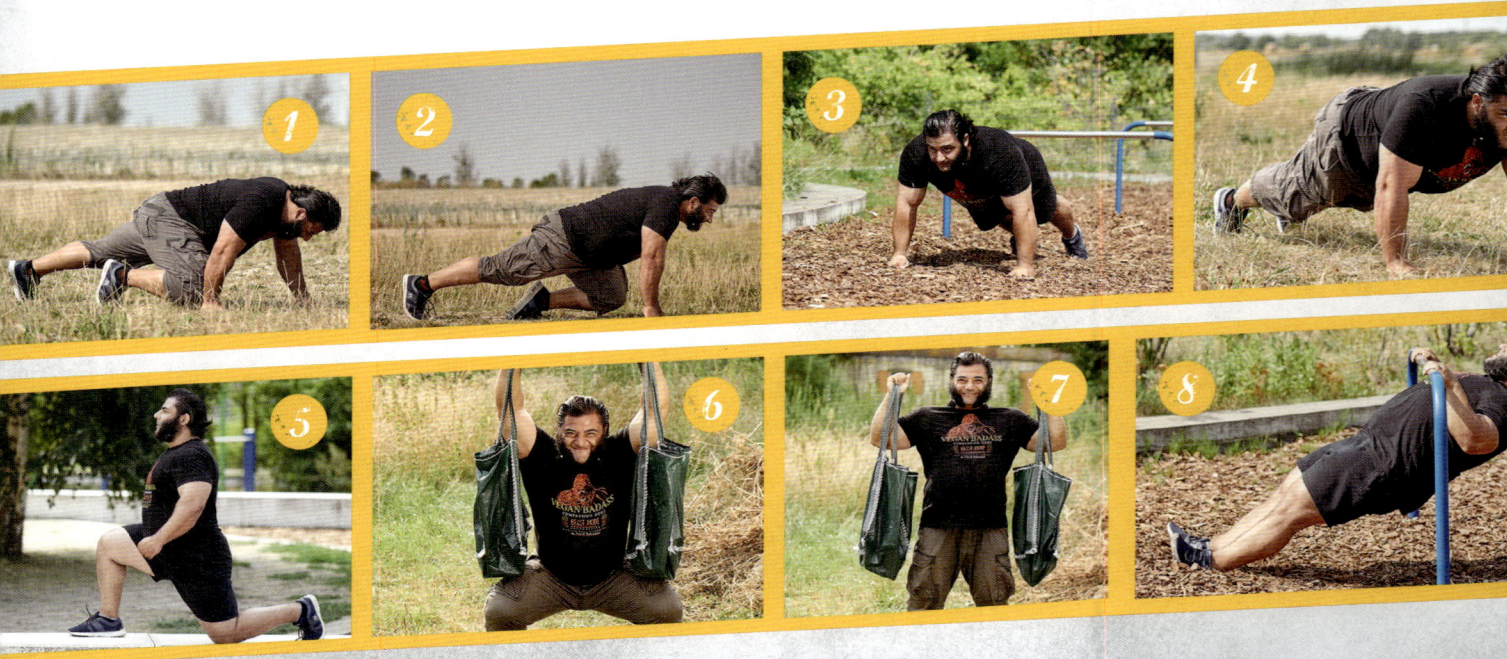

	ÜBUNG	WDH	TRAININGSEINHEIT									
TAG 1	UNTERKÖRPER/RÜCKEN		1	2	3	4	5	6	7	8	9	10
1 S. 84	Bear Crawl	3 × 60 Sek.										
2 S. 86	Bergsteiger	3 × 60 Sek.										
3 S. 88	Liegestütze	3 × 20-40										
4 S. 82	Burpees	3 × 10-20										
5 S. 90	Ausfallschritte	3 × 10-20 (pro Bein)										
6 S. 178	Überkopfkniebeugen an den Golem Bags	3 × 20										
7 S. 154	Frontdrücken an den Golem Bags	3 × 15										
8 S. 96	Klimmzüge im Obergriff	3 × 10-20										
9 S. 186	Umgekehrte Flys an den Golem Bags (statische Variante)	(so lange wie möglich)										
10 S. 98	Beinheben an der Stange	3 × 10-20										
11 S. 100	Unterarmstütz	(so lange wie möglich)										
12 S. 92	Hocke an der Wand	(so lange wie möglich)										
TAG 2			PAUSE									
TAG 3			PAUSE									
TAG 4			= TAG 1									

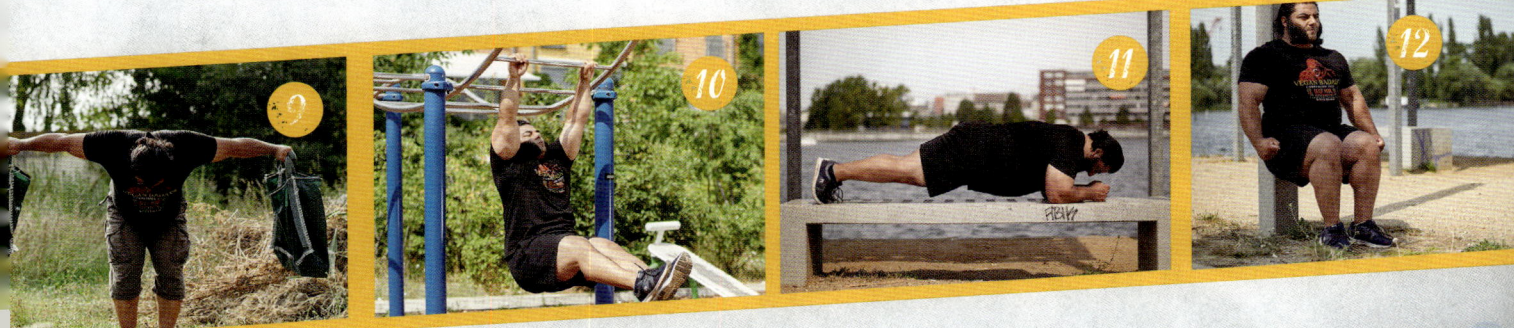

OUTDOOR- (Anfänger)
Zweiersplit

Hier kannst du die Intensität bereits etwas hochfahren und dich zwischen gefühlten 80-90 Prozent bewegen. In den ersten sechs bis acht Wochen hast du gelernt, die Muskulatur zu koordinieren. Dazu hast du durch viele Sätze bei niedriger Intensität alle Bewegungsabläufe einstudiert. In den nächsten acht Wochen kannst du einerseits neue Übungen kennenlernen und andererseits die Intensität steigern. Bei steigender Intensität sollte immer das Trainingsvolumen reduziert werden, um ein Übertraining zu vermeiden. Deshalb teilen wir den Körper in zwei Hälften ein. So werden die einzelnen Muskeln nur noch halb so oft beansprucht wie in den ersten sechs bis acht Wochen. So wie unten dargestellt dauert der Zyklus nun sechs Tage. Wenn du den Plan mit deinem wöchentlichen Terminkalender synchronisieren möchtest, füg einfach einen zusätzlichen Regenerationstag ein!

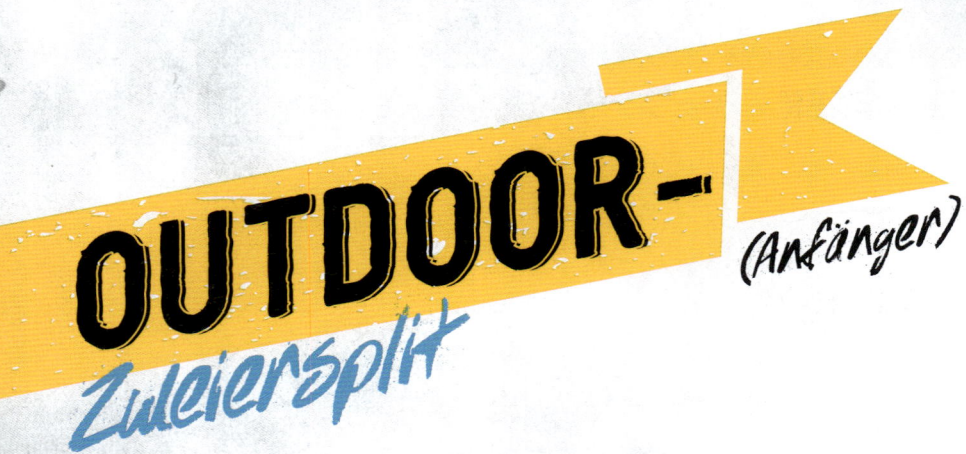

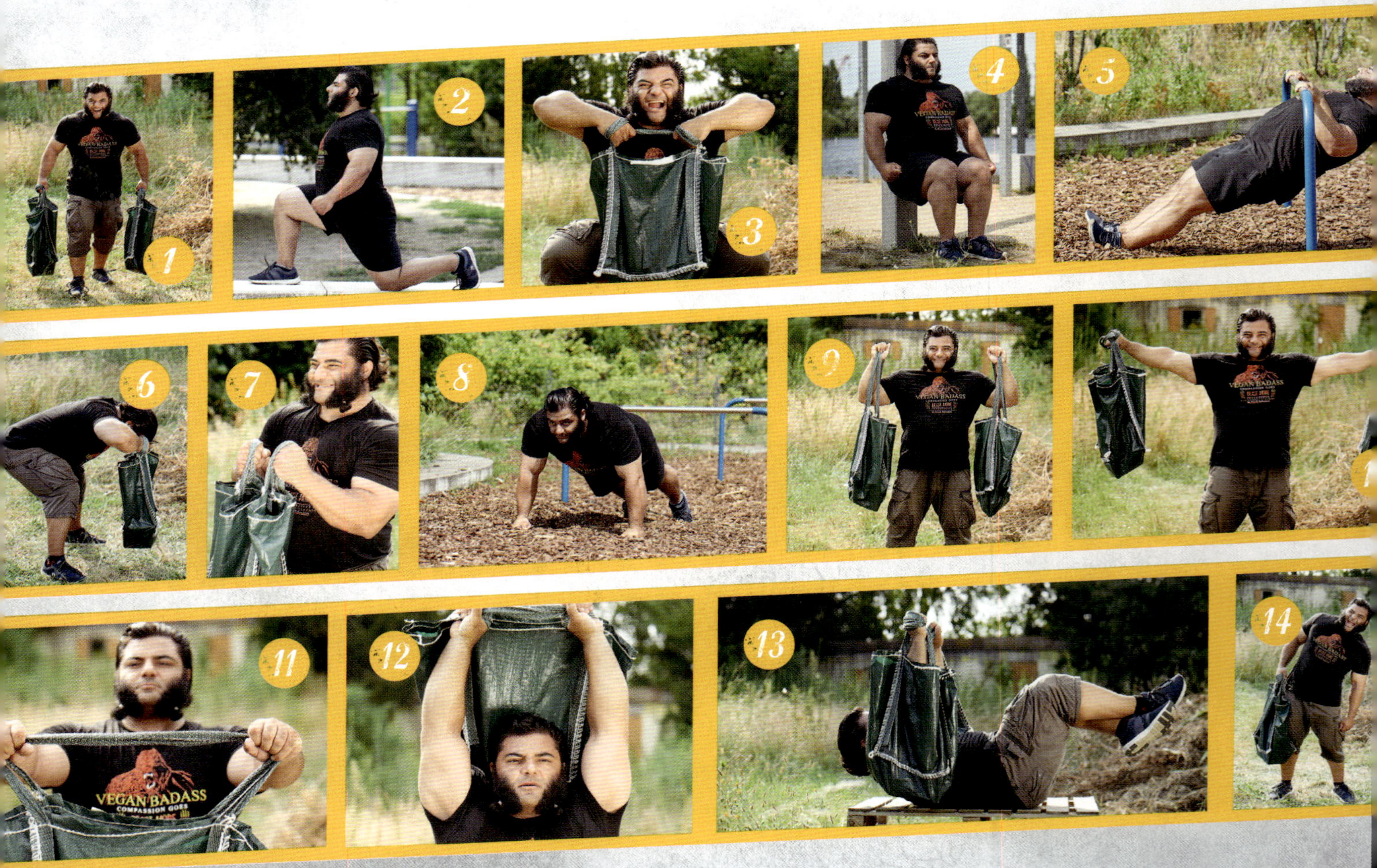

	ÜBUNG	WDH	TRAININGSEINHEIT									
TAG 1	**BEINE/RÜCKEN/BIZEPS**		1	2	3	4	5	6	7	8	9	10
1 S. 156	Shopping Tour	2 × 100 m										
2 S. 90	Ausfallschritte	2 × 10-20 (pro Bein)										
3 S. 184	Kniebeuge mit Frontauflage am Golem Bag	2 xB208 15										
4 S. 92	Hocke an der Wand	(so lange wie möglich)										
5 S. 96	Klimmzüge im Obergriff	2 × 10-20										
6 S. 174	Rumpfbeugen am Golem Bag	2 × 15										
7 S. 168	Curl am Golem Bag	2 × 15										
TAG 2			**PAUSE**									
TAG 3			**PAUSE**									
TAG 4	**OBERKÖRPER/BIZEPS/BAUCH**											
8 S. 88	Liegestütze	2 × 30-50										
9 S. 154	Frontdrücken an den Golem Bags	2 × 15										
10 S. 160	Seitheben an den Golem Bags	2 × 15										
11 S. 158	Frontheben an den Golem Bags	2 × 15										
12 S. 166	Trizepsstrecken im Stand am Golem Bag	2 × 15										
13 S. 180	Crunch mit Golem Bags	2 × 20-30										
14 S. 190	Schräger Crunch am Golem Bag	2 × 20										

STRONG-KIDS-programm (Jugendliche ab 14 Jahren)

Dieses Programm unbedingt nur unter der Aufsicht eines qualifizierten Trainers durchführen. Es geht hier nicht darum, Jugendliche im Kraftbereich an ihre Grenzen zu führen, wozu ihre Anatomie noch gar nicht bereit ist. Das Ziel besteht vielmehr darin, ihnen einen ersten Einblick in die Spielarten des Krafttrainings zu geben und so die Freude am Kraftsport zu wecken. Wichtiger als die Leistungen ist die Technik bei koordinativ komplexen Übungen. Darauf können die Jugendlichen im späteren Verlauf ihres Lebens aufbauen.

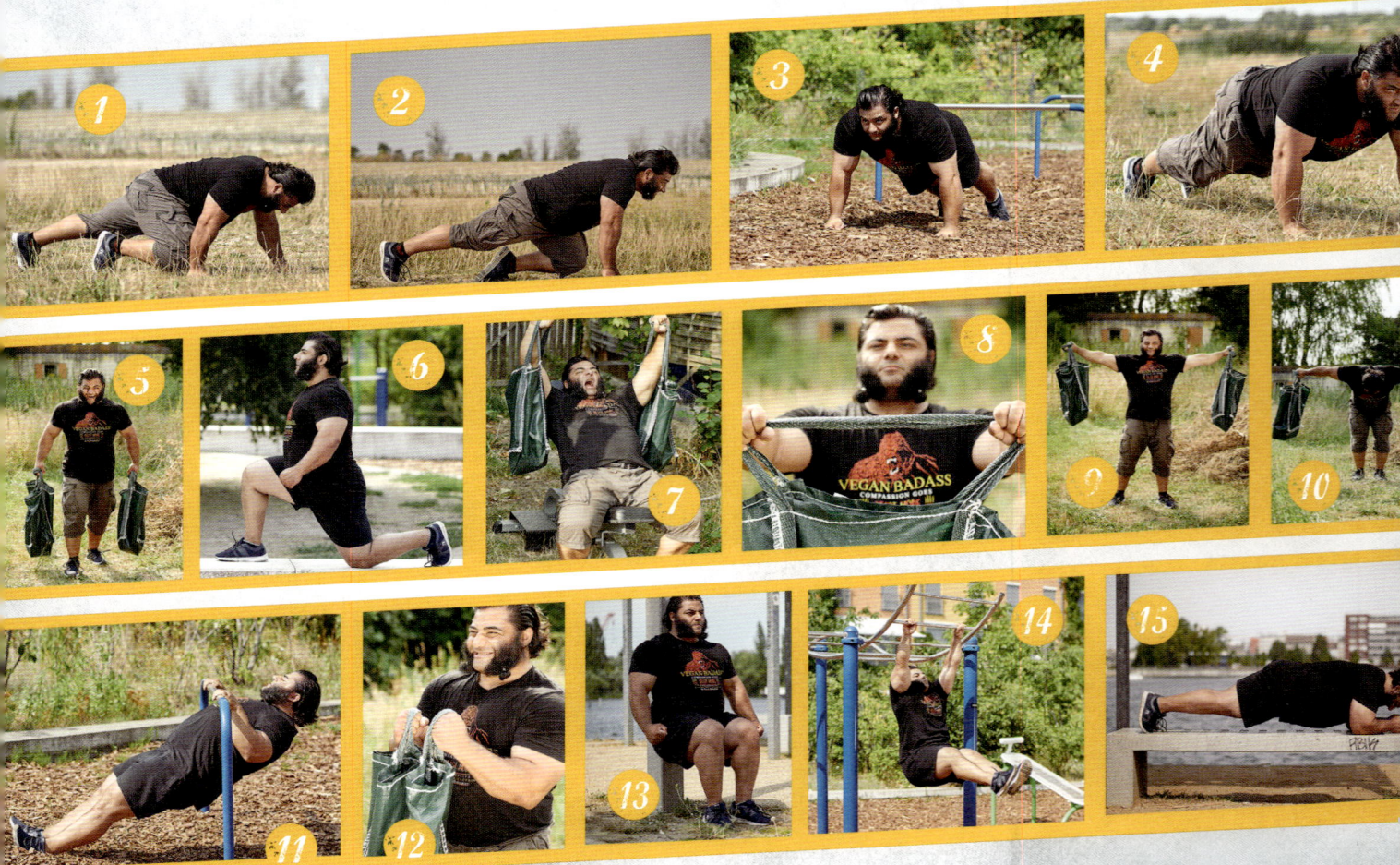

	ÜBUNG	WDH	TRAININGSEINHEIT									
			1	2	3	4	5	6	7	8	9	10
1 S. 84	Bear Crawl	3 × 30 Sek.										
2 S. 86	Bergsteiger	3 × 30 Sek.										
3 S. 88	Liegestütze	3 × 10-30										
4 S. 82	Burpees	3 × 5-10										
5 S. 156	Shopping Tour	3 × 60 Sek.										
6 S. 90	Ausfallschritte	3 × 10-20 (pro Bein)										
7 S. 162	Schrägbankdrücken an den Golem Bags	2 × 15										
8 S. 158	Frontheben an den Golem Bags (statische Variante)	(so lange wie möglich)										
9 S. 160	Seitheben an den Golem Bags (statische Variante)	(so lange wie möglich)										
10 S. 186	Umgekehrte Flys an den Golem Bags (statische Variante)	(so lange wie möglich)										
11 S. 96	Klimmzüge im Obergriff	5-15										
12 S. 168	Curl am Golem Bag	2 × 15										
13 S. 92	Hocke an der Wand	(so lange wie möglich)										
14 S. 98	Beinheben an der Stange											
15 S. 100	Unterarmstütz	(so lange wie möglich)										

DREIERSPLIT
für den Urlaub

Im folgenden Abschnitt stelle ich dir einen effektiven Dreiersplit vor, mit dem du im Urlaub den Strand zu deinem Fitnessbereich machst. Das Einzige, was du dafür brauchst, sind ein Paar Golem–Bags, die du dir einfach in den Koffer packst und mit an den Strand nimmst. Als Gewicht verwendest du Sand, den es am Strand umsonst gibt. So kannst du das Angenehme mit dem Nützlichen verbinden und dein Training durchziehen, während du dich am Strand vergnügst. Was gibt es Schöneres, als nach einem harten Trainingssatz zur Abkühlung ins erfrischende Meerwasser einzutauchen? Lass ihn raus, den Sand–Golem! Satzzahl, Wiederholungen und Regenerationstage lasse ich hier bewusst offen. Du solltest dich beim Training stets wohlfühlen. Immerhin steht im Urlaub ja die Erholung im Vordergrund.

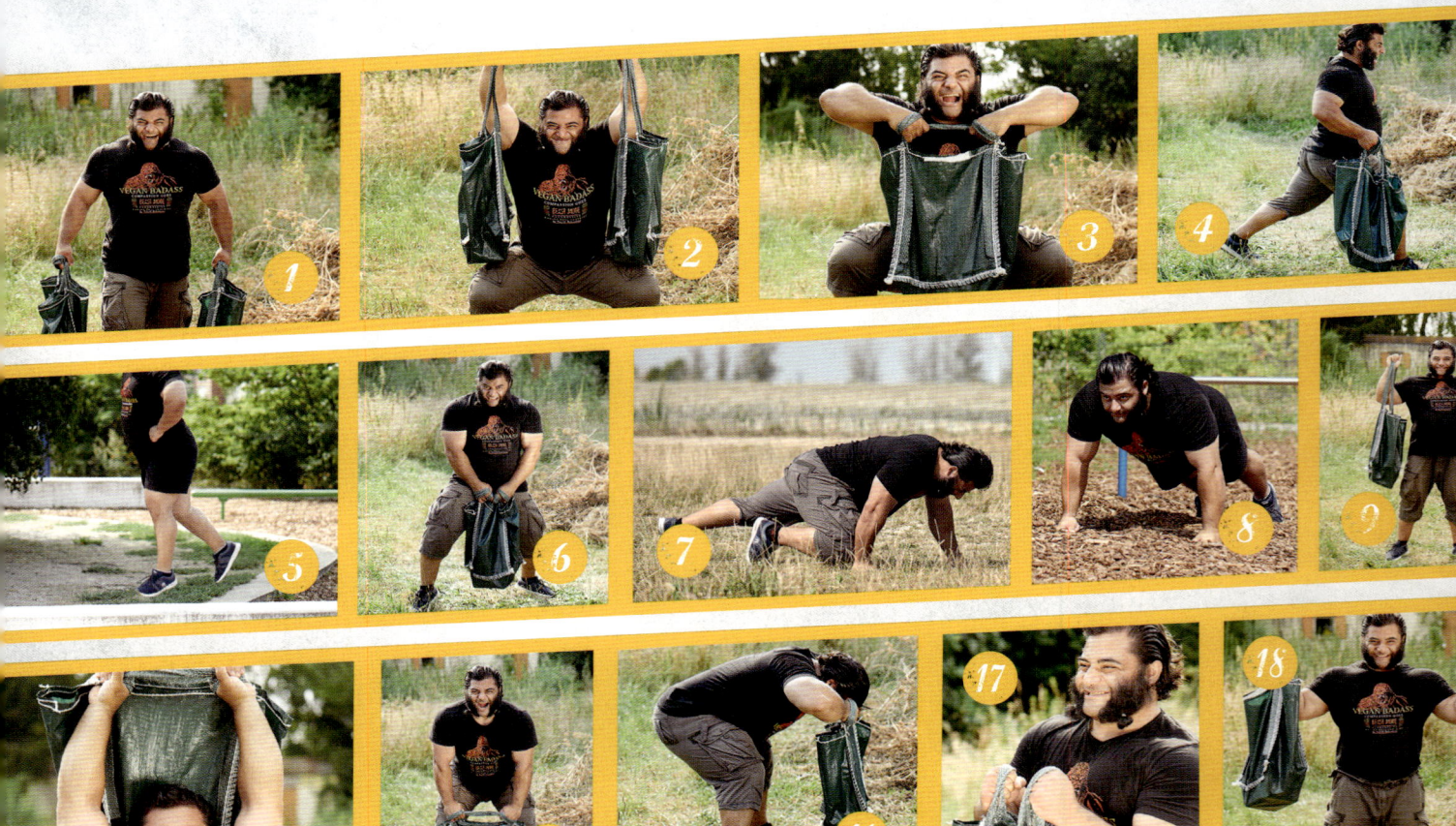

	ÜBUNG

TAG 1 BEINE/RÜCKEN/BIZEPS

1	S. 156	Shopping Tour	4	S. 176	Ausfallschritte an den Golem Bags
2	S. 178	Überkopfkniebeuge an den Golem Bags	5	S. 94	Ausfallschritt mit Sprung
3	S. 184	Kniebeuge mit Frontauflage am Golem Bag	6	S. 188	Duck Walk mit Golem Bag

TAG 2 OBERKÖRPER/TRIZEPS

7	S. 84	Bear Crawl	11	S. 158	Frontheben an den Golem Bags
8	S. 88	Liegestütze	12	S. 160	Seitheben an den Golem Bags
9	S. 154	Frontdrücken an den Golem Bags	13	S. 186	Umgekehrte Flys an den Golem Bags (statische Variante)
10	S. 164	Aufrechtes Rudern am Golem Bag	14	S. 166	Trizepsstrecken im Stand am Golem Bag

TAG 3 RÜCKEN/BIZEPS/BAUCH

15	S. 172	Vornübergebeugtes Rudern am Golem Bag	19	S. 180	Crunch mit Golem Bags
16	S. 174	Rumpfbeugen am Golem Bag	20	S. 190	Schräger Crunch am Golem Bag
17	S. 168	Curl am Golem Bag	21	S. 182	Aufrichten über die Seite am Golem Bag
18	S. 170	Curl an den Golem Bags	22	S. 100	Unterarmstütz

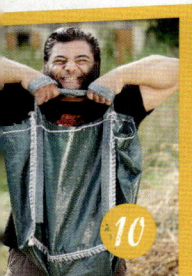 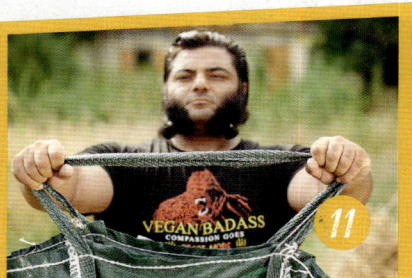 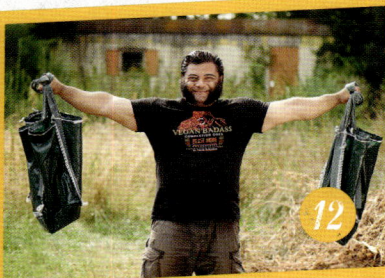 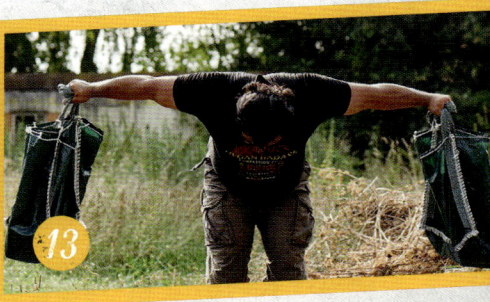

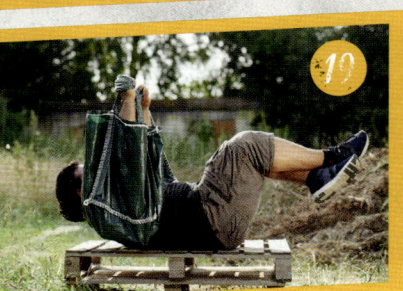 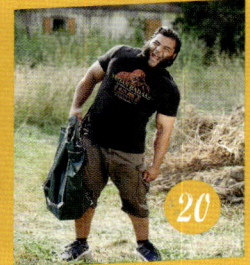 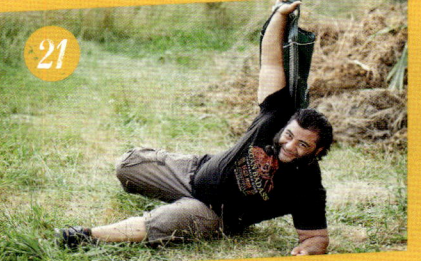 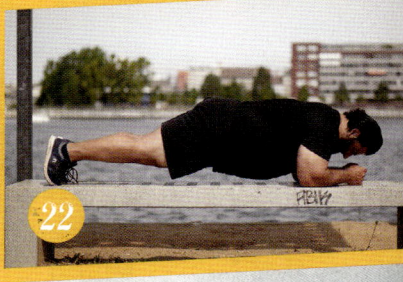

KRAFT-BASIS- (Fortgeschrittene)
programm

Dieses Programm ist für fortgeschrittene Athleten mit mindestens einem Jahr Trainingserfahrung gedacht, die sich bereits gut mit der Technik ihrer Übungen auskennen. Unerfahrenen Sportlern ist das vorliegende Programm nicht zu empfehlen. Es würde sie überfordern und nur unnötig das Verletzungsrisiko erhöhen. Für Anfänger ist der Plan sogar kontraproduktiv, weil sich damit beim Ungeübten keine effektiven Wachstumsreize setzen lassen. Heb dir das Programm also für später auf, wenn du wirklich bereit dafür bist!

Angegeben sind nur die Arbeitssätze. Es können zuvor beliebig viele Aufwärmsätze pro Übung gemacht werden, um die Muskulatur auf die Übung vorzubereiten.

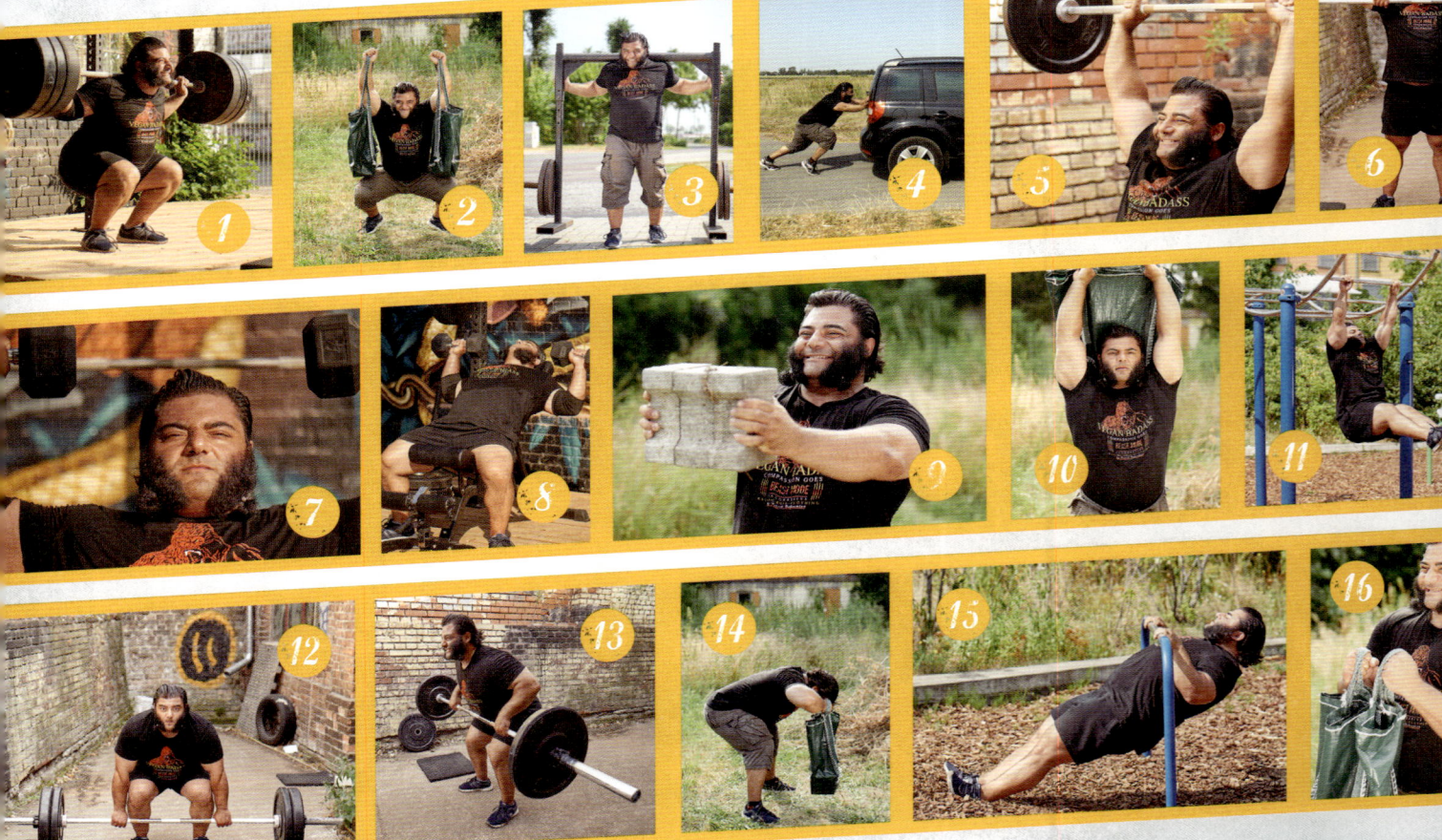

	ÜBUNG	WDH	TRAININGSEINHEIT										
TAG 1	**BEINE**		1	2	3	4	5	6	7	8	9	10
1 S. 130	Kniebeugen 3er-Sätze progressiv	bis zum Muskelversagen										
2 S. 178	Überkopfkniebeugen an den Golem Bags	1 × 30										
3 S. 108	Yoke Walk	3 × 60 Sek.										
4 S. 120	Truck Pull/Push	1 × 60 Sek.										
TAG 2			PAUSE										
TAG 3	**OBERKÖRPER/TRIZEPS**											
5 S. 134	Schulterdrücken 3er-Sätze progressiv	bis zum Muskelversagen										
6 S. 142	Aufrechtes Rudern 10er-Sätze progressiv	bis zum Muskelversagen										
7 S. 140	Schulterdrücken an den Kurzhanteln	1 × 6-8										
8 S. 146	Schrägbankdrücken an den Kurzhanteln 6er-Sätze progressiv	bis zum Muskelversagen										
9 S. 152	Frontheben mit Backsteinen	2 × 10-15										
10 S. 166	Trizepsstrecken im Stand am Golem Bag	2 × 10-15										
11 S. 98	Beinheben an der Stange	2 × 20-50										
TAG 4			PAUSE										
TAG 5	**RÜCKEN/BIZEPS**											
12 S. 128	Kreuzheben 3er-Sätze progressiv	bis zum Muskelversagen										
13 S. 136	Vornübergebeugtes Rudern 3er-Sätze progressiv	bis zum Muskelversagen										
14 S. 174	Rumpfbeugen am Golem Bag	1 × 20-40										
15 S. 96	Klimmzüge im Obergriff	2 × 20-40										
16 S. 168	Curl am Golem Bag	2 × 10-15										
TAG 6			PAUSE										
TAG 7			PAUSE										

STRONGMAN- (Fortgeschrittene)
Vorbereitung

Da das Strongman-Training fast nur Ganzkörperübungen beinhaltet, kannst du deine Workouts schlecht splitten. Ich empfehle dir daher zwei Trainingseinheiten pro Woche. Diese zwei Einheiten kannst du auch zu einem Workout kombinieren, wenn du nur zwischendurch ein Ganzkörpertraining brauchst. Ich verzichte auch hier auf die Angabe von Sätzen und Wiederholungen. Ein Athlet, der sich ans Strongman-Training herantraut, sollte seinen Körper gut genug kennen, um zu wissen, wie er sein Training gestalten muss. Hier geht es eher darum, eine sinnvolle Reihenfolge von Disziplinen vorzuschlagen, mit der du dich effektiv auf Wettkämpfe vorbereiten kannst.

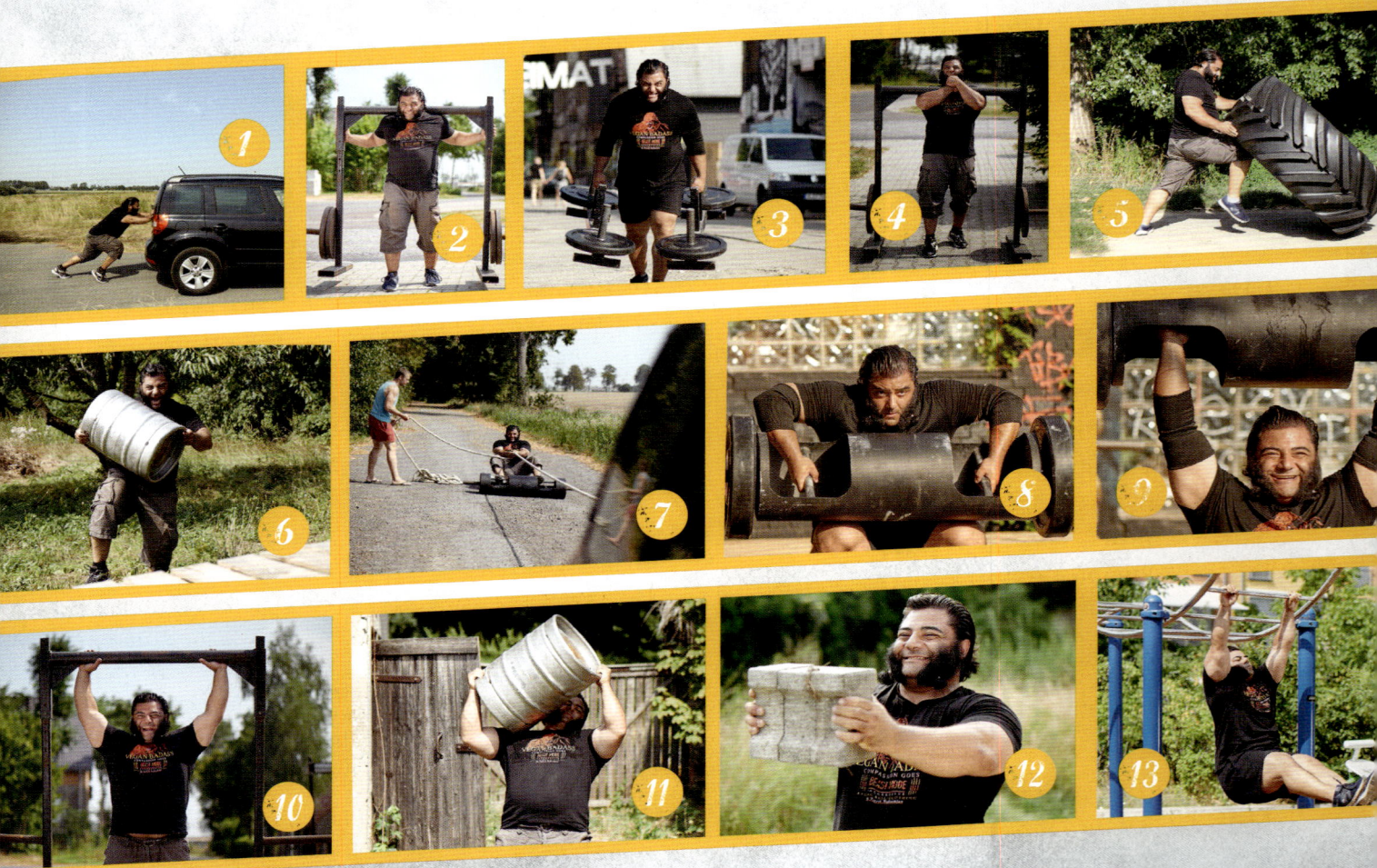

	ÜBUNG	TRAININGSEINHEIT									
TAG 1	**RÜCKEN/UNTERKÖRPER**	1	2	3	4	5	6	7	8	9	10
1 S. 120	Truck Pull/Push										
2 S. 108	Yoke Walk										
3 S. 112	Farmer's Walk										
4 S. 116	Conan's Wheel										
5 S. 110	Wheel Flip										
6 S. 114	Loading										
7 S. 118	Arm over Arm										
TAG 2	**OBERKÖRPER/BAUCH**										
8 S. 104	Log Lift										
9 S. 104	Log Lift (Viper-Style)										
10 S. 124	Yoke Lift										
11 S. 122	Keg Lift										
12 S. 152	Frontheben (statisch)										
13 S. 98	Beinheben an der Stange										

EXPLOSIVITÄT (Fortgeschrittene)

Dies ist ein plyometrisches Ganzkörperprogramm, das darauf abzielt, deine Explosivität zu steigern. Die Wiederholungszahlen oder Gewichte sind dabei zweitrangig. Das Hauptaugenmerk liegt vielmehr darauf, von Einheit zu Einheit an Dynamik zu gewinnen. Ein solches Workout solltest du nie mit unvollständig ausgeheilten Verletzungen oder im erschöpften Zustand absolvieren. Das Verletzungsrisiko wäre in diesen Fällen viel zu groß.

Bevor es losgeht, solltest du alle Muskelgruppen gut aufwärmen und dehnen!

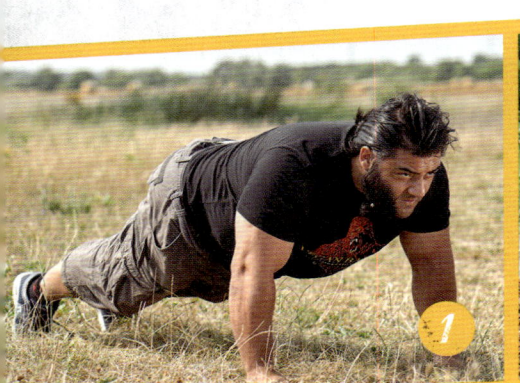
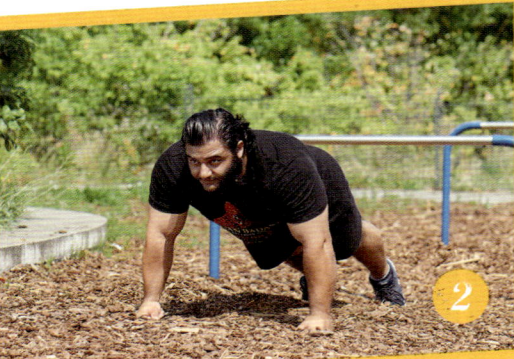
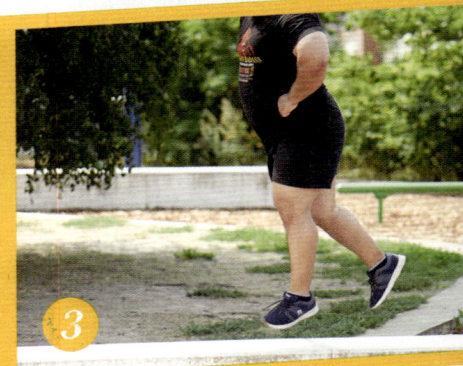

ÜBUNG		TRAININGSEINHEIT									
		1	2	3	4	5	6	7	8	9	10
1 S. 82	Burpees										
2 S. 88	Plyometrische Liegestütze										
3 S. 94	Ausfallschritte mit Sprung										
4 S. 104	Log Lift (Viper-Style)										
5 S. 144	Umsetzen										
	Kastensprünge (Übung nicht im Buch beschrieben)										
6 S. 128	Schnelles Kreuzheben mit Bändern oder Ketten										

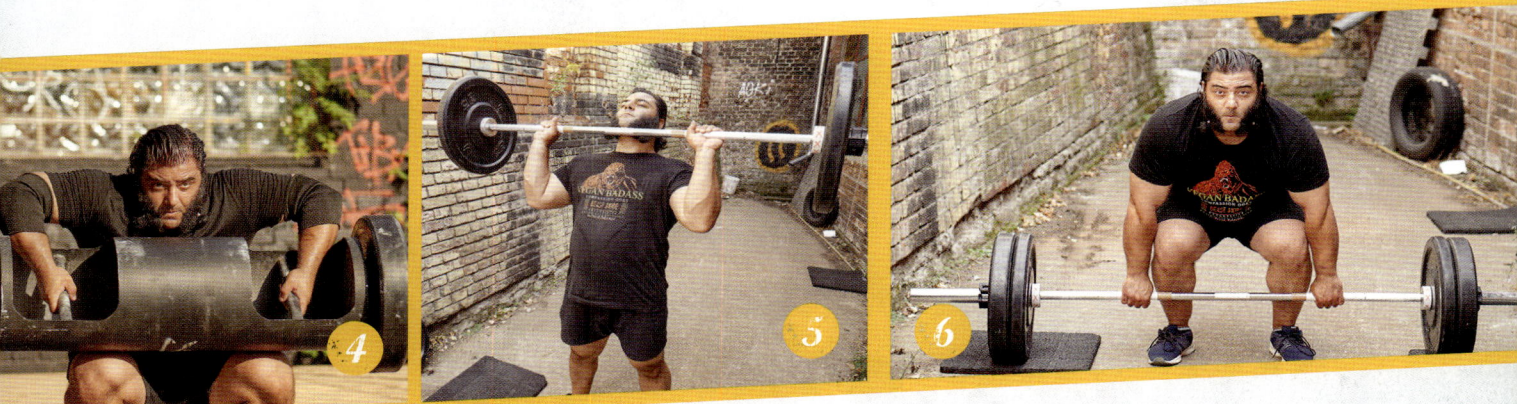

GOLEM SUCCESS Express (HIIT-Ganzkörperprogramm)

Zum Abschluss noch ein klassisches Ganzkörper–Zirkeltraining mit Golem Bags. Dies ist eine gute Lösung, um im Urlaub alle Muskelgruppen an nur einem Tag zu trainieren und dabei sogar noch etwas für die Ausdauer zu machen. Das Workout ist in drei Durchläufe zu je drei Übungen unterteilt. Halt jede Übung 30 Sekunden lang durch und versuch, innerhalb dieser Zeit so viele Wiederholungen wie möglich zu schaffen. Insgesamt dauert damit jeder Durchlauf 90 Sekunden. Die Pause zwischen den Durchläufen sollte wenn möglich nur 90 Sekunden dauern. Du kannst den Zyklus so oft absolvieren, wie du willst. Das überaus effektive hochintensive Intervalltraining (kurz: HIIT) dauert nur wenige Minuten und ist gut für die allgemeine Fitness.

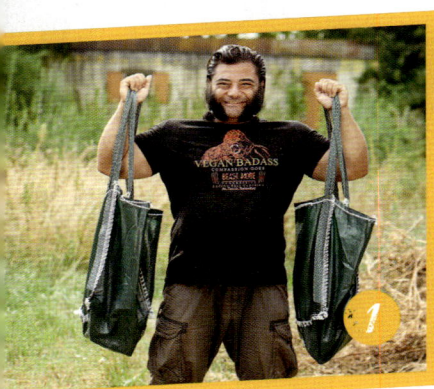
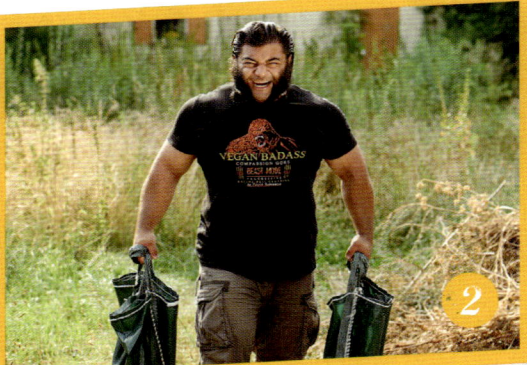
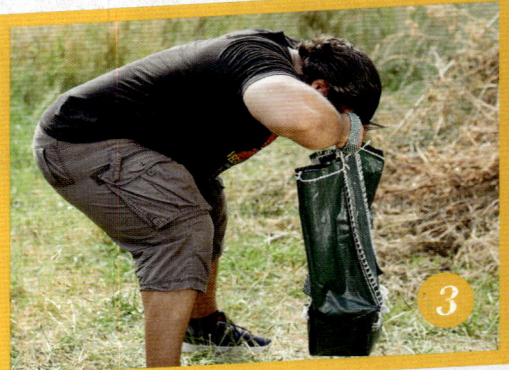

ÜBUNG		TRAININGSEINHEIT									
		1	2	3	4	5	6	7	8	9	10
1 S. 154	Frontdrücken an den Golem Bags										
2 S. 156	Shopping Tour										
3 S. 174	Rumpfbeugen am Golem Bag										
	PAUSE										
4 S. 178	Überkopfkniebeuge an den Golem Bags										
5 S. 188	Duck Walk mit Golem Bag										
6 S. 158	Frontheben an den Golem Bags										
	PAUSE										
7 S. 164	Aufrechtes Rudern am Golem Bag										
8 S. 184	Kniebeuge mit Frontauflage am Golem Bag										
9 S. 168	Curl am Golem Bag										
	PAUSE										

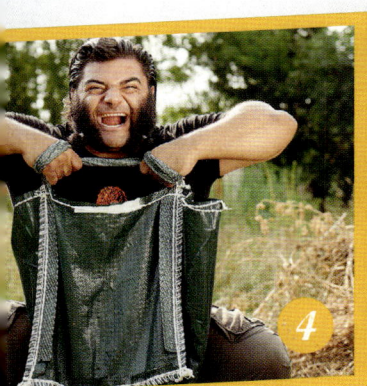
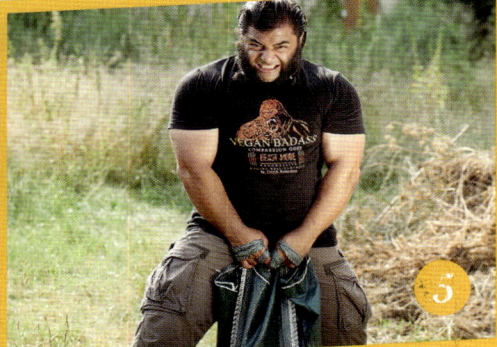
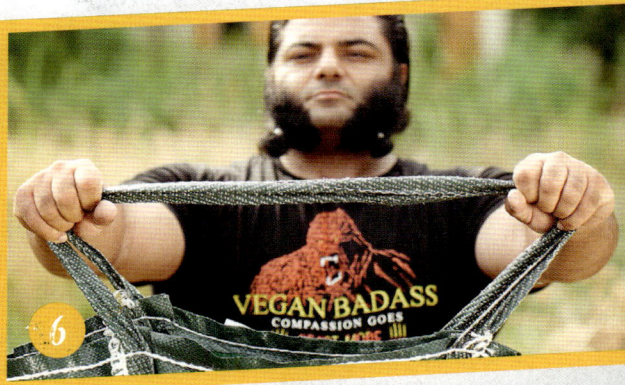
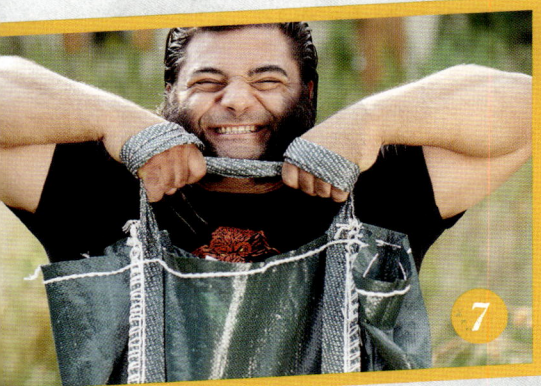
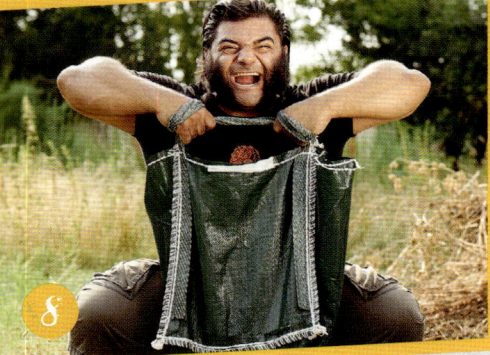
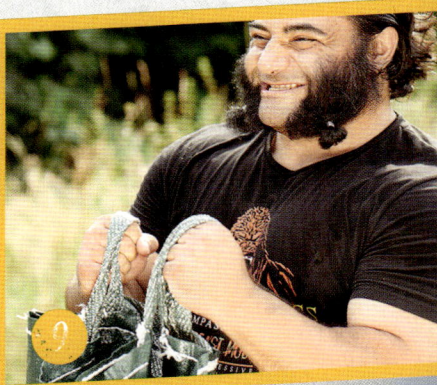

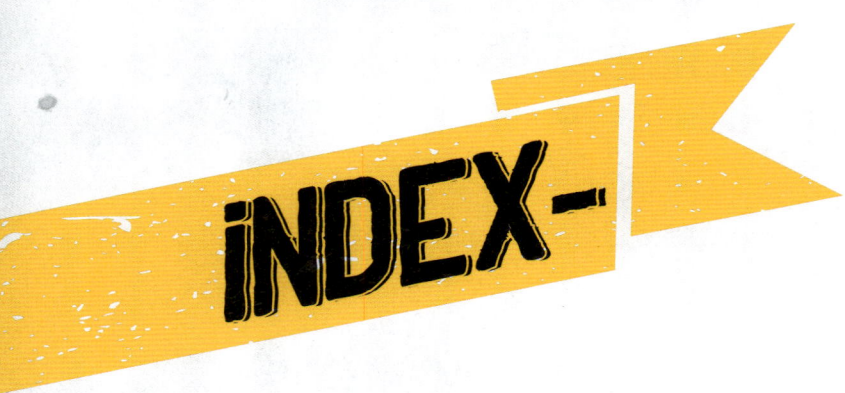

INDEX

A

Aggression 25
Altersspezifische Besonderheiten – zu jung fürs Krafttraining? 18
Aminosäuren 18, 42
    Cystein 44
    Lysin 43
    Methionin 44
    Östrogene 44
Anatomische Flops 23
Angst 25
Angst, zu versagen 29
Atmung 16

B

Belastungsgrenze 13
Beständigkeit 27
Biologische Wertigkeit (BW) 43
Blutzuckerspiegel 45

C

Casein 52
Casomorphin 52

D

Dehnungsstrategie 17
Destruktives Training 25
Drop-Sätze 22
Dysbalancen 26

E

Eisenmangel 51
Eiweiß 18
    pflanzlich 43
    tierisch 43
Eiweißlieferanten 42
Eiweißmenge 53
Eiweißpulver 51
EMS 26
Endorphine 52
Energieniveau 16
Enzyme 41
Equipment 30
    Ellbogenwärmer 32
    Gewichthebergürtel 30
    Gewichtheberschuhe 33
    Handgelenkbandagen 31
    Kletterschuhe 33
    Kniebandagen 31
    Kniewärmer 32
    Magnesia 33
    Wadenwärmer 32
    Zughilfen 32
Erbsenproteinisolat 52
Erfolgsorientiertes Denken 29
Ernährung 18
Erzwungene Wiederholungen 22

F

Faktor Regeneration 19
Fehlende Konzentration 27
Fett 18, 54
Frustrationstoleranz 28

G

Gelenke 16, 26
Getreideprodukte 42
Glykogenspeichern 54

H

Handgelenke 31
Hanfprotein 52
Herz-Kreislauf-System 16
Homöostase 14, 45
Hormone
    Adrenalin 15
    Kortison 15
    Testosteron 15
    Wachstumshormon 15
Hormonsystem 16
Hülsenfrüchte 43

I

Individuelle Konstitution 36

J

Jojo-Effekt 14

K

Kaloriendefizit 54
Kniegelenke 32
Kniekehle 31
Kohlenhydrate 18, 54
Konzentration auf die eigenen Leistungen 29
Krämpfe 51

L

Leistungsfähigkeit 14
Lendenwirbelbereich 30
Lupine 41-42

M

Mentale Power 27
Mikrotraumata 15
Muskelabbau 9
Muskelaufbau 19, 45
Muskeln 16
Muskelreaktionen 9
Muskelspannung 18, 26
Muskelstoffwechsel 15
Muskelversagen 21-22
Muskulatur
    Wadenmuskulatur 32

N

Nahrungsergänzungs-
    mittel 47-48
    Beta-Alanin 49
    Bierhefe 48
    Bockshornklee 50
    Calcium 51
    Carnosin 49
    Eisen 51
    Glutamin 49
    Knoblauch 50
    Kreatin 48
    Magnesium 51
    Phosphatidylserin (PS) 48
    Proteinpulver 51
    Zimt 50
    Zink 51
Negative Wiederholungen 22
Nervensystem 15-16
Nüsse 42

O

Omega-3 Versorgung 53
Oxalsäure 44

P

PDCAAS-Methode 43
pH-Wert 45
Phytat 44
Phytoöstrogene 44
Pressatmung 17
Protein 42
Proteinmenge, optimale 54
Proteinpulver, vegan 55
Proteinquellen, pflanzlich 42
Proteinzufuhr 54

Q

Qualität der Ernährung 41

R

Regenerationsfähigkeit 19
Regeneration, Umfassende 15
Rheuma-Beschwerden 46

S

Schlafqualität 16
Schlechte Technik 27
Schmerz 17, 25
    Gelenkschmerzen 15
    Rückenschmerzen 9
Schmerzmittel 25
Schmerztoleranz 21, 28
Schultererkrankungen 23
Selbstreflexion 30
Selbstzerstörung 25
Sodbrennen 45
Soja 41-44
Soja-Isolat 52
Statischer Endspurt 23
Superkompensation 14

T

Techniken zur Intensi-
    vierung 21
Teilwiederholungen 21
Tempeh 44
Trainingsintensität 21
Trainingsoptimierung 28
Trainingsreiz 14
Trainingsstand 19
Trainingsvolumen 20
Trypsinhemmer 44

U

Übertraining 34
Unter Strom 26

V

Vegane Ernährung 39-41, 46
Vegane Proteinlieferanten 52
Verbotene Hilfsmittel 33
    Die bulgarische Methode 33
    Doping 34-35
    Drogen 34
    Medikamente 34
Verkürzungen 26
Verletzungen 9, 15, 18, 21,
    24-26
Verletzungsgefahr 26
Verletzungsrisiko 21, 23, 27
Verletzungsrisiko, extremes 34
Vitamine
    B12 47
    C 51
    D 53
Vollkornprodukte 54

W

Westside Barbell-Methode 36
Wiederholungen 20
Wirbelsäule 30

Z

Zielsetzung, unrealistische 27

ÜBUNGEN VON A–Z
Trainingspläne & Training nach Muskelgruppe

Übungen

Arm over Arm 118
Aufrechtes Rudern 142
Aufrechtes Rudern an Golem Bags 164
Aufrichten über die Seite am Golem Bag 182
    Ausfallschritt 90
Ausfallschritte an den Golem Bags 176
Ausfallschritt mit Sprung 94
BaboumianYoke Lift 124
Bankdrücken an den Kurzhanteln 146
Bear Crawl 84
Beinheben an der Stange 98
Bergsteiger 86
Burpee 82
Conan's Wheel 116
Crunch mit Golem Bags 180
Curl am Golem Bag 168
Curl an den Golem Bags 170
Duck Walk an Golem Bag 188
Farmer's Walk 112
Frontdrücken an den Golem Bags 154
Frontdrücken im Sitzen 138
Frontheben am Golem Bag 158
Frontheben mit Backsteinen 152
Hocke an der Wand 92
Keg Lift 122
Klimmzüge 96
Kniebeuge 130

Kniebeuge mit Frontauflage am Golem Bag 184
Kreuzheben 128
Laufen auf allen Vieren 84
Liegestütz 88
Liegestütz mit Kniebeuge und Strecksprung 82
Loading 114
Loglift 104
    Standard-Loglift 105
    Viper-Style 107
Rumpfbeugen am Golem Bag 174
Schrägbankdrücken an den Golem Bags 162
Schräger Crunch am Golem Bag 190
Schulterdrücken 134
Schulterdrücken an den Kurzhanteln 140
Seitheben mit den Golem Bags 160
Shopping Tour 156
Trizepsstrecken im Stand am Golem Bag 166
Truck Pull/Push 120
Überkopf-Kniebeuge an den Golem Bags 178
Überzüge 148
Umgekehrte Flys an den Golem Bags 186
Umsetzen 144
Unterarmstütz 100
Vornübergebeugtes Rudern 136
Vornübergebeugtes Rudern am Golem Bag 172
Wheel Flip 110
Yoke Walk 108

Trainingspläne

Dreiersplit für den Urlaub 204
Explosivität (Fortgeschrittene) 210
Ganzkörperprogramm (Anfänger) 194
Golem Success Express (HIIT-Ganzkörperprogramm) 212
Kraft-Basis-Programm (Fortgeschrittene) 206
Outdoorprogramm (Anfänger) 198
Outdoor-Zweiersplit (Anfänger) 200
Strong-Kids-Programm (Jugendliche ab 14 Jahren) 202
Strongman-Vorbereitungen (Fortgeschrittene) 208
Zweiersplit (Anfänger) 196

Training nach Muskelgruppe

Adduktoren 188
Armbeugemuskulatur 142, 164, 168-170
Armmuskulatur 96, 118, 128
Bauchmuskulatur 82, 92, 94, 96, 99, 108, 138, 148, 178, 180
Bauchmuskulatur, gerade 98
Bauchmuskulatur, schräge 190
Beinbeuger 188
Beinmuskulatur 112, 118, 120, 128, 156, 184
Beinmuskulatur, gesamte 108, 130
Bizeps 104, 110, 112, 116, 136, 172, 174
Brustmuskulatur 88, 139, 146-148, 152, 162
Core 100, 104, 108, 124
Deltamuskel, hinterer 186
Deltamuskeln 158
Ganzkörperübung 110, 112, 134, 182, 212
Gesäßmuskulatur 90, 92, 94, 104, 108, 112, 114, 174, 178
Gluteus maximus 114
Herz-Kreislauf-System 82, 130
Körpermitte 112, 120, 166
Körperrückseite, komplett 116
Latissimus 97
Nackenmuskulatur 112, 128, 142, 154, 156, 160, 164
Oberkörpermuskulatur 82, 122, 135
Oberkörpertraining 104
Oberschenkelmuskulatur 86, 90, 94, 176, 178, 188
Oberschenkelrückseite 104
Quadrizeps 90, 92, 94, 130, 176
Rückenmuskulatur 96, 110, 114, 128, 130, 148, 156
Rückenmuskulatur, innere 186
Rückenmuskulatur, komplett 118
Rückenmuskulatur, oberer und unterer 136, 172
Rückenmuskulatur, tiefe 97, 136, 172
Rückenmuskulatur, untere 184
Rückenpartie, komplette 112
Rückenstrecker 84, 86, 104, 108, 122, 158, 174, 178
Rumpfmuskulatur, gesamte 104
Schultergürtel 154
Schultermuskulatur 104, 122, 138, 140, 142, 156, 164
Schultermuskulatur, primär 84
Schultermuskulatur, seitliche 160
Schultermuskulatur, vordere 88, 146, 152, 162
Stabilisatoren, alle 128
Stützmuskeln 154
Stützmuskelnder Rumpfmuskulatur 88, 154
Stützmuskulatur 82, 89, 92
Stützmuskulatur des Rumpfes 100
Trizeps 84, 86, 88, 104, 135, 146, 154, 162, 166
Unterarmmuskulatur 112, 142, 164, 168, 170
Unterarmstrecker 169
Unterkörper 108
Unterkörper, komplett 82
Waden 120, 188
Zweiköpfigen Armmuskel 169

DER AUTOR

Patrik Baboumian, wurde 1979 am persischen Golf als Kind armenischer Eltern geboren. Mit sieben Jahren wanderte er mit seiner Mutter nach Deutschland aus.
Er hat Psychologie, Sport und Soziologie in Marburg und in Saarbrücken studiert und ist lizenzierter Fitnesstrainer. Durch seine jahrzehntelange Erfahrung im Leistungssport verfügt er über einen sehr vielschichtigen praktischen und theoretischen Wissensschatz im Bereich, Training, Ernährung, Motivation und speziell im aktiven Kraftsport.
Er ernährt sich seit vielen Jahren vegetarisch und seit 2011 vegan. Er erlangte mit seinem Titelgewinn als stärkster Mann Deutschlands 2011 und der Entscheidung, daraufhin vegan zu werden, internationale Bekanntheit und steht seither immer wieder im Mittelpunkt eines breiten Medieninteresses.
Seit dem hat er zahlreiche internationale Erfolge feiern können und gilt als der stärkste lebende Gegenbeweis für die These, dass eine vegane Ernährung nicht geeignet sei, sportliche Höchstleistungen zu ermöglichen. Baboumian engagiert sich neben seiner Aufklärungsarbeit zum Veganismus vielfach politisch und erhebt seine Stimme, wo immer er Ungerechtigkeiten erkennt. Er scheut dabei keine Konfrontation und ist als Querkopf und streitbarer Verfechter von Menschen- sowie Tierrechten bekannt und berüchtigt.

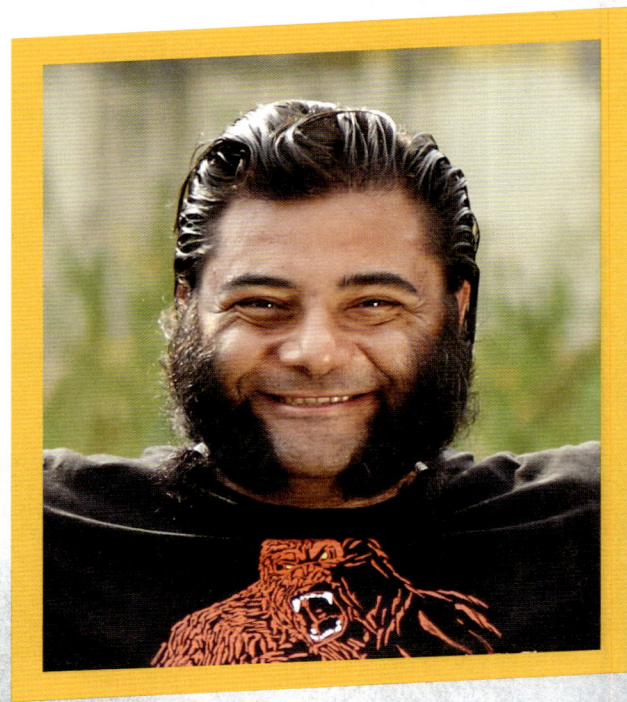

BEZUGSQUELLEN für Must Have's

Equipment

Produkte von Patrik Baboumian wie die *Vegan Badass* Shirts oder die *Golem Bags* sind erhältlich bei:

www.patrikbaboumian.de

www.unimedica.de

Hilfsmittel zu den Übungen, wie z.B. Gürtel, die nicht aus Leder sind, sind erhältlich beim Strength Shop www.strengthshop.de

Rezepte

Die meisten der im Buch erwähnten Lebensmittel sind in gängigen Naturkostläden erhältlich.

Spezielle Produkte wie Superfoods, veganes Proteinpulver, Vega-Produkte von Brendan Brazier oder Sacha inchi können Sie auch direkt über unseren Online-Shop www.unimedica.de in der Kategorie »Naturhaus« erhalten.

Verschiedene Hochleistungsmixer wie Vitamix, Bianco oder Revoblend gibt es auch bei:

www.unimedica.de

ABBILDUNGSverzeichnis

S. 5: Shutterstock © Leksus Tuss
S. 16: Shutterstock © owatta
S. 26: Shutterstock © Elnur
S. 26: truck pull © Aryn Lockhart – Strongman Rage Photography
S. 38: Shutterstock © Grey Brave
S. 41: Shutterstock © Diana Taliun
S. 42: Shutterstock © Kondratya
S. 44: Shutterstock ©Kostdom 3000
S. 47, 52: Shutterstock © Blackday
S. 50: Shutterstock © picture partners
S. 55: Shutterstock © Brian Holm
S. 56-76: Fotograf Jörg Wilhelm © Narayana Verlag
S. 120 u. 121 : truck pull @ Aryn Lockhart – Strongman Rage Photography

Alle anderen Bilder:
Fotograf Konrad Wolff © Narayana Verlag

Mit Dank an das Team der historischen Kandertalbahn „Chanderli" für die Benutzung des stimmungsvollen Lokschuppens für die Foodfotos.

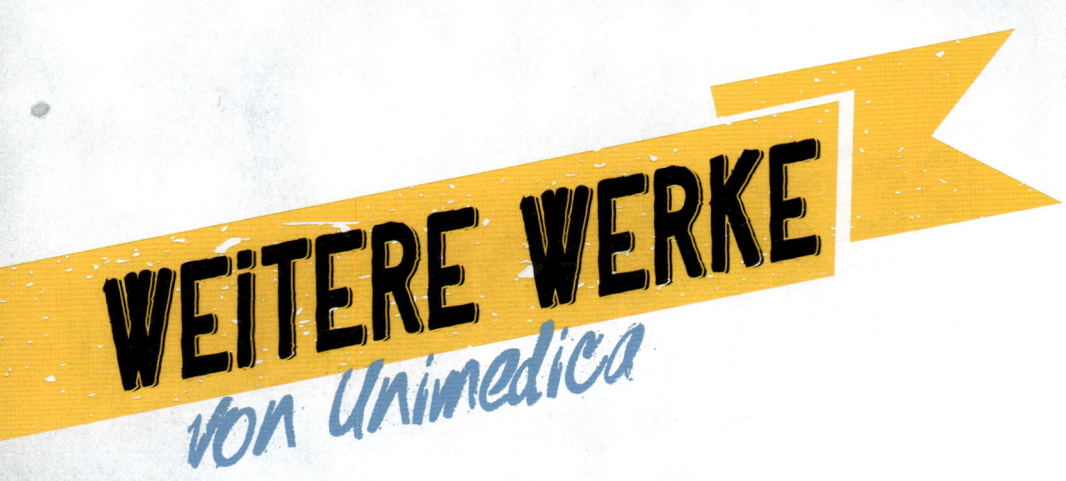

WEITERE WERKE
von Unimedica

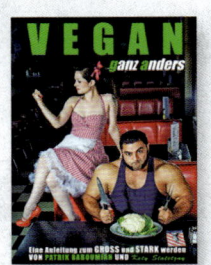

Patrik Baboumian / Katy Statetzny
VEGAN ganz anders
Eine Anleitung zum groß und stark werden
168 S., € 19,90

Patrik Baboumian stellt das gesellschaftlich verbreitete Klischee des typischen Veganers vollkommen auf den Kopf. Er gibt in diesem Buch einen Einblick in seine ganz persönliche Herangehensweise an die vegane Ernährung. Zusammen mit seiner Frau Katy Statetzny stellt er Rezepte zu Gerichten vor, die bei ihm täglich auf dem Tisch landen. Er gibt Tipps, wie jeder eine rein pflanzliche Ernährung für seine Zwecke maßschneidern kann, um eine optimale Versorgung mit allen wichtigen Nährstoffen zu gewährleisten. Patrik geht auch auf die Stolpersteine ein, auf die man bei der Umstellung auf vegan trifft und erklärt, wie man diesen aus dem Weg geht.
Der Leser bekommt einen persönlichen Einblick in das Leben eines Menschen, der sich vorgenommen hat, mit allen Mitteln die ihm zur Verfügung stehen, die weltweite vegane Bewegung zu unterstützen und voranzutreiben. Was motiviert ihn und was machte ihn zu dem Menschen, der er heute ist? Das Buch geht auf Motivationstechniken ein, die jeder für sich persönlich nutzen kann um seinen Zielen einen entscheidenden Schritt näher zu kommen.

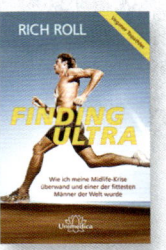

Rich Roll
Finding Ultra
Wie ich meine Midlife-Krise überwand und einer der fittesten Männer der Welt wurde
384 S., € 16,80

Finding Ultra ist Rich Rolls unglaublicher Bericht, wie er mit 40 Jahren von einem unsportlichen, übergewichtigen Durchschnittsamerikaner zu einem der weltweit besten Ausdauerathleten wurde. Zuvor bestand Rich Rolls Alltag aus Arbeit, Stress, Junk Food und TV-Abenden auf dem Sofa. Fast 25 Kilo Übergewicht und seine schlechte Kondition führten dazu, dass er kaum Treppen steigen konnte. An seinem 40. Geburtstag beschloss er, sein Leben komplett zu ändern. Er wechselte zu einer veganen Lebensweise und fing an, ein äußerst intensives Trainingsprogramm zu absolvieren. Wenige Monate später wurde er von Men's Fitness zu einem der 25 fittesten Männer der Welt gewählt.
Doch Finding Ultra ist viel mehr als ein packender Blick auf atemberaubende athletische Leistungen. Rich Rolls erstaunliche körperliche und geistige Verwandlung beweist, dass in jedem das Potential steckt, ultra-fit zu werden.

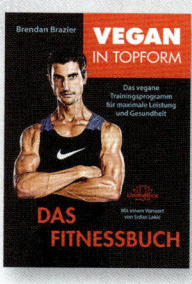

Brendan Brazier
VEGAN in Topform – Das Fitnessbuch
Das vegane Trainingsprogramm für maximale Leistung und Gesundheit
260 S., € 24,–

Sowohl für Anfänger als auch erfahrene Sportler ist dieses Buch ein unverzichtbares Werkzeug für den Aufbau einer kräftigen, effizienten Muskulatur und den gleichzeitigen Abbau von Körperfett. Brendans Methode verbessert darüber hinaus die Schlafqualität, beugt Erkrankungen vor, verhilft zu mehr Energie und geistiger Klarheit, verhindert Heißhungerattacken, verkürzt die Regenerationsphase und reduziert das Verletzungsrisiko.
Enthält: einem 6-Wochen-Trainingsplan, Übungen ohne Geräte, Details zu 15 hochwirksamen Lebensmitteln, die das Training ideal unterstützen, 30 vegane, leistungssteigernde Rezepte und effiziente Strategien zur Erhöhung der Kreativität, Produktivität und geistigen Klarheit

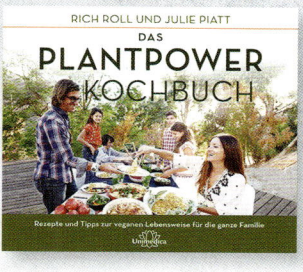

Rich Roll / Julie Patt
Das Plantpower Kochbuch
Rezepte und Tipps zur veganen Lebensweise für die ganze Familie
340 S., € 34,–

Ein Familienkochbuch über die Kraft der veganen Ernährung – mit 120 Rezepten vom berühmten veganen Ultraman-Athleten Rich Roll und seiner Frau Julie Piatt.
Ein Buch voller Inspirationen und praktischen Anleitungen für mehr Lebensfreude und blühende Gesundheit. Die Rezepte sind einfach in der Herstellung – vom herzhaftem Frühstück über schmackhafte Hauptgerichte und ungewöhnliche Desserts bis zu gesunden Smoothies und Säften. Das Buch geht jedoch noch weit über Rezepte hinaus und gibt Impulse, wie eine moderne Familie heute eine vegane Lebensweise umsetzen kann – mit köstlichem Essen und einfachem, nachhaltigem Leben.

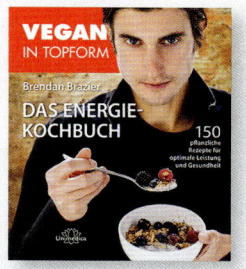

Brendan Brazier
Vegan in Topform – Das Energie-Kochbuch
150 pflanzliche Rezepte für optimale Leistung und Gesundheit
320 S., € 29,–

Brendan Brazier, Autor der Kultserie Vegan in Topform, präsentiert mit seinem Energie-Kochbuch ein weiteres brillantes Werk, das von seiner revolutionären Thrive-Philosophie inspiriert ist. Brendan, der schon Olympiateilnehmer zum Erfolg geführt hat, war selbst Profi-Triathlet und testete an seinem eigenen Körper über 25 Jahre die optimale Ernährung für sportliche Höchstleistungen – die Thrive-Diät.
150 vegane und vollwertige Rezepte mit einer hohen Nährstoffdichte zeigen, wie hochwertiges Essen pure Kraft und Ausdauer verleiht und dabei gleichzeitig köstlich schmeckt. Die Gerichte verzichten auf Weizen, Hefe, Gluten, Soja, raffinierten Zucker und Milchprodukte. Alle Rezepte wurden mit ausgewählten Zutaten und vielen Superfoods zusammengestellt, die spürbar die Leistungsfähigkeit steigern.

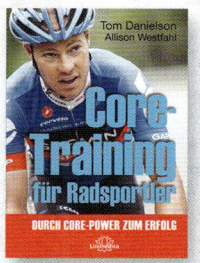

Tom Danielson / Allison Westfahl
Core-Training für Radsportler
Durch Core-Power zum Erfolg
240 S., € 19,80

Profiradfahrer und Tour-de-France-Teilnehmer Tom Danielson hatte Rückenprobleme. Beim Fahren fühlte er sich unwohl und kämpfte gegen Schmerzen an. Revolutionäre Core-Übungen zur Stärkung der tief liegenden Halte- und Stützmuskulatur ließen seine Rückenschmerzen verschwinden und bescherten ihm eine effektivere Fahrtechnik und mehr Power am Berg.
Danielsons Core-Übungen verleihen Kraft und Ausdauer ganz ohne Fitnesscenter. Der Radsportler und seine Trainerin Allison Westfahl entwickelten diese Übungen anhand realistischer Bewegungsabläufe beim Radfahren. Sie verbessern die Effektivität und beugen Verletzungen und Schmerzen vor.

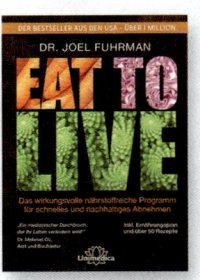

Joel Fuhrman
Eat to Live
Das wirkungsvolle, nährstoffreiche Programm für schnelles und nachhaltiges Abnehmen
432 S., € 24,80

EAT TO LIVE ist das Grundlagenwerk für gesunde Ernährung. Der amerikanische Erfolgsautor und Arzt Dr. Fuhrman stellt damit ein mächtiges Werkzeug zur Verfügung, um dauerhaft Gewicht zu verlieren und die Gesundheit wiederzuerlangen. In den USA ist es ein Dauerbrenner, über 1 Million verkaufte Bücher sprechen für sich.
Joel Fuhrman zeigt, wie allein mit der richtigen Ernährung Bluthochdruck, Diabetes, Autoimmunkrankheiten, Migräne, Asthma und Allergien dauerhaft geheilt werden können.
Mit seinem 6-Wochenplan kann man Heißhungerattacken und Verlangen nach Junkfood hinter sich lassen. Das Geheimnis liegt in der Nährstoffdichte, das bedeutet die Einnahme von viel nährstoffreicher Nahrung. Übergewichtige sind trotz Überernährung meistens damit unterversorgt.
Das Buch revolutioniert unser Denken und unsere Essgewohnheiten.

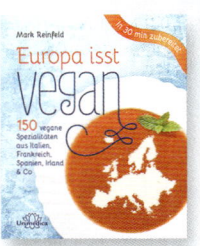

Mark Reinfeld
Europa isst vegan
150 vegane Spezialitäten aus Italien, Frankreich, Spanien, Irland & Co – in 30 min zubereitet.
216 S., € 19,80

Sie lieben die kräftigen Aromen der italienischen, französischen, spanischen oder griechischen Speisen, konnten aber noch keine tierproduktfreien Rezepte finden? Ihre Suche hat ein Ende! Im Geschmack Europas geben sich joie de vivre und dolce vita ein Stelldichein, um selbst die anspruchsvollsten Gaumen zu befriedigen. Der preisgekrönte Autor und Chefkoch Mark Reinfeld zaubert aus der fleischhaltigen Hausmannskost inspirierte vegane Gerichte, von Musaka bis zur »Veganen Bratwurst«. Mit Empfehlungen zu den wichtigsten Vorräten, zu Rohkost und glutenfreier Ernährung sowie zu den passenden Weinen und Bieren. Damit Sie all Ihre Lieblingsklassiker der europäischen Küche in nicht mehr als 30 Minuten nachkochen können.

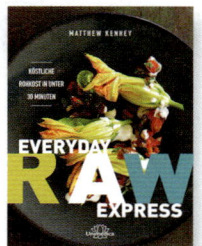

Matthew Kenney
Everyday Raw Express
Köstliche vegane Rohkost in unter 30 Min.
152 S., € 19,80

Aus Rohkost wird rohköstlich! Matthew Kenney begeistert mit einfallsreichen, veganen und dabei schnellen Rezepten, die in ein Geschmacksparadies der Frische und Vitalität entführen.
Im Nu werden marktfrische Zutaten in belebend-exotische Getränke wie Zitronengras-Birne-Tonic, aromatische Hauptgerichte, leckere Smoothies, knackig-frische Salate oder verführerische Desserts verwandelt.
Everyday Raw Express ist der beste Beweis dafür, dass es nicht kompliziert sein muss, Rohköstliches zuzubereiten, und dabei gleichzeitig Gaumen und Körper auf gesunde und delikate Weise zu verwöhnen.

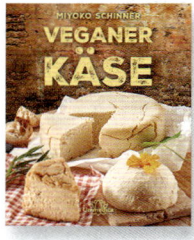

Miyoko Schinner
Veganer Käse
Über 30 Käsesorten selbst herstellen: Von Ricotta und Mozzarella bis zum kräftigen Gouda – mit vielen leckeren Rezepten
220 S., € 24,80

Gourmet-Köchin Miyoko Schinner ist weltweit eine der erfahrensten Expertinnen für veganen Käse. In ihrem ultimativen Leitfaden weiht sie uns in die Geheimnisse der veganen Käseherstellung ein. Sie zeigt uns über 80 ihrer Lieblingsrezepte – vom schnell zubereiteten Ricotta oder Schnittkäse bis hin zu gereiften Käsesorten. Die Aromen der Kreationen stehen herkömmlichem Käse aus Kuhmilch in nichts nach, werden aber aus pflanzlichen Milchalternativen und Nüssen hergestellt. Als Krönung verrät uns Miyoko Schinner, wie ihr handgemachter veganer Gourmetkäse in unseren Lieblingsrezepten Anwendung finden kann.

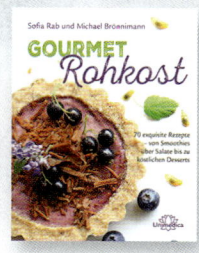

Sofia Rab / Michael Brönnimann
Gourmet Rohkost
70 exquisite Rezepte – von Smoothies über Salate bis zu köstlichen Desserts
200 S., € 29,–

Verzaubert von den edlen Früchten der Natur beginnt eine faszinierende Reise in die Welt des ursprünglichen Geschmackes, welche die Rohkost in ihrer Vielfalt anzubieten hat. Die hochwertigen Rohkostprodukte, die mit viel Liebe und unvergleichlicher Perfektion hergestellt werden, bilden die Basis dieser Kreationen.
Hochwertige, naturreine Produkte sind die Basis dieser Rezeptsammlung. Langjährige Erfahrung in der Herstellung von Rohkostprodukten, große Leidenschaft und Kreativität sowie die Liebe zum Detail der Autoren machen aus jedem Rezept einen unvergesslichen Gaumenschmaus von fruchtigen und farbigen Smoothies und erfrischenden Säften über verwöhnende Nussmilche, kreative Salate und mit Superfoods angereicherte Kräcker bis zu raffinierten Dessertideen.

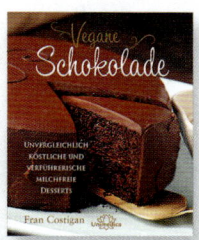

Fran Costigan
Vegane Schokolade
Unvergleichlich köstliche und verführerische milchfreie Desserts
316 S., € 24,–

Fran Costigan, die Königin der veganen Desserts, ist die wohl bekannteste vegane Konditormeisterin. Sie ist Perfektionistin und hat über 20 Jahre in ihrer New Yorker Lehrküche damit verbracht, Rezepte solange zu verfeinern, bis es vegane Meisterwerke wurden. Ergebnis ist dieses Werk, was in seiner Art einzigartig ist. Nach ihrer Erfahrung ist vegane Schokolade noch unverfälschter und intensiver im Geschmack – ganz ohne Milchprodukte, Eier oder weißen Zucker.
120 himmlische und rein vegane Schokoladen-Desserts, die schon beim bloßen Gedanken das Wasser im Mund zusammenlaufen lassen, verführen zum Nachkochen und gelingen dank Fran Costigans detaillierten Anweisungen immer perfekt.

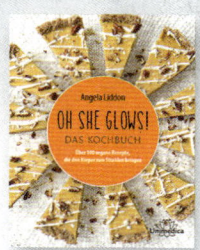

Angela Liddon
Oh She Glows - Das Kochbuch
Über 100 vegane Rezepte, die den Körper zum Strahlen bringen
€ 29,–

Angela Liddon hat ihr kulinarisches Knowhow auf dem Gebiet der rein pflanzlichen Küche über viele Jahre hinweg perfektioniert und dabei innovative und köstliche Rezepte entwickelt, die ihr eine treue Fangemeinde auf der ganzen Welt eingebracht haben. Sie rief den Blog www.ohsheglows.com ins Leben, der schnell zu einer der beliebtesten Adressen für vegane Rezepte im Internet wurde.
Angela Liddons lang erwartetes erstes Kochbuch verführt mit über 100 unwiderstehlichen und vollwertigen Rezepten und enthält sowohl umgewandelte Klassiker, die sogar Fleischfans lieben werden, als auch unglaublich frische und innovative Gerichte voller purem Geschmack. Darüber hinaus wartet ihr Kochbuch mit vielen Rezepten für Allergiker auf – u.a. mehr als 90 glutenfreien Gerichten und vielen weiteren, die gänzlich auf Soja, Nüsse, Zucker und Getreide verzichten. Dieses Kochbuch ist ein Muss für alle, die gut essen, sich großartig fühlen und einfach strahlen wollen!

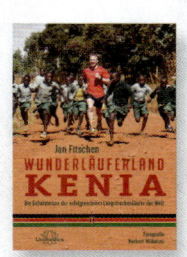

Jan Fitschen
Wunderläuferland Kenia
Die Geheimnisse der erfolgreichsten Langstreckenläufer der Welt
360 S., € 19,80

Der 28-fache Deutsche Meister und Europameister Jan Fitschen entschlüsselt auf humorvolle Art die 42,195 Erfolgsrezepte der Kenianer, während um ihn herum der ganz normale Trainingslagerwahnsinn tobt. Denn das wollen wir alle wissen: „Warum verdammt sind die so schnell?!", und vor allem: „Was können wir, vom Laufanfänger bis zum Profi, uns davon abgucken?"

Homöopathie
Naturheil-
kunde
Ernährung
Fitness & Sport
Akupunktur
Mensch
& Tier

In unserer Online-Buchhandlung
www.unimedica.de
führen wir eine große Auswahl an deutschen, englischen und französischen Büchern über Fitness, gesunde Ernährung, Naturheilkunde und Homöopathie. Es gibt zu jedem Titel aussagekräftige Leseproben.

Auf der Webseite gibt es ständig Neuigkeiten zu aktuellen Themen, Studien und Seminaren mit weltweit führenden Homöopathen, sowie einen Erfahrungsaustausch bei Krankheiten und Epidemien.

Ein Gesamtverzeichnis ist kostenlos verfügbar.

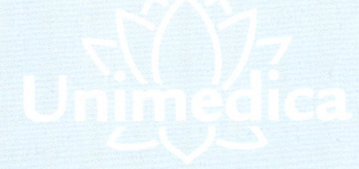

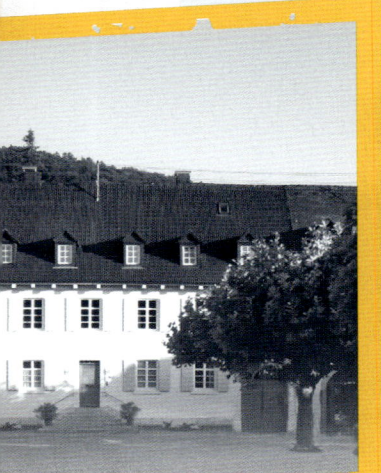
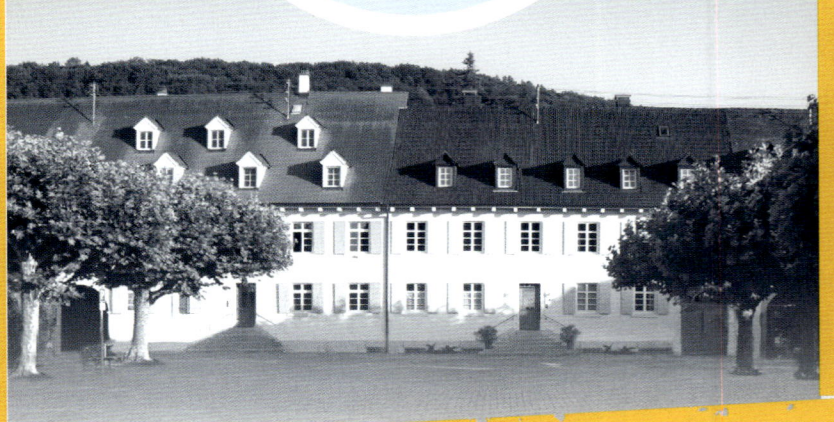
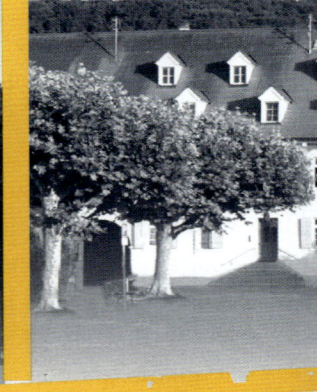

Blumenplatz 2 • D-79400 Kandern • Tel: +49 7626-974970-0 • Fax: +49 7626-974970-9
info@unimedica.de